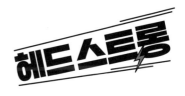

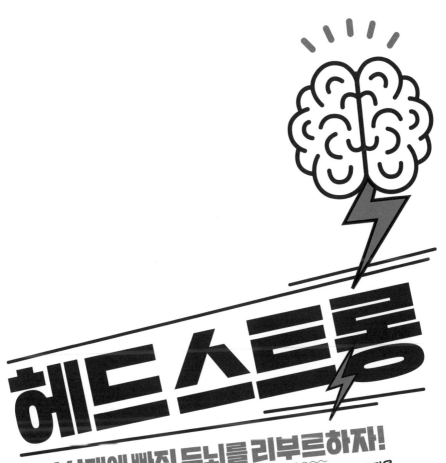

헤드 스트롱

정전 상태에 빠진 두뇌를 리부트하자!

데이브 아스프리 지음
정지현 옮김

친애하는 독자에게,

아무리 쥐어짜내도

에너지와 의지가 하나도 남아 있지 않을 때

당신은 벽에 부딪힙니다.

이 책은 당신이 그 벽을 옮길 수 있도록

도와줄 것입니다.

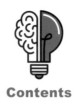

Contents

사람들은 대부분 나와 똑같은 가르침을 받으며 자랐을 것이다. 지능은 고정적이고 성과는 노력의 문제라고. 한 번 멍청하면 영원히 멍청한 것이라서 절대로 바꿀 방법이 없다고. 실패하는 이유는 게으르거나 노력하지 않거나 약해 빠져서라고. 다음번에 더욱 강한 의지를 모아 노력하고도 실패한다면 그때는 사람 자체가 실패작인 거라고. 전부 다 자신의 잘못이라고 말이다.

성공하려면 초인에 가까운 똑똑함을 가지거나 엄청난 노력을 해야만 한다는 믿음이 우리 문화 속에 깊이 뿌리 박혀 있다. 사람들은 고군분투와 '타고난' 능력을 숭배한다. 성공하려면 열심히 노력해야 하고 똑똑해야만 한다. 하지만 꼭 그렇지 않아도 된다면 어떨까? 좀 더 수월하게 성공하는 방법이 있다면?

내 경험상 실패에 대한 두려움은 엄청난 성과를 달성하게 만드는 원동력으로 작용할 수 있다. 나는 운 좋게도 남들보다 몇 십 년 일찍, 30세가 되기도 전에 큰 성공을 거두었다. 3,600만 달러의 기업 가치를 지닌 기술 전략 기업을 경영하면서 현대 인터넷 인프라 창조에 의미 있는 역할을 수행했고 IBM 최고 자문위원이 되었다. 재산이 이미 600만 달러에 이르렀다(결국 잃고 말았지만). 세계 최고의 아이비리그 경영 대학원 중 하나인 와튼 스쿨에서 MBA 과정을 밟으면서 풀타임 임원으로 일한 스타트업이 약 6억 달러에 팔렸다. 한마디로 엄청나게 잘나갔다. 겉으로는 모든 것이 쉬운, 그런 사람처럼 보였다.

하지만 성공 뒤에는 끝없는 몸부림이 숨어 있었다. 내가 겪는 신체적인 어려움이야 주변 사람들의 눈에도 훤히 보였지만 제대로 된 기량을 발휘하기 위해 속으로 얼마나 몸부림 치고 있는지는 대부분 알지 못했다. 예를 들어 나는 몸매가 망가질 대로 망가진 뚱보였고 회의 때 꾸벅꾸벅 조는 걸로 유명했다. 뇌가 원하는 대로 작동해주지 않아 하루를 간신히 버티면서 보낸다는 사실을 몇 사람은 알고 있었다. 일에 집중하기 어렵고 새로운 정보를 기억하기도 힘들었으며 단순히 바쁜 기업창업가의 수면 부족으로는 설명하기 어려운 심각한 만성 피로가 시작되었다.

머릿속은 숙취가 영원히 계속되는 것처럼 멍했다. 마치 뇌 속의 무언가가 고장 난 것 같았다. 쉽게 화를 내고 짜증을 냈고 충동적인 결정을 내렸다. 그런데도 나는 자신을 계속 몰아붙였다. 나쁜 운전 버릇 때문에 가운뎃손가락은 꽤나 민첩하게 움직였지만 몸의 나머지 부분은 퉁퉁 붓고 몸매도 엉망이었다. 남들과 똑같은 양의 업무를 끝내려면 두 배로 열심히 해야만 했다. 내 몸은 액셀을 완전히 밟고 있는 데도 중립 상태에서 움직이지 않고 있었다. 능력은 있는데 몸이 따라주지 않으니 삶이 너무 고달팠다.

MBA 과정을 이수하던 때는 최선을 다하는데도 성적이 엉망이었다. 의지가 부족해서, 내가 똑똑하지 못해서라고 생각했다. 낙제할까 봐 걱정되어 더욱 몸부림을 쳤지만 아무런 성과가 없었다. 같은 수업을 듣는 사람들이 전부 나보다 똑똑한 것인가 싶었다. 아무리 노력해도 기량이 나아지지 않는 것이 이해되지 않았다. 결국 커리어에서 성공을 거두기는 했지만 내 자신이 생각만큼 유능한 것은 아니라고 결론을 내렸다.

그때는 몰랐다, 피로와 집중력 및 기억력 저하, 우울함, 폭식 같은 증상이 내 잘못이 아니라는 사실을. 그건 내가 게으르거나 모자라거나 실패작이라서가 아니었다. 뇌가 문자 그대로 에너지를 잃고 있어 아무리 노력해도 원하는 수준의 기량이 나오지 않는다는 것이 문제였다. 엔진이 고장난 자동차의 액셀을 아무리 세게 밟은들 차는 빨리 나아가지 않는다.

힘들게 이룬 것들을 잃을까 봐 두려워서, 나는 내가 가진 컴퓨터 해킹 기술을 응용할 수 있는 해결책을 찾아 나섰다. 운 좋게도 SPECT(단일광자 단층촬영, single photon emission computed tomography) 스캔이라는 것이 언급된 다니엘 에이멘Daniel Amen 박사의 혁신적인 저서 《뷰티풀 브레인Change Your Brain, Change Your Body》을 만나게 되었다. 이것은 뇌에서 어떻게 에너지가 사용되는지 알려주는 핵의학 영상법이다. 당시 논란도 많고 회의적인 시선이 대부분이었지만 나는 절박함과 호기심으로 실리콘 밸리 브레인 이미징Silicon Valley Brain Imaging에서 그 영상법을 시도해보기로 했다. 간호사가 방사성 당질을 팔에 투여한 후 집중하라고 했고 의료진이 MRI 같은 거대한 기계로 나의 뇌 활동을 관찰했다.

검사 결과, 복잡한 인지 행동과 의사결정을 담당하는 뇌에서 가장 진화된 부분인 전전두엽 피질의 대사 활동이 매우 적고 에너지가 거의 만들어지지 않고 있었다. 집중이나 생각을 하려고 할 때 이 영역이 곧바로 활성화되어야 하건만 아무런 생명 신호가 없었다. 촬영 결과를 확인한 전문가는 내가 영원히 잊을 수 없는 말을 했다. "데이브, 당신의 뇌는 완전한 혼란 상태입니다. 지금 내 앞에 서 있는 것조차 기적처럼 느껴지는군요. 이렇게 훌륭한 위장술은 본 적이 없네요." 그는 내가 기본적인 기능을 수행하는 데만도 엄청난 노력을 쏟아 부어야 한다는 사실을 알아본 첫 번째 사람이었다. 내 뇌가 에너지를 제대로 만들거나 사용하지 못한다는 사실을 두 눈으로 확인한 사람이었다.

결코 반가운 소식은 아니었지만 그래도 원인을 알게 되어 홀가분했다. 고군분투해야만 하는 것이 내가 실패작이라서가 아니고 능력 밖의 것을 하려고 하기 때문도 아니라는 사실을 갑자기 깨달았다. 뇌에 문제가 있어서 기량이 떨어지는 것이었다. 그날부로 뇌 기능은 도덕적인 문제가 아니라 충분히 고칠 수 있는 하드웨어의 문제로 바뀌었다. 뇌 시스템을 약하게 만드는 원인을 찾아서 제거하면 되는 것이었다. 복잡한 시스템을 제어하는 일은 컴퓨터 보안 기술 전문가(해커)인 내 전문이 아니던가. 그래서 나는 뇌를 해킹하여 뇌 성능을 최대화하겠다는 생각을 하게 되었다. 해킹은 시스템의 모든 것을 알지 못해도 가능하다!

나는 기량과 힘, 회복력 수준이 높은 상태를 만드는 비밀을 파헤치기 위해 17년이라는 시간과 100만 달러가 넘는 돈을 쏟아 부었다. '스마트 드러그(인지 기능 개선제)'를 복용하기 시작했고 현재 20년 이상 효과를 보고 있다. 풀타임으로 일하면서 와튼 스쿨 MBA 과정을 이수하는 데 필요한 두뇌 성능을 끌어올리기 위해 영화 〈리미트리스Limitless〉의 현실 버전인 모다피닐modafinil을 복용했다.

스마트 드러그로 올라간 에너지와 기량을 뇌 기능을 업그레이드하는 방법을 이해하고 찾고 실험하는 데 쏟아 부었다. 무엇이 효과적이고 아닌지, 그 이유는 무엇인지 알아보기 위해서 산소 마스크와 대뇌 레이저, 뇌훈련 소프트웨어, EEG(뇌파 검사) 뉴로피드백(뇌의 활동을 실시간 보여주는 바이오피드백의 일종), 호흡법, 전기 자극, 얼음 목욕, 요가, 명상, 식이 요법, 약품, 호르몬, 다양한 보충제를 시도했다. 해당 분야의 전문가들과 시간을 보내기 위해서 캘리포니아 팰로앨토에 있는 23년 된 노화 방지 비영리 재단 실리콘 밸리 건강 연구소Silicon Valley Health Institute의 회장과 의장까지 맡았다.

뇌가 주변의 스트레스 요인에 걷잡을 수 없이 반응하지 않도록 신경계 스트레스 반응과 세포의 에너지 생산을 제어해 회복력을 키웠다. 그과정에서 깨달은 것들은 내 인생을 바꿔놓기에 충분했다. 수많은 실험을해본 결과 비교적 쉬운 생활방식의 변화만으로 뇌 에너지가 올라갈 수있다는 사실을 발견했다. 뇌 에너지가 증대된 덕분에 아무리 열악한 환경에서도 집중력과 기억력이 상승하고 창의적으로 생각할 수 있는 힘이 생겼다.

극심한 피로로 하루를 버티는 것만으로도 힘들었는데 이제는 지속적인 에너지와 스트레스 회복력이 생겼다. 만성 비염도 사라졌고 며칠 동안이나 이어졌던 시차증도 사라졌다. 효율성이 커지니 시간 여유가 생겨서생산성까지 올라갔다. 밤에도 감사와 기쁨을 느낄 수 있는 에너지와 의지력이 남아 있었다. 에너지가 늘어난 덕분에 자기 계발에도 집중할 수도 있어서 뇌파를 이해하고 바꾸기 위해 EEG 뉴로피드백을 깊이 파고들었다. 이 모든 것은 생각지도 못했던 수준의 기량을 올리는 것으로 이어졌다.

뿐만 아니라 보다 나은 사람, 행복한 사람이 될 수 있도록 해주었다.

가장 좋은 점은 전혀 힘들지 않았다는 것이었다. 별 노력도 들이지 않는데 삶이 훨씬 수월해지다니, 왠지 공평하지 않게 느껴질 정도였다. 뇌가 날카롭고 에너지가 넘쳐서 8년 만에 모다피닐을 끊었다. 더 이상 필요하지가 않았다. 하지만 나에게 일어난 변화의 가장 큰 증거는 첫 번째 방문 후 10년 만에 다시 에이멘 박사를 찾아가 추적 스캔을 받았을 때 나왔다. 내 뇌는 10년 전과 달리 빈 공간 없이 뛰어난 성능을 보였다. 여전히 일에 치여 살았지만 힘들지 않았다. 나는 고성능 뇌야말로 인간의 생득권이라고 믿게 되었다.

그 후 내가 효과 본 기법을 수많은 팔로워와 코칭 클라이언트들에게 활용했다. 학생, 교사, 바쁜 부모, 포춘 500대 기업 임원 등 나이도 배경도 각양각색이었다. 이미 뇌의 기능 수준이 높은 이들도 있지만 대다수는 나처럼 피로와 뇌 에너지 부족에 시달리는 사람들이다. 현 수준이 어떻건 그들에게는 두 가지 공통점이 있다. 원하는 결과에 필요한 변화를 추구할 준비가 되어 있다는 것, 내 '헤드 스트롱' 기법으로 빠르게 성과를 얻는다는 것.

인생이 바뀌는 변화를 계속 목격한 나는 빠르고 강력한 결과를 내는 가장 효과적인 방법들로만 이루어진 종합적인 2주 프로그램을 고안하기로 했다. 수만 시간에 걸친 연구 내용을 가장 중요하고 간편한 핵심만 뽑아서 요약하는 것은 쉽지 않다. 이런 책을 쓰는 데 따르는 어려움이기도 하다. 하지만 내가 이 책을 쓴 이유는 간단하다. 사람들이 피로의 무게에 짓눌리거나 낭비에 불과한 노력으로 고전하지 않고 마음껏 기량을 펼칠 수 있다면 좀 더 나은 세상이 될 것이기 때문이다. 이건 내가 당신에게 원하는 바이기도 하다. MBA 과정을 망치기 직전이었을 때 혹은 튼 살과 분노로 가득한 19세였을 때 누군가 나에게 이 책을 줬다면 얼마나 좋을까.

당신의 뇌에 방사성 당질을 주입해 스캔한다면 완벽한 상태일까? 그렇지 않을 가능성이 높다. 대부분의 사람이라면… 그냥 보통 수준일 것이다. 하지만 이 책은 '보통' 수준의 뇌 성능을 목표로 하지 않는다. 지금의 일상이 크게 불편하지 않은 사람이라면 시간 낭비하지 말고 제대로 쓸 친구에게 이 책을 넘겨라.

《헤드 스트롱》은 현재에 만족하지 못하는 사람을 위한 책이다. 최고 수준의 잠재력에 이르러 좋아하는 일을 보다 적은 노력으로 보다 잘 하고 싶은 사람을 위한 책이다. 경쟁적 우위를 얻고 싶은 사람, 땀 흘리는 시간을 줄이고 노력의 결실은 더욱 즐기고 싶은 사람을 위한 책이다. 뇌 에너지와 생산성을 올려주는 몇 가지 간단한 변화를 추구할 마음이 있는 사람만 계속 읽기 바란다!

헤드 스트롱 프로그램을 따라 하면 단 2주 만에 뇌가 업그레이드되고, 그 효과가 계속 누적된다. 한마디로 14일 후에는 그 어느 때보다 스트레스가 줄고 집중력과 회복력은 커지는 경험을 할 수 있다. 어떤 수준에서 시작하든 뇌 성능을 상당한 수준까지 올릴 수 있다. 무슨 일을 하든 덜 애써도 되고 예전보다 나은 사람이 될 수 있다. 뇌와 세포, 목표 달성에 연료를 제공해주는 에너지가 최대치라는 것은 어떤 느낌일까? 더욱 커진 인내심으로 사랑하는 사람들을 대하고 최선의 결정을 내리고 모든 순간을 즐기는 삶은 어떤 모습일까?

몸과 마음, 감정이 가볍게 협동해 기대 이상의 기량을 발휘할 수 있는 상태를 가리키는 단어가 있다. 나는 그러한 고성능 상태를 불릿프루프(Bulletproof, 완전무결 혹은 방탄)라고 부른다. 회사 이름도 그렇게 지었다. 매일 '최대치'의 에너지를 원한다면 '헤드 스트롱'이 되어야 한다.

PART 01

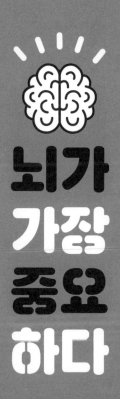

뇌가
가장
중요
하다

세상에는 뇌 건강을 다루는 훌륭한 책들이 많다. 그 책을 쓴 의학 전문가 중에는 나와 친분 있는 사람들도 있다. 하지만 이 책은 의학 도서가 아니다.

당신은 당연히 병으로부터 자유로운 뇌를 원할 것이다. 누구나 그렇다. 하지만 그 이상을 원한다면? 건강할 뿐만 아니라 지금보다 뛰어난 성능을 갖춘 뇌를 원한다면?

나는 수년 동안 막대한 비용을 들여 뇌의 모든 측면을 조용히 업그레이드했다. 그러다 몇 년 전 바이오해킹이란 개념을 대중에 소개했다. 바이오해킹이란 자신의 생체 활동을 직접 제어해 몸이 원하는 기능을 수행할 수 있도록 하는 것을 말한다. 바이오해킹을 통해 배운 것과 얻은 변화는 다방면에서 내 삶을 개선시켰다. 하지만 개인적으로 가장 중요한 사실은 지금 이 순간 뇌가 최고 성능을 발휘하는 덕분에 가족과의 시간을 즐기고 뜻 깊은 일을 하고 세상에 긍정적인 영향을 끼칠 수 있게 되었다는 것이다.

알츠하이머를 비롯한 퇴행성 뇌 질환이 늘어나는 추세인 만큼 뇌 건강은 큰 관심사다. 건강 전문가들은 낱말 맞추기나 스퀘어 댄스를 하라고 조언한다. 물론 그런 것들도 다 좋다. 하지만 뇌 건강에 대한 요즘의 담론은 중요한 사실을 간과하고 있다. 실제로 뇌 건강이 나빠지거나 병에 걸리기 전, 뇌 기능이 그럭저럭인 수준에 불과한 몇 십 년의 시간이 존재한다는 사실 말이다.

좀 더 자세하게 설명해보겠다. 오래전 정신적 기능 수준을 올리고 싶어 의사들을 찾아다니기 시작했을 때, 다들 내 뇌가 완벽하게 건강하며 피로와 집중력 저하는 스트레스 탓이라고 말하며 돌려보냈다. 하지만 제대로 작동하지도 않는데 뇌가 '건강'해봤자 무슨 소용일까? 당신이라면 주어진 성능의 절반밖에 수행하지 못하는 엔진이 달린 차를 운전하고 싶겠는가?

뇌 건강에 대한 시대에 뒤떨어진 대화의 대부분은 타고난 뇌 기능이 사람의 능력을 결정한다는 생각에서 나온다. 명석함과 똑똑함, 집중력, 암기력, 새로운 정보를 쉽게 배우는 학습 능력이 전부 타고난다는 것이다. 20세기에 이르러서야 과학자들이 '신경가소성'을 발견했다. 신경가소성이란 뇌가 평생 동안 새로운 세포를 생장시키고 새로운 신경 회로를 만들 수 있는 능력을 말한다. 그 전까지만 해도 연구자들은 뇌가 고정된 상태에 머물러 있다가 늙으면 그냥 퇴화하는 것이라고 믿었다. (의대에서 그렇게 배운 의사들이 지금도 영업을 하고 있다!)

그래서 뇌 관련 조언은 퇴화를 피하는 것에 집중되어 있다. 일반적으로 퍼진 조언은 의대와 신경학 연구소에서 나오는 최신 뇌 연구 결과를 따라잡지 못했다. 하지만 나는 따라잡았다. 그 분야는 오랫동안 내 열정의 대상이었고 이제는 불릿프루프의 설립자로서 뉴프로픽스(인지 능력 강화제)를 생산하고 나 같은 기업 CEO들에게 고성능 뇌 훈련을 시키는 신경 연구소 40 이어즈 오브 젠40 Years of Zen을 운영한다.

당신은 선택할 수 있다. 최신 정보가 주류로 자리 잡기까지 한 세대를 기다리거나 지금, 남보다 일찍 덕을 보거나. 신경가소성과 세포 생물학의 새로운 진보는 에너지 생산을 늘리고 새로운 회로를 만들고 염증을 줄여서 뇌 성능이 최대한 올라가도록 해준다. 인생 자체를 바꿔준다. 나는 뇌를 업그레이드하기 전에는 뇌 기능이 삶의 모든 영역에 영향을 끼친다는 사실을 알지 못했다. 물론 뇌가 생각과 의식을 제어한다는 것은 알았지만 인간 관계와 기분, 활력 정도, 식탐까지 통제한다는 것은 몰랐다.

모든 것은 뇌에 달렸다. 뇌 에너지가 잘 생산되는지가 당신의 무의식적, 의식적 충동과 욕구, 결정을 좌우한다. 인생을 움직이는 운영 시스템인 뇌에 대대적인 업그레이드가 필요하다.

Chapter 1
헤드 스타트!

| 뇌 와   에 너 지 |

스마트폰을 떠올려보자. 상자에서 처음 꺼냈을 때는 매우 빠르고 효율적이지 않았는가? 배터리도 오래 가고 최적의 성능을 자랑했다. 하지만 앱을 다운받고 사진과 영상으로 용량을 채우기 시작하자 운영 시스템이 점점 부풀고 성능에도 문제가 생겼다. 반응도 느리고 배터리도 금방 닳는다. 모든 기능이 새 것일 때보다 떨어진다.

뇌도 다르지 않다. 뇌는 셀카와 귀여운 고양이 영상 때문에 느려지는 것이 아니라 식단과 환경 속에 있는, 있어서는 안 되는 것들 때문에 소모

된다. 사람들은 독소 하면 독을 떠올린다. 물론 해로운 화학물질도 있다. 뇌세포를 파괴하고 세포의 에너지 생산 능력을 약화시키는 신경독소다.

하지만 사람들이 잘 모르는, 내가 '뇌 크립토나이트'라고 말하고 싶은 것들도 있다. 이것들은 단순한 화학물질이 아니다. 뇌 크립토나이트는 뇌에서 필요한 에너지를 빼앗아 다른 곳으로 보내는 모든 것을 포함한다. 특정 식품, 환경 제품, 빛의 유형, 심지어 운동까지도 당신의 뇌를 약화시킬 수 있다. 뇌 크립토나이트는 당신을 죽이지 않는다. 적어도 처음에는 그렇다. 단지 천천히 은밀하게 당신의 배터리 수명을 잡아먹을 뿐이다.

뇌가 제대로 기능하려면 많은 에너지가 필요하다. 실제로 뇌는 우리 몸의 전체 에너지 중에서 20퍼센트 이상을 사용한다.[1] 그 어떤 기관보다도 높은 수치다! 그렇다면 뇌는 그만한 에너지를 어디에서 얻을까? 몸이 만든다. 모든 세포 안에는 미토콘드리아라고 하는, 박테리아의 후손이 적어도 수백 개가 들어 있다. 우리를 지탱해주는 에너지는 미토콘드리아에서 만들어진다. 미토콘드리아가 당신 삶의 질에 얼마나 큰 영향을 미치는지 알면 놀랄 것이다. 모든 세포의 미토콘드리아가 단 몇 초만 에너지 생산을 중단해도 당신은 죽는다. 미토콘드리아의 숫자와 효율성, 힘은 지금 이 순간 당신의 뇌 성능이 얼마나 뛰어난지 뿐만 아니라 암이나 퇴행성 질환에 걸릴지 아닐지도 말해준다. 이 작은 세포소기관이 브레인파워의 열쇠라고 누가 생각이나 했을까?

우리 몸은 놀라울 정도로 효율적으로 에너지를 생산하고 정확히 필요한 곳에 전달하지만 하나의 세포가 한 번에 저장할 수 있는 에너지는 몇 초 분량밖에 안 된다. 몸은 수요에 따라 쉬지 않고 에너지를 만들어야 하고 어떤 수요가 생길지 알 길도 없다. 예를 들어 세포는 취업 면접을 보는 장소에 미토콘드리아 에너지를 서서히 고갈시키는 형광등이 있다는 사실을 미리 알지 못한다. 뇌가 쓸모없는 조명을 걸러내는 예정되지 않은 일에 에너지의 일부를 써야 하므로 당신은 면접 도중에 단어가 잘 생각나지 않아 더듬게 된다. 미토콘드리아가 뇌의 에너지 수요를 따라가지 못하기 때문이다.

다행히 진화된 인지 기능을 담당하는 뇌의 '고차원적인' 부분인 전전두엽 피질에는 몸의 그 어떤 부분보다(난소 제외!) 미토콘드리아가 밀집해 있다. 다시 말하자면 미토콘드리아가 심장이나 폐, 다리보다 뇌의 기능에 더 많은 에너지를 쓴다는 뜻이다. 뇌가 가장 먼저 미토콘드리아 에너지를 받고 그 다음, 눈과 심장에 차례로 전해진다.

뇌가 독소나 뇌 크립토나이트와 씨름하거나 에너지의 생산과 전달이 효율적으로 이루어지지 못하면 우리 몸의 에너지 수요가 공급을 초과할 수 있다. 그러면 미토콘드리아 에너지가 '부분 정전'된다. 미토콘드리아가 혹사당하고 있다는 첫 번째 증상은 피로다. 피로는 기량을 현저히 떨어뜨린다. 식탐, 침울함, 뇌 혼미(brain fog, 마치 머릿속에 안개가 낀 것처럼 인지와 사고가 떨어지는 상태_옮긴이 주), 건망증 및 집중력 저하 증상이 나타난다. 당신이 자신에 대해 마음에 들어하지 않는 면들은 대부분 뇌의 피로 때문에 생긴다. 도덕적 결함이 아니라 에너지 전달의 문제인 것이다. 에너지가 무한하면 좋은 사람이 되려고 애쓰지 않아도 된다. 장애물이 없으면 힘들게 애쓰지 않아도 자연스럽게 좋은 사람이 될 수 있다.

몸은 독소를 없애기 위해 여분의 에너지를 만들어야 한다. 독소가 에너지를 소모하면 독소의 대사와 제거가 효율적으로 이루어지지 않으므로 에너지가 더 많이 필요해진다. 그 상태에서 아무런 수도 쓰지 않으면 몸의 기능을 떨어뜨리는 악순환이 되풀이된다.

다행히 그런 일이 한꺼번에 일어나지는 않는다. 만약 그렇게 되면 죽는다. (청산가리처럼 빠르게 활성화하는 시안화물cyanide 독소는 미토콘드리아를 빠르게 중단시킴으로써 작동한다.) 우리가 일상적으로 겪는 에너지 고갈은 몸의 수천 군데가 찔려서 사망에 이르는 것과 같은 경우다. 우리는 점점 독성이 심해지는 세상에서 살고 있고 독소가 들어간 식품을 먹는다. 생활방식(삶에 효율성을 더해주는 첨단 기술을 포함해) 또한 세포의 에너지 비축량을 고갈시킨다. 이 모든 요소가 당신의 뇌와 삶에서 점점 많은 에너지를 앗아간다.

당신이 슈퍼맨이라고 생각해보자. 어느 날 악당 렉스 루터가 크립토나이트를 분쇄해서 당신의 집 안에 조금 뿌렸다. 크립토나이트 가루를 조금 먹으면(혹은 들이마시면) 죽지는 않는다. 약간 피로감이 느껴지지는 하지만 여전히 사람들을 구해주며 하루를 보낼 수 있다. 오히려 그 피로감에 익숙해져서 정상 상태라고 믿게 될 것이다. 하지만 매일 그렇게 크립토나이트를 조금씩 흡수하면 사람을 구하는 능력이 조금씩 떨어지고 결국 당신의 몸은 그 독소의 효과를 극복하는 데 모든 에너지를 써야만 하는 지경에 이른다.

당신이 과거의 나와 같다면 뇌가 약해져서 나타나는 증상이 정상이라거나 나이가 들어감에 따라 생기는 피할 수 없는 일이라고만 생각할 것이다. 거의 모든 사람이 조금씩 보이는 증상이고 의학계에서는 '정상' 또는 '건강 양호'라고 정의한다. '정상'을 조심해야 하는 이유다. 나이가 들어가면서 피로가 쌓이고 머리가 멍한 '정상' 상태가 점점 심해지다가 어느 날 치매에 걸려 가장 중요한 것조차 기억하지 못하게 된다.

그런 증상이 정상이라는 헛소리는 치워버리자.

해가 갈수록 점점 상태가 좋아지거나 적어도 나빠지지 않는 것을 정상으로 만들고 싶지 않은가? 80세가 되어서도 28세와 다름없는 에너지와 집중력을 느끼고 싶지 않은가?

나는 교통체증이 심할 때면 엄청난 짜증이 밀려오고 푹 자고 나서도 기진맥진하고 오후만 되면 주변 사람들에게 짜증을 내는 일이, 식사 후 단 것(디저트는 꼭 먹어줘야 하지 않던가)이 먹고 싶어지고 말하는 도중에 갑자기 머릿속이 하얘지면서 아무런 생각도 나지 않고 방에 뭘 하러 들어갔는지 잊어버리는 것이 지극히 정상이라고만 생각했다. 뇌 에너지를 늘리는 일이 가능하다는 사실을 알기 전까지는 그랬다.

당신은 이 중 한두 가지만 경험하고 있을 수도 있다. 하지만 그것이 어느새 '정상'으로 자리 잡아버려서 평소에는 알아차리지도 못할 가능성이 높다. 하루를 버티기 위해 우회적 방법을 찾았을 수도 있다. 하지만 어떻게든 하루를 무사히 보내려고 우회적 방법을 찾는 데 소중한 에너지가 더욱 낭비되고 있는지도 모른다. 진실은 이 모든 증상이 다 '비정상'이라는 것이다. 불가피한 것도, 타고난 약함도 아니다.

뇌에 전달되는 에너지의 양을 수요보다 늘리는 방법이 있다. 그 방법만 배운다면 당신의 뇌는 포장을 막 뜯은 새 휴대폰처럼 빠르고 배터리도 오래 갈 것이다.

세 개 의 뇌

그나저나 뇌에는 왜 그렇게 많은 에너지가 필요한 걸까? 진화적 필요성 때문이다. 인간의 두뇌 능력brain power은 생존과 번식을 위한 자연의 설계에 따른 것이다. 종의 생존에는 세 가지 기본적인 능력이 필요하다. 바로 두려움('투쟁-도피 반응fight-or-flight response'으로 환경 속 무서운 대상에 대처하는 것)과 먹기(음식에서 에너지 얻는 것), 짝짓기 행위(번식!)다. 인간의 몸은 어떤 상황에서든 생존할 수 있도록 진화했고 몸의 시스템도 그에 따라 세포에 에너지를 할당한다.

신경학자이자 정신의학자인 폴 D. 맥린Paul D. MacLean 박사는 1960년 대에 '삼위일체 뇌 모델Triune Brain'을 고안했다. 뇌의 영역을 단순하게 분류한 것인데 뇌 에너지 사용법에 대해 논의할 때 유용하다. 이 모델에서 '파충류형 뇌'는 체온 조절과 전기 시스템 같은 낮은 수준의 프로세스를 통제한다. 척추 뼈가 있는 생물은 모두 파충류형 뇌를 가지고 있는데 이 뇌는 에너지 필요성에 있어서 최우선순위를 차지한다. 뇌의 이 영역에 에너지와 영양소가 충분히 공급되지 못하면 당신은 죽는다.

모든 포유류에는 내가 '래브라도 리트리버 뇌'라고 부르는 두 번째 뇌가 있다. 이 크고 행복한 개는 뭘 보든 짖고 거의 모든 것을 먹으며 상대를 가리지 않고 짝짓기를 하려드는 동물의 훌륭한 보기라서 이렇게 이름 붙였다. 래브라도 뇌는 종의 생존과 번식 본능을 제어한다. 당신을 생존시키려는 선의를 가지고 있다. 하지만 문제는 이 생존을 위한 욕구가 심각한 뇌 에너지 문제를 일으킬 수 있다는 것이다.

'투쟁-도피 반응'이라는 개념을 들어보았을 것이다. 위협 인식에 대한 생리적 반응 말이다. 정기적으로 사자에 쫓기면서 진화해온 인류에게 투쟁-도피 반응 상태로 진입하는 능력은 매우 중요했다. 사자 무리가 주변에 도사리고 있는데 한 가지 일에만 집중한다면 위험하지 않겠는가. 투쟁-도피 반응은 위협 요소가 있는지 주변 환경을 훑어볼 수 있도록 인간을 항상 약간 산만한 상태로 만들었다. 위협이 감지되면 뇌는 사자를 죽이거나 적어도 빨리 도망치는 일에 모든 에너지를 쏟는다.

하지만 이제는 주변에 사자가 우글거리지도 않고 우리 몸은 실제 위협과 인지된 위협을 구분하지 못한다. 몸은 모든 자극에 동일하게 반응한다, 사자를 맞닥뜨릴 때나 나쁜 소식이 담긴 이메일을 받을 때나. 게다가 24시간 돌아가는 세상에서 밤낮으로 자극의 홍수가 우리를 덮친다. 전혀 무해한 자극이라도 몸은 똑같이 반응한다. 이처럼 위협 요소가 있는지 살피고 사소한 위협에도 과도하게 반응하는 상태가 지속되다 보니 몸은 항상 응급 상태에 머무르며 에너지를 고갈시키고 집중력을 떨어뜨린다.

사용 가능한 에너지가 줄어들면 뇌가 응급 상황이 된다. 뇌가 보기에는 래브라도 뇌의 연료가 부족해 사자에 잡아먹힐지 모르는 상황이기 때문이다. 따라서 뇌 에너지가 줄어들면 응급 스트레스 호르몬이 분비되어 다른 부위에서 에너지를 훔치고 투쟁-도피 상태가 된다. 정신이 산만해져서 주변 사람들에게 소리 지르고 뭔가를 하는 도중이었다는 사실을 잊어버리고 단 것이 미친 듯이 먹고 싶어진다. 하지만 먹자마자 수치심을 느낀다.

래브라도 뇌의 욕구에 저항할 때는 뇌의 마지막 영역인 '인간 뇌'가 사용된다. 즉 전전두엽 피질이다. 여기에는 가장 많은 미토콘드리아가 있는데 저항에 엄청난 에너지가 소모되는 이유다. 욕구에 저항하는 것은 의사결정을 한다는 뜻이다. 과학자들은 매일의 의사결정이 특정 숫자를 초과하면 '의사결정 피로'[2]가 발생한다는 것을 입증했다. 모든 의사결정에는 에너지가 필요하므로 피곤하거나 배고픈 상태이거나 이미 많은 결정을 내렸다면 에너지가 고갈되어 결국 좋지 못한 선택으로 이어진다.

따라서 바람직한 의사결정을 내리는지 여부는 뇌 기능의 좋은 척도가 된다. 뇌 에너지가 충분하면 오랜 시간 동안 보다 나은 결정을 내릴 수 있고 원치 않는 감정적 반응이 줄어든다. 그것만큼 삶을 극적으로 바꿔주는 것도 없다.

이 책은 래브라도 뇌를 거부하고 인간 뇌를 사용하는 방법을 알려주는 데 많은 공간을 할애할 것이다. 내가 제시하는 방법으로 에너지 생산과 사용 효율성을 올릴 수 있다. 지금도 뇌가 제대로 작동하는 것 같을지 몰라도 에너지 효율성이 커지면 성능이 훨씬 좋아진다. 뇌 에너지가 안정적이면 에너지 응급 상황으로 인지하는 일도 사라지므로 래브라도 뇌를 꺼버릴 수 있다.

전체적인 목표는 더욱 강하고 회복력 있는 뇌를 만드는 것이다. 이것은 다음 네 단계 과정으로 이루어진다.

1. 뇌를 약하게 만드는 일을 그만하라

당연한 말처럼 들리겠지만 대부분의 사람들이 뇌 성능이 무엇 때문에 느려지는지 모른다는 것이 문제다. 뇌를 약하게 만드는 '뇌 크립토나이트'는 아침 식탁에서 야간 취침등까지 우리 주변 어디에나 존재한다. 뇌 크립토나이트가 주는 부담을 이겨내려면 엄청난 양의 에너지가 필요하다. 뇌가 잃어서는 안 되는 소중한 에너지다. 자신의 크립토나이트가 무엇인지 파악하고 제거한다면 더 중요한 일을 위해 뇌 에너지를 비축할 수 있다.

2. 에너지를 더하라

미토콘드리아가 에너지를 만들려면 산소가 필요하다. 포도당이나 지방 (때로는 아미노산)도 필요하다. 하지만 탄수화물을 많이 섭취한다고 미토콘드리아가 더 많은 에너지를 만드는 것은 아니다. 실제로는 오히려 그 반대다. 미토콘드리아는 하이브리드 자동차처럼 연료를 선택적으로 사용할 수 있어야만 최상의 성능을 발휘한다. 전략적 식단과 보충제를 통해 미토콘드리아가 필요로 하는 에너지원을 공급할 수 있다. 놀랍게 들릴지 모르지만 부드럽고 맛있고 포만감도 주는 지방을 더 많이 먹어야 한다는 뜻이다.

3. 에너지 생산과 전달의 효율성을 높여라

영양소나 항산화물 부족, 여러 독소와 스트레스, 어쩌면 수면 부족으로 당신의 미토콘드리아가 에너지를 효율적으로 생산하지 못하고 있을 수 있다. 미토콘드리아 생성을 늘리고 성능을 높이기 위하여 할 수 있는 일들이 있다. 우선 환경에서 독소와 뇌 크립토나이트를 제거하면 도움이 된다. 특정 보충제와 식단 및 라이프스타일의 변화도 마찬가지다.

4. 미토콘드리아를 강하게 만들라

미토콘드리아는 일반적으로 '세포 발전소'라고 불린다. 뇌 기능이 좋아지려면 당연히 발전소에서 최대한 많은 에너지가 만들어져야 한다(발전소가 약하면 안 된다!). 가장 효율적인 방법은 미토콘드리아에 적당한 긴장을 가하는 것이다. 웨이트 트레이닝으로 근육을 긴장시켜서 강하게 만드는 것과 똑같은 이치다. 미토콘드리아에 적당한 압박감을 줌으로써 쓸데없는 것은 제거하고 남은 것은 더욱 강하게 만들 수 있다. 앞으로 미토콘드리아를 강하게 만드는 방법도 소개하겠다!

약한 뇌의 다섯 가지 증상

뇌 에너지를 늘리려면 앞의 네 가지 중에서 무엇이 필요한가? 네 가지 모두 중요하지만 개인의 상황에 따라 한두 가지 영역에 초점을 맞추어야 할 수도 있다. 나는 클라이언트와의 작업이나 내 자신의 (약한) 미토콘드리아를 해킹한 경험을 통하여 약한 뇌의 다섯 가지 증상을 발견했다. 약간의 개인차는 있지만 한 가지 공통점은 모두가 미토콘드리아 기능과 연관 있다는 것이다. 당신은 이 약점을 한두 개 혹은 전부 다 가지고 있을 수 있다. 파악이 어려울 수도 있지만 시작하기 전의 상태를 알아야 헤드 스트롱 프로그램을 최대한 활용할 수 있다. 나는 뇌를 해킹하기 전에 다섯 가지에 모두 해당되었다. 다행히 지금은 아니다. 당신의 뇌도 현재 상태를 벗어날 수 있다.

항상 피로에 시달리고 있지는 않은가? 어찌어찌 많은 일을 해내고는 있지만 뒤처지지 않는 것만으로 엄청난 노력이 필요해서 늘 기진맥진이다. 하지만 그런 상태가 정상이며 남들도 힘들기는 마찬가지라고 생각할 것이다. 아니면 상황이 나아질 수 있다고는 생각하지만 현재 상황이 얼마나 나쁜지는 모르고 있을 수도 있다. 그렇다면 뇌가 제대로 작동하지 않는다는 신호는 무엇일까?

다음은 당신의 기량에 가장 큰 영향을 끼치는 뇌의 약점을 집어낼 수 있도록 도와준다. 뇌의 약점을 알면 헤드 스트롱 프로그램의 어느 부분에 집중해야 하는지 알 수 있다.

약한 뇌 #1: 기억력 감퇴

말하는 도중에 단어가 떠오르지 않아서 멈추거나 "음"이라고 하는 일이 자주 있는가? 냉장고 문을 왜 열었는지 기억나지 않고 생뚱맞게 그 안에 자동차 키가 들어 있는 것을 발견한 적은? 장기 기억력에 문제가 있는가? 사람을 잘 기억하지 못하고 사건의 날짜나 장소에 관한 구체적인 정보는 물론이고 과거의 중요한 일도 기억 나지 않는가?

장기 기억력과 단기 기억력 감퇴는 모두 같은 원인에서 비롯된다. 영양 부족, 만성적인 박테리아 또는 곰팡이 문제, 신경전달물질(우리 몸의 화학적 메신저) 이상, 미토콘드리아 기능 저하다. 미토콘드리아 기능 저하가 심장의 효율성을 떨어뜨려 저혈압이 발생하고 뇌로 산소와 에너지, 영양분이 제대로 전달되지 않을 수 있다. 미토콘드리아가 에너지를 생산하려면 산소와 영양분이 필요하다는 것을 잊지 말자. 아이러니하게도 미토콘드리아는 기능이 저하될수록 산소와 영양분을 적게 받는다. 그 결과 미토콘드리아가 뇌의 수요를 충족시킬 만한 에너지를 만들어내지 못해 부분 정전을 일으키고 기능에도 문제가 발생한다. 이러한 악순환이 반복되어 당신의 기량이 떨어진다.

처음에는 단어가 생각나지 않는 사소한 일로 시작된다. 하지만 그 영향이 계속 축적된다. 예전에 나는 하루에도 수십 번씩 뇌 부분 정전을 일으켰다. 하지만 혈액 순환과 고혈압이 정상으로 돌아가면 뇌 에너지 생산도 개선될 것이다. 뇌에 충분한 산소가 공급되고 미토콘드리아의 에너지 생산량이 늘어나면 기억력도 향상된다. 나는 더 이상 부분 정전을 겪지 않는다. 미토콘드리아 문제가 개선된 이후라도 메시지가 뇌에 빠르고 효율적으로 전달되려면 뉴런 혹은 신경 세포가 건강해야 한다. 뇌 유래 신경영양인자brain-derived neurotrophic factor, BDNF는 중추신경계 뉴런의 생존을 돕고 새로운 뉴런의 생장과 뉴런 사이의 회로를 촉진하는 단백질이다. 운동과 식단, 전략적 보충제를 통해 이 BDNF가 늘어나면 학습과 기억, 사고능력이 개선될 것이다.

새 뉴런이 만들어진 후에는 미엘린myelin의 재료가 필요하다. 미엘린은 뉴런을 둘러싼 절연체로 뉴런 간의 전달 신호가 더욱 빨라지도록 해준다. 신경세포에 이 절연체가 없으면 생물학적인 에너지가 더 많이 필요해진다. 그래서 영양이 중요하다. 식단은 뇌 기능에 영향을 미치는 중요한 요인이다. 고급스러운 집을 지으려면 고급 재료를 사용해야 한다. 마찬가지로 뇌에 고성능 신경 회로가 만들어지려면 영양이 풍부한 음식을 먹어야 한다.

기억력 감퇴가 고민인가? 자신이 다음 증상에 해당되는지 생각해보자.

- 중요한 날이나 사건을 자주 잊어버린다.
- 똑같은 질문을 자꾸 한다.
- 기억을 보조 수단에 의존하는 일이 많아졌다(체크리스트, 전자 기기 등).
- 매달 공과금을 잘 챙기지 못한다.
- 말하는 도중에 단어가 생각나지 않아 멈춘다.
- 사람들의 이름을 잘 기억하지 못한다.
- 자주 사용하는 물건(휴대폰, 열쇠 등)을 어디에 두었는지 자주 까먹는다.
- 생각의 흐름이 자주 끊긴다.
- 하고 있던 일을 자주 잊어버린다. 불에 올려놓은 냄비를 깜빡 해 태우거나 누구에게 전화를 걸려던 것인지 까먹는 등.

해당 사항이 많다면 앞으로 미토콘드리아의 기능과 산소 전달 시스템, 미엘린 형성, 신경 발생, 영양에 관한 내용을 더욱 관심 있게 읽어야 한다.

약한 뇌 #2: 갈망

여기에서 갈망은 외로움이나 지루함, 스트레스에서 오는 정서적 갈망을 말하지 않는다. 래브라도 뇌에서 나오는 생리적 욕구를 가리킨다. 이 생물학적 갈망은 뇌에 에너지가 필요하다는 신호다.

미토콘드리아는 지방과 포도당(당분) 또는 아미노산을 태워 에너지로 만들기 위해 산소를 필요로 한다. 당분을 너무 많이 섭취하면 미토콘드리아가 지방을 이용해 에너지를 쉽게 생산할 수 없게 되고, 모든 에너지를 포도당으로 만들기 시작한다. 다시 말하자면 지방이 뇌의 연료로 사용되는 대신 지방 세포에 축적되어 체중이 늘어난다는 뜻이다. 다른 한편으로 뇌가 포도당으로 에너지를 연소하므로 혈액에 슈거 크래시가 일어난다. 래브라도 뇌는 이것을 응급 상황으로 인지해 지금 당장 설탕을 섭취하라는 신호를 보낸다. 이렇게 갈망이 생긴다!

뚱보 시절, 살은 점점 찌는데 항상 배가 고팠다. 섭취하는 칼로리가 에너지 생산에 쓰이지 않고 곧장 지방 세포로 갔던 탓이다. 그때는 내 의지가 약해서 그런 줄 알았는데 사실은 지방의 덫에 빠진 것이었다. 지방 세포에서 적절한 수치의 에너지가 배출되지 않으니 미토콘드리아가 충분한 에너지를 만들 수 없었고 뇌는 나더러 무엇이든 더 많이 먹으라고 애원하고 있었다.

나는 독소 또한 음식을 향한 갈망의 주요 원인이라는 사실을 알지 못했다. 신장과 간은 우리 몸의 자연적인 해독 경로다. 독소 혹은 알레르기 성분이 섭취되면 이 기관들은 그 성분의 산화 또는 대사를 위해(다시 말하자면 중화 또는 제거를 위해) 당분 섭취 신호를 보내고 포도당을 두고 뇌와 경쟁을 벌인다. 해독 과정에서 혈당이 낮아져 설탕을 향한 갈망이 생긴다.

모든 뇌 크립토나이트가 마찬가지다. 우리는 부지불식간에 에너지를 낭비하는 경우가 많다. 시끄러운 환경이나 조명이 형편없는 곳에서 오래 있으면 방해 요인을 걸러내기 위해 뇌가 더 많은 에너지를 사용해야만 한다. 에너지는 몇 초 이상 저장되지 않으므로 에너지를 만들기 위해 뇌는 지속적인 포도당(또는 지방) 공급을 필요로 한다. 수요가 올라가면 래브라도가 '지금 당장 당분이 필요해!'라고 신호를 보낸다.

아이와 함께 척 E. 치즈(Chuck E. Cheese, 미국의 패밀리 레스토랑 체인_옮긴이 주)에서 열리는 생일파티나 놀이공원에 갔다가 기진맥진해서 아이스크림 생각이 간절했던 경험이 있는가? 퀴퀴한 공기나 주변 소음, 반짝이는 조명(피자처럼 건강에 나쁜 음식은 물론이고) 같은 모든 방해 요소를 걸러내느라 뇌가 더욱 열심히 가동되었기 때문이다. 미토콘드리아가 에너지를 효율적으로 만들지 못해 늘어난 에너지 수요를 따라잡을 수 없게 되자 뇌가 당황한 것이다.

미토콘드리아가 많고 효율적일수록 갈망이 줄어든다. 뇌가 당분에 지나치게 의존하지 않고 여러 가지 에너지 경로가 마련되려면 제대로 된 지방을 충분히 섭취해야 한다.

식탐이 고민인가? 다음 증상이 자신에게 해당되는지 생각해보자.

- 하루 중에 혈당이 자주 떨어진다.
- 식사 후 단 것을 먹고 싶은 욕구가 강하다.
- 식사 후 2~3시간 이상 버티기가 힘들다.
- 배고프면 짜증이 난다.
- 시끄럽고 복잡한 곳에 있으면 기진맥진해진다.

여러 항목에 해당된다면 조명과 환경 독소, 케토시스(효율적인 지방 연소로 에너지가 생산되는 상태)에 관한 내용을 더욱 관심 있게 읽어야 한다.

약한 뇌 #3: 집중력 저하

뭔가를 읽거나 쓰려고 앉았을 때 1~2분도 지나지 않아 잡생각과 걱정, 혹은 주변 환경 때문에 집중력이 흐트러지는가? 뇌가 집중하지 못하면 당신도 최고의 기량을 발휘할 수 없다. 나는 이 증상 때문에 오랫동안 고생했는데 알고 보니 원하지 않을 때 투쟁-도피 반응이 작동되는 것이 주요 원인이었다.

래브라도는 당신이 일에 집중하려고 애쓰거나 자녀의 말에 귀 기울여야 한다는 것 따위에는 신경 쓰지 않는다. 오로지 생존이 목표이므로 환경의 잠재적 위협을 알아차리느라 바쁘다. 가스레인지의 깜빡이는 불빛이 화재 위험을 뜻하진 않을까? '띵' 하는 문자 메시지 소리가 위험 신호는 아닐까? 주변에서 윙윙거리는 파리가 나를 잡아먹으려는 건 아닌가? (래브라도는 그리 똑똑하지 못하다.)

진화된 인간 뇌는 다가오는 자동차와 사자의 차이를 알지만 래브라도 뇌는 그러지 못한다. 그 뇌는 당신의 안전을 위해 항상 경계 태세를 갖춘다. 참으로 충견이다. 하지만 문제는 래브라도가 시도 때도 없이 '응급 상황 발생!'이라고 외쳐서 할 일에 집중하기 힘들다는 것이다. 뇌 에너지가 부족하면 문제가 악화된다. 맥주를 많이 마시면 알코올 해독을 돕기 위해 산소와 영양소가 풍부한 혈액이 전부 간으로 보내진다. 그래서 에너지가 줄어든 뇌는 금방이라도 죽을 것처럼 느낀다. 호랑이를 마주친 것만큼 스트레스가 심한 상태이므로 역시나 뇌가 응급 신호를 보낸다.

에너지가 부족하면 뇌는 응급 연료를 만들어내기 위해 코르티솔(스트레스 호르몬)과 아드레날린(투쟁-도피 호르몬)의 분비를 자극한다. 아드레날린은 비축된 당분을 사용하기 위해 근육을 분해한다. 당분 대사 작용에 필요한 인슐린을 분비하라고 췌장에 신호를 보낸다. 그렇게 치솟은 인슐린 수치는 뇌에 더 심각한 응급 상황을 만들고 코르티솔 분비가 치솟은 당신은 도피하고 싶은 상태가 된다.

이러한 주기는 시간이 지나면서 인슐린 저항이라고 하는 상태로 이어질 수 있다. 몸이 인슐린에 둔감해지는 상태다. 몸이 인슐린에 반응하지 않으면 세포가 포도당 흡수에 어려움을 겪으므로 포도당이 에너지 생산에 사용되지 않고 혈액에 쌓인다. 그러면 뇌의 에너지 상태가 불안정해져서 하루 종일 투쟁-도피 모드를 들락날락한다. 그 결과는? 아무리 노력해도 쉽게 산만해지고 집중력이 떨어진다.

이 악순환을 멈추고 아드레날린과 코르티솔, 인슐린의 혈중 농도가 요동치는 것을 끝내버릴 수 있다. 하루 종일 혈당 수치를 안정적으로 유지하면 된다. 이 책을 쓰는 동안 나는 헤드 스트롱 프로그램을 실시하면서 인슐린 민감성을 검사했는데 결과가 완벽했다. 120점 가운데 1로 가장 낮은 수치였다. 혈당 수치가 안정적이면 래브라도를 달래서 투쟁-도피 반응을 끄고 정말로 원하는 일에 주의를 쏟을 수 있다.

집중력 저하가 고민인가? 다음 증상이 자신에게 해당되는지 생각해보자.

- 대화 도중에 계속 상대방의 말을 끊는다.
- 집중하려고 할 때마다 잡념이 든다.
- 과제 완료나 마감 준수에 어려움을 겪는다.
- 아무리 노력해도 매번 약속에 늦는다.
- 정리정돈이 어렵다.
- 효율적인 멀티태스킹이 잘 되지 않는다.
- 대화 도중에 자주 주제에서 벗어난다.

해당되는 사항이 많다면 앞으로 케토시스와 명상, 호흡 연습법에 관한 내용을 더욱 관심 있게 읽어야 한다.

약한 뇌 #4: 에너지 부족

항상 피로에 시달리고 매일 똑같은 시간대에 기진맥진해지고 축 쳐지는가? 마치 모래 늪에 빠진 것처럼 빨리 움직일 수가 없는가? 숙취나 시차에 시달리는 것처럼 머릿속이 멍한가? 모두가 에너지 부족으로 뇌가 약해졌음을 뜻한다.

에너지 부족의 원인은 여러 가지가 있지만 혈당 조절 이상이 주범이다. 인슐린에 저항이 생겨서 몸이 당분을 효율적으로 처리하지 못하면 뇌가 그 대가를 치러야 한다. 안개가 낀 것처럼 머릿속이 혼미하고 피로가 극심해서 자신의 삶에 대한 주도권을 행사하지 못한다. 다행히 혈당 조절은 어렵지 않다. 헤드 스트롱 프로그램의 고지방 식단으로 몸이 지방을 연료로 사용하도록 만들면 된다.

에너지 부족의 또 다른 원인은 미토콘드리아의 비효율성이다. 혈당이 안정적이라도 미토콘드리아가 효율적으로 에너지를 만들지 못하면 항상 피곤할 수밖에 없다. 헤드 스트롱 프로그램은 특히 미토콘드리아의 에너지 생산 효율성을 높여주기 위해 고안되었다. 프로그램을 잘 따라 하면 2주 만에 에너지 수치가 현격하게 올라간다.

마지막 원인은 뇌 크립토나이트다. 뇌에서 에너지를 잔뜩 끌어다가 다른 부위로 보내버리면 활력이 없을 수밖에 없다. 이 환경 독소들을 제거하면 에너지가 올라간다.

에너지 부족이 고민인가? 다음 증상에 해당되는지 생각해보자.

- 오후마다 겪는 에너지 슬럼프
- 머릿속이 맑지 않거나 '흐릿한' 사고(뇌 혼미)
- 피로와 약한 근육
- 갑작스러운 악력 감소
- 자고 일어났을 때 개운하지 않은 느낌
- 머리나 몸을 쓰고 난 이후의 심각한 탈진
- 전반적인 신체적 불편함

해당되는 사항이 많다면 앞으로 케토시스와 미토콘드리아, 환경 독소에 관한 내용을 더욱 관심 있게 읽어야 한다.

약한 뇌 #5: 침울함/화

사람들은 대부분 감정 기복과 '통제 불가능한 분노'가 약해진 뇌에 따르는 직접적인 결과임을 알지 못한다. 삼위일체 뇌 모델을 다시 생각해보자. 가장 진화한 '인간 뇌'는 파충류 뇌와 래브라도 뇌 다음으로, 가장 늦게 에너지를 받는다. 그런데 앞에서 살펴본 것처럼 인간 뇌, 즉 전전두엽 피질은 작동에 가장 많은 에너지를 필요로 하며, 따라서 미토콘드리아가 가장 밀집되어 있다. 많은 양의 에너지가 필요하지만 에너지를 가장 늦게 받으므로 에너지가 부족할 때 가장 먼저 피해를 본다.

뇌의 전전두엽 피질이 기분 조절을 돕는다는 사실을 이제는 눈치챘을 것이다. 뇌의 이 영역은 성격 표현, 의사결정, 사회적 행동 조절 등을 담당한다. 좋지 못한 결정을 내리거나 사회적 상황에서 제대로 행동하지 못하면 당연히 평소 기량도 떨어진다. 따라서 이 영역에는 반드시 에너지가 충분해야 한다. 처음 받은 SPECT 스캔 결과에서 내 전전두엽 피질의 활동이 거의 없었던 것은 어쩌면 당연한 일이었다. 그때의 나는 감정기복이 엄청 심했다. 다른 운전자들에게 분노하고 주변 사람들에게도 툭 하면 화를 냈다. 작은 일에도 화가 났다. 하지만 뇌를 해킹한 후에는 감정 상태가 완전히 달라졌다. 지금의 나는 인내심이 많아졌고 안정적이고 기쁨으로 가득하다.

그렇다. 기쁨도 해킹 가능하다.

감정기복이 고민인가? 다음 증상이 자신에게 해당되는지 생각해보자.

- 손가락 욕을 자주 한다
- 작은 일로 사람들에게 화를 낸다
- 인내심 부재
- 우울함
- 심한 감정기복
- 성마른 기질
- 변덕스러운 행동
- 충동적이고 현명하지 못한 의사결정

해당되는 사항이 많다면 미토콘드리아와 환경 독소, 뇌 크립토나이트에 관한 내용에 주목하자.

출발점이 어디든 헤드 스트롱 프로그램이 도와줄 수 있다. 이 책에 나온 방법만으로 나는 뇌의 다섯 가지 약점을 모두 없애는 데 성공했다. 어떤 환경에서도 뇌가 제대로 작동하리라고 믿을 수 있게 되었다. 이러한 변화는 내 삶과 커리어, 인간관계에 엄청난 영향을 끼쳤다. 당신도 어서 빨리 똑같은 결과를 경험해보기를 바란다.

꼭 기억해야 할 세 가지

✧ 특정 음식과 환경 속의 제품, 조명, 심지어 운동마저 뇌를 약하게 만들 수 있다.

✧ 잠재적 위협, 전화벨 소리, 밝은 조명 등 쓸모없는 모든 자극에 뇌 에너지가 사용된다.

✧ 기억력과 집중력 저하, 음식을 향한 갈망, 에너지 부족, 감정기복은 모두 뇌 에너지가 부족할 때 나타나는 증상이다.

지금 당장 실천해야 할 세 가지

✧ 더 이상 의지 부족이라고 자신을 탓하지 마라–의지 부족 때문이 아니다!

✧ 집중하고 싶을 때는 주변 환경의 자극을 줄인다. 휴대폰을 끄고 컴퓨터 알림 메시지를 제한하고 커튼을 친다.

✧ 가장 중요한 결정은 가장 먼저, 의사결정 피로가 생기기 전에 내린다.

Chapter 2
위대한 미토콘드리아

15억 년 전에 지구는 따뜻한 바다로 뒤덮이고 대기는 해로운 독소인 산소로 가득해 대부분의 유기체를 죽였다. 그러나 소수의 끈질긴 박테리아 종이 산소로 에너지를 만드는 법을 배워서 혹독한 환경 조건에 적응했다. 이 박테리아들은 산소를 이용해 오늘날 아데노신 3인산adenosine triphospate, ATP(신체의 세포들끼리 서로 에너지를 전달해주는 분자의 흐름)라고 알려진 물질을 만들 수 있었다.

작은 자주색 박테리아였을 것으로 추정되는 이 박테리아가 또 다른 유형의 세포에 새겨졌다. 그리고 10억 년이 흐르는 동안 이 혼합 세포들이 동물로, 그리고 인간으로 진화했다. 이 고대 박테리아는 여전히 우리 몸에서 ATP, 즉 세포에 필요한 에너지를 만든다. 최신 연구에 따르면 오늘날까지도 이 박테리아는 과학자들이 생각했던 것보다 인간의 수행 능력의 더 많은 것을 책임지고 있다. 그것은 우리의 기분까지 제어한다.

이 박테리아를 뭐라고 부를까?

미토콘드리아다.

일요일마다 어머니께 안부전화를 드리지 않는 사람이라면 주목하기 바란다. 당신에게 미토콘드리아를 준 사람이 바로 어머니다. 유전이란 아버지와 어머니에게서 절반씩 물려받는 것이라고 생각하는 사람이 많지만 우리는 유전적으로 어머니와 더 가깝다. 수정이 이루어질 때 난자와 정자에 모두 미토콘드리아가 들어 있었지만 난자로 헤엄쳐가는 힘을 주는 정자의 미토콘드리아는 정자가 난자로 들어가는 순간 꼬리를 떼어버리기 때문에 뒤에 남겨진다. 당신이라는 사람이 되는 수정된 난자의 미토콘드리아 DNA는 전적으로 어머니에게서 왔다는 뜻이다. 요가 선생님이 말하는 '성스러운 여성 에너지'가 사실은 고대의 박테리아를 의미한다는 것은 아마도 몰랐을 것이다.[1]

고대 박테리아. 성스러운 여성 에너지. 미토콘드리아가 신비에 둘러싸인 마법처럼 느껴지시 않는가? 이 작은 발전소에 대해 잠깐 알아보자.

미토콘드리아는 세포의 일부로 시가 모양에 이중의 막으로 묶여 있다. 안쪽 막이 바깥 막에 끼워 들어가 접혀 있는 형태다. 인간의 일반적인 세포에는 1,000~2,000개의 미토콘드리아가 들어 있고, 뇌, 망막, 심장 등 가장 많은 에너지를 필요로 하는 기관에는 세포 하나마다 약 10,000개의 미토콘드리아가 있다. 다시 말하자면 우리 몸의 미토콘드리아 숫자는 약 1,000조에 이른다. 장내 박테리아(세균)보다도 많은 숫자다! 사실상 심장, 폐, 혈액 등 인체의 호흡기관은 미토콘드리아가 생명 유지에 필요한 에너지 ATP를 만드는 데 필요한 산소를 전달하기 위해 존재한다고 보아야 한다.

미토콘드리아는 주변 세상에 대한 몸의 반응을 결정한다. 미토콘드리아의 효율성이 커지면 정신적 기능도 향상된다. 미토콘드리아의 에너지 생산이 늘어날수록 몸과 마음의 기능도 개선되어 뭐든 더 기분 좋게 잘할 수 있다.

ATP – 생명 에너지

미토콘드리아의 가장 중요한 일은 섭취된 음식에서 에너지를 뽑아 산소와 결합하여 ATP를 만드는 것이다. ATP가 알려진 것은 100년 정도밖에 안 되어 앞으로도 계속 연구가 필요하다. 하지만 ATP가 신체와 정신 기능에 필요한 에너지를 저장한다는 사실은 분명하다. ATP는 거의 모든 세포 기능에 필수적이다. 세포는 ATP가 없으면 살지 못한다. 우리도 마찬가지다. 이처럼 미토콘드리아에서 일어나는 에너지 생산은 신체의 가장 중요한 기능이다. ATP는 생명의 보혈이자, 좀 더 정확하게 말하면 생명의 보혈이 존재하는 이유다.

이렇게 생각하면 된다. 사람은 먹지 않고 최소한 3주 동안 살 수 있다. 물을 마시지 않고는 약 3일 동안 살 수 있다. 하지만 ATP가 없으면 몇 초

만에 죽는다.

ATP에 저장된 에너지는 몸이 연료로 사용할 때 방출된다. 연료로 사용될 때 ATP가 분해되면서 두 가지 부산물이 만들어진다. 바로 아데노신 2인산adenosine diphosphate, ADP과 인산염phosphate, P이다. ATP는 아데노신 3인산adenosine triphospate이다. 인산결합이 세 개 들어 있다는 뜻이다. 그중에서 두 개가 아데노신 2인산과 인산염으로 분해될 때 에너지가 방출된다. 그 에너지는 당신의 동력이다. 1,000조의 박테리아가 실제로 당신을 제어한다.

이 과정이 완료되면 뭔가 아주 놀랍고도 품격 있는 일이 벌어진다. 우리 몸이 인산염 분자를 ADP에 부착시켜서 ATP를 만들고 이것이 다시 ADP와 P로 분해되어 에너지를 방출하는 것이다. 본질적으로 우리의 미토콘드리아는 오리지널한 분자 엔진이라서 동일한 분자를 이용해 계속 에너지를 재생한다. ATP를 매번 처음부터 새로 만드는 것보다 훨씬 효율적으로 에너지를 만든다.

이것은 우리 아버지 세대의 사람들에게는 매우 익숙한 개념일 것이다. 공회전이나 가속시 자동차 엔진이 계속 돌아가는 것과 비슷하기 때문이다. 아버지가 57년형 쉐보레 자동차를 마련하고 처음 한 일은 속도를 올리는 방법을 알아내는 것이었다. 나와 비슷한 세대라면 해커들이 워 다이얼링war-dialing(소프트웨어 프로그램을 이용하여 수천 개의 전화번호에 자동으로 전화를 걸어 모뎀이 장착된 번호를 찾는 컴퓨터 해킹 기술_옮긴이 주)을 하면서 게임 PC의 속도를 높이는 것을 떠올리면 된다.

하지만 미토콘드리아는 자동차 엔진이나 컴퓨터 프로세서보다 훨씬 강력하다. 세포 하나에는 ATP 분자가 약 10억 개 있고 모든 분자는 1분에 약 세 번씩 재활용된다. 사람은 세포 수는 100조 개 정도 되지만 전신의 ATP는 한번에 50그램 정도밖에 생산되지 않는다. 모든 미토콘드리아 ATP 주기는 수요가 최대치일 때 1초당 약 600개의 ATP 분자를 만들 수 있다. 하루 2,500칼로리를 섭취를 기준으로 볼 때, 미토콘드리아가 50그램의 ATP를 너무도 잘 재활용하고 재사용하기 때문에 하루 종일 약 180킬로그램의 ATP를 만드는 것과 같은 일을 해낸다.

미토콘드리아는 이렇게 인체의 모든 계통과 기능에 필요한 에너지를 만드는 엄청난 일을 맡은 것으로도 모자라 세포 간의 신호 전달, 세포 분화(세포가 다른 유형의 세포로 바뀌는 과정), 세포 성장과 사멸 주기 유지 같은 중요한 일도 담당한다. 모든 에너지를 만들고 의사소통을 제어하고 삶과 죽음의 대상(그리고 시기)을 결정하는 셈이다. 이 작은 박테리아가 사실은 우리의 생체 작용을 전두지휘하는 것이다.

하지만 미토콘드리아에는 다른 기술도 있다. 미토콘드리아는 크기와 모양을 바꿀 수 있고 일부는 세포 유형에 따른 특유의 기능을 한다. 예를 들어 단백질 분해시 만들어지는 폐기물인 암모니아를 해독하는 데 필요한 효소는 간의 미토콘드리아만 가지고 있다. 또 다른 기관들도 고유의 기능을 위해 미토콘드리아의 ATP를 사용한다. 예를 들어 심장은 그 에너지를 이용해 혈액을 뇌와 나머지 부위로 퍼 올린다. 뇌는 생각과 학습, 기억, 의사결정에 사용한다. 뇌에는 미토콘드리아가 많아서 ATP가 만들어지려면 산소가 많이 필요하므로 만약 심장의 미토콘드리아가 효율적으로 에너지를 만들지 못하면 뇌가 나머지 기관보다 먼저 에너지 부족에 시달린다.

뇌와 심장, 망막처럼 미토콘드리아가 밀집한 세포들은 에너지가 부족하거나 제대로 사용되지 않고 낭비될 때 가장 먼저 위기에 처한다. 뉴런에 에너지 문제가 생기면 인지 기능 손상과 뇌 혼미가 일어난다. 심장 세포에 미토콘드리아 손상이 일어나면 심장 이상과 피로가 발생한다. 근육 세포가 에너지를 만들지 못하면 섬유근육통과 만성피로 증후군이 나타난다. 장 세포에 에너지 문제가 있으면 장 누수와 자가면역 질환이 생긴다. 그밖에도 수없이 많다. 모든 중요한 신체 기관이 미토콘드리아의 기능에 의존한다. 좀 더 정확하게 말하자면 미토콘드리아가 중요한 신체 기관을 모두 제어한다.

친구이자 《내 미토콘드리아 신경 쓰기Minding My Mitochondria》를 쓴 의사 테리 월스Terry Wahls의 표현처럼 '미토콘드리아에 신경 써야' 한다는 것이 이제 납득이 되는가? 그녀는 미토콘드리아를 해킹해서 진행성 다발성 경화증을 반전시켰다. 미토콘드리아에 관한 흥미진진한 사실은 그 구조가 전혀 고정적이지 않다는 것이다. 모든 신체 부위의 미토콘드리아는 끊임없이 변화한다. 손상, 파괴, 개선, 재생되거나 해킹으로 완전히 바뀔 수도 있다. 기존의 미토콘드리아를 개선하거나 이 세포 '발전소'의 숫자를 늘릴 수 있는 방법이 많다.

미토콘드리아 기능은 오랫동안 내 바이오해킹의 초점이었고 그 기능 향상을 위해 나는 다양한 습관을 발전시켰다. 실제로 에너지에 즉각적인 영향을 미친 바이오해킹은 전부 다 미토콘드리아 해킹이었다. 여기에는 곰팡이 노출의 영향과 만성 라임병을 반전시켜준 방법들도 포함된다. 집중력이 떨어질 때 미토콘드리아 기능을 개선해주는 방법을 활용하면 해결된다. 즉 기량을 올리고 싶으면 미토콘드리아의 성능을 올리면 된다.

이 문장을 쓰고 있는 지금도 미토콘드리아에 힘을 주는 보충제를 복용했다. 자정이 가까운 시각이지만 4,000단어를 더 써야 하고 내일 아침에 〈불릿프루프 라디오〉 두 편을 녹음해야 한다. 다 해내려면 미토콘드리아가 쌩쌩해야 한다! 이 책을 쓰면서 활용한 것을 포함해 미토콘드리아 기능을 올려주는 주요 방법들을 여기에서 전부 공개하겠다.

미토콘드리아가 손상되면

미토콘드리아 업그레이드 방법을 알아보기 전에 미토콘드리아 역기능을 일으키는 원인부터 살펴보자. 성능을 향상시키는 가장 간단한 방법은 성능을 낮추는 요인을 없애는 것이다.

미토콘드리아 기능 저하의 가장 명백한 원인은 노화다. 30에서 70세까지 미토콘드리아의 효율성이 약 50퍼센트 줄어든다. 70세가 되면 세포 에너지 생산량이 30세의 절반밖에 되지 않는다는 뜻이다. 다행히 나는 평범한 70세가 될 생각이 없다! 미토콘드리아의 효율성 저하는 노화를 끔찍하게 만드는 모든 증상과 질환의 원인이 된다.

별것 아닌 수치처럼 보일 수도 있다. 나이가 들면서 에너지 수준이 50퍼센트 감소하는 것은 '정상'처럼 느껴질 테니까. 하지만 70세에도 미토콘드리아 기능이 30세와 똑같을 수 있다면? 당신은 지구상에서 가장 강한 70세가 될 것이다.

미토콘드리아 손상은 불가피한 일로 여겨진다. 유전과 생활 방식, 앞으로 살아가면서 내리는 선택에 따라 속도는 다르겠지만 이미 서서히 시작되고 있다. 하지만 손상 속도는 고정되어 있지 않다. 노년에도 미토콘드리아 효율성을 유지하는 것은 이론적으로 가능한 일이다. 즉 70세에도 30세와 같은(혹은 그 이상의) 에너지가 만들어질 수 있다.

그러려면 지금 미토콘드리아를 과충전해서 조기 미토콘드리아 기능 이상early-onset mitochondrial dysfunction, EOMD을 피해야 한다. EOMD는 내가 10년 이상 운영한 노화 방지 부문 비영리단체 실리콘 밸리 건강 연구소에서 만난 수많은 강연자 중 한 명인 프랭크 셸렌버거Frank Shallenberger가 발견하고 이름 붙였다. EOMD는 40세 이하의 연령대에서 나타나는 미토콘드리아 기능 저하라고 정의된다. 셸렌버거 박사는 EOMD 환자가 전체의 46퍼센트에 이른다고 추정한다. EOMD는 반전 가능하지만 미토콘드리아 붕괴는 그렇지 않으므로 되도록 빨리 반전시킬수록 좋다.

이 사실을 알아야 한다. 미토콘드리아 기능 이상은 나이에 상관없이 실질적인 위협을 초래한다. 30대 이하건 50대 이상이건 상관없다. 그저 편안한 정도로 만족하지 않는 끝내주는 삶을 살고 싶다면 미토콘드리아 건강을 생사를 좌우하는 최우선순위로 삼아야 한다. 실제로도 그만큼 중요하다.

조기 미토콘드리아 기능 이상은 주로 다음 네 가지로 나타난다.

미토콘드리아 이상 #1: 비효율적 결합

영화배우 기네스 팰트로의 이혼 사유를 말하는 게 아니다(여자 친구도 없었던 고등학교 시절의 나에게는 딱 어울리는 표현이지만). 미리 경고하는데 지금부터 살펴볼 내용은 꽤 전문적이다. 미토콘드리아가 중요하다는 사실을 이미 납득했고 바로 기능 개선 방법을 알고 싶은 사람은 2부로 건너뛰어도 된다. 하지만 인내심을 가지고 몇 페이지만 더 읽는다면 미토콘드리아 기능 이상이 왜 일어나는지, 자신이 에너지와 뇌에 어느 정도 영향력을 발휘할 수 있는지 알 수 있다.

우리 몸의 세포가 ATP 생산에 사용하는 핵심 과정은 시트르산 회로 citric acid cycle 혹은 (1937년에 이것을 발견한 과학자 한스 크렙스Hans Krebs의 이름을 따서) 크렙스 회로Krebs cycle라고 불린다. 크렙스 회로는 매우 복잡한 여러 단계의 과정이지만 미토콘드리아를 변화시키기 위해서 상세한 과정까지 알 필요는 없으므로 전체 흐름도는 생략하고 간단한 버전을 소개한다.

크렙스 회로가 시작되기 전에 우리 몸은 당분(때로는 단백질)을 포도당으로 바꾸거나 지방을 케톤체(간이 지방산으로 만드는 수용성 분자) 중 하나인 베타-하이드록시부티레이트beta-hydroxybutyrate, BHB로 바꾼다. 포도당과 BHB 모두 에너지의 원료인 탄소와 전자를 만들 수 있다. 이 원료들은 아세틸조효소A acetyl coenzyme A, CoA라고 하는 분자를 형성하는데 바로 이 지점에서 크렙스 회로가 시작된다.

미토콘드리아는 크렙스 회로의 모든 단계마다 CoA를 산화시켜 이산화탄소와 전자를 만든다. 이 전자가 NAD(니코틴아미드 아데닌디뉴클레오티드nicotinamide adenine dinucleotide)라는 분자를 '충전'시켜서 환원형 니코틴아미드 아데닌디뉴클레오티드NADH로 바꾼다. NADH는 에너지계의 슈퍼스타 분자다. 스포일러: NADH를 늘릴 수 있는 '치트 키'가 있다!

1단계: 섭취된 음식이 전자로 바뀐다

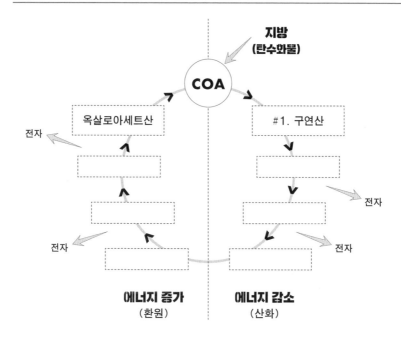

2단계: 크렙스 회로가 NADH를 충전한다

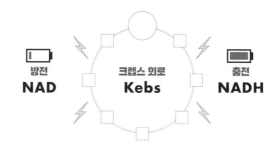

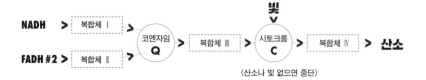

NADH가 많으면 컨디션이 좋아진다. NADH가 전자로 가득 충전되어 있기 때문이다. NADH는 생체 시스템을 움직이는 다음 과정, 즉 전자전달계에 전자를 기부한다. 분자는 전자(음전하 입자)와 양성자(양전하 입자)를 미토콘드리아의 내막으로 옮겨 ATP를 합성시키는 원동력을 만든다.

양성자와 전자는 한 쌍으로 혹은 결합하여 움직여야 한다. 우리 몸은 둘 사이에 막이라는 벽을 놓음으로써 그것들의 끌림을 동력원으로 사용한다. 만약 양성자가 새어나가면 그 파트너인 전자는 혼자 남고 쓸모없어진다. 고등학생 시절의 솔로였던 나처럼. 몸은 산소를 이용해 홀로 된 전자를 흡수한다. 하지만 전자와 양성자가 미토콘드리아 막에서 재회를 기다리며 줄지어 서 있으면 산소를 낭비해가며 흡수할 필요가 없다.

따라서 ATP 생성에 사용하는 산소량으로 결합의 효율성을 측정할 수 있다. 산소가 많이 사용될수록 양성자가 많이 새어나가고 미토콘드리아의 ATP 생산 효율성이 낮다. 당신의 수행 능력도 떨어진다.

설상가상으로 혼자 된 전자들을 흡수하느라 산소를 다 써버리면 유리기가 만들어져서 미토콘드리아가 손상되고 에너지가 부족해지고 뱃살이 늘어난다. 활성산소라고도 하는 유리기는 쌍을 이루지 않은 전자인데 다른 물질이나 때로는 스스로에게 큰 반응성을 가진다. 반응성이 커서 세포를 손상시키는 화학 반응을 일으킬 수 있다. 유리기의 반응은 암, 뇌졸중, 당뇨, 파킨슨병, 알츠하이머, 조현병 등 수많은 병을 일으킨다. 유리기는 노화의 주요 원인이기도 하다.

비효율적인 결합은 2형 당뇨가 심장 질환 위험을 높이는 이유이기도 하다. 2형 당뇨 환자는 비효율적인 결합으로 생긴 유리기에 의해 미토콘드리아가 손상되므로 그 숫자가 적다. 심장에는 미토콘드리아가 많아야 하는데, 당뇨가 있으면 그 수가 감소한다.

비효율적 결합은 미토콘드리아가 ATP 생산을 위해 많은 양의 산소를 연소시키게 만든다. 지속될 수가 없는 일이다. 사실상 우리가 호흡하는 산소는 전부 지방이나 포도당 연소를 통해 세포의 에너지 생산에 사용된다. ATP를 만들 만한 산소가 충분하지 않으면 무산소성으로 에너지를 만들 수는 있지만 효율적이지 못하다. 그리고 암이 생길 수 있다. 암이 무산소성으로 에너지를 만드는 종양 세포로 인해 생긴다는 이론으로 1931년에 노벨 생리·의학상을 수상한 오토 바르부르크Otto Warburg에 따르면 그렇다.

산소가 부족하면 미토콘드리아가 크렙스 회로에서 NAD를 NADH로 바꿔 NAD를 재충전할 수 없으므로 많은 양의 NAD가 남는다. NAD가 NADH보다 낮으면 세포 노화가 빨라진다. 전자전달계의 움직임이 느려지고 유리기는 많고 에너지는 적어진다. 유리기는 세포를 불룩하게 만들어 전자전달계의 효율성을 떨어뜨린다. 그래서 ATP가 더욱 줄어든다. 이러한 에너지 부족의 악순환에 가장 먼저 타격을 받는 것은 '뇌'다.

다행히 비효율적인 결합을 예방하고 반전시키는 방법이 있다. 앞으로 바로 이 미토콘드리아 결합의 효율성을 높이는 방법을 배울 것이다.

미토콘드리아 이상 #2: 재활용 감소

몸이 인산염 분자를 더해 ADP(이미 쓴 ATP)를 멋지게 재활용한다고 했던 것을 기억하는가? 그런데 기능 이상이 생기면 미토콘드리아는 ADP가 재활용되기도 전에 ATP를 써버린다. 머지않아 ADP가 쌓여 에너지 생산이 침체된다. 그렇게 되면 세포는 에너지가 고갈되고 ADP에서 재활용되는 ATP가 생길 때까지 쉬어야만 한다.

세포는 한 번에 몇 초분의 에너지밖에 저장하지 못한다는 사실을 기억하라. 에너지는 계속 만들어져야만 한다. 다행히 ADP 생산 침체시 세포가 에너지를 필요로 할 때를 위한 예비책이 있다. 그럴 때 세포는 사용 가능한 ADP를 아데노신 1인산adenosine monophosphate, AMP으로 바꾼다. AMP의 문제점은 보통은 재활용될 수 없다는 것이다. 평소 우리 몸이 AMP를 만들지 않는 이유이기도 하다. 일회용 건전지처럼 비효율적이고 낭비적이라고 생각하면 된다. AMP는 대부분 소변으로 사라진다. 에너지도 없고 에너지를 만들 ATP도 없는 원점으로 돌아온다.

그러면 몸이 ADP를 재활용하거나 복잡한 크렙스 회로를 처음부터 다시 시작해 ATP를 만든다. 상황이 정말로 나쁘면 우리 몸은 당분을 젖산으로 바꿈으로써 당분에서 직접 소량의 ADP를 만들 수 있다. 하지만 그럴 경우 근육에 젖산이 쌓여 통증을 유발한다는 문제가 있다. 또 다른 문제는 몸이 사용할 수 있는 포도당이 없어진다는 것이다. 새로운 ATP를 만들 원료가 없다는 뜻이다. 포도당이 젖산으로 바뀔 때는 두 개의 ATP 분자가 생기지만 그 과정을 뒤집어 포도당을 만들려면 ATP 분자 여섯 개가 필요하다. 농부가 다음 농사를 위해 씨앗을 아껴두지 않고 먹어버리는 것과 다를 바 없다.

한마디로 미토콘드리아의 비효율적인 재활용은 신진대사 이상을 일으킬 수 있고 아무리 정도가 낮아도 컨디션에 다 드러난다. 재활용을 위해 지구의 날까지 기다리지 말자! 헤드 스트롱 프로그램에는 재활용 문제를 위한 새로운 해킹법이 있다.

미토콘드리아 이상 #3: 유리기 생산 과잉

미토콘드리아가 고성능 반도체처럼 작동할 때는 ATP를 효율적으로 만들고 유리기는 조금만 만든다. 하지만 미토콘드리아 기능에 이상이 생기면 과잉 생산된 유리기가 주변 세포로 새어나가 큰 피해를 일으킨다. 이는 여러 퇴행성 질환의 원인이 된다.

효율적인 미토콘드리아는 유리기를 적게 만들 뿐만 아니라 항산화-완충 효소antioxidant-buffering enzyme라는 특수 효소도 만든다. 이것은 피해가 발생하기 전에 유리기를 중화시켜준다. 문제는 이 효소가 ATP로 만들어진다는 것이다. 미토콘드리아 기능이 저하되면 유리기는 많아지고 유리기 중화에 필요한 효소는 적어진다. 간단히 말해서 몸이 악당만 잔뜩 만들고 악당을 소탕할 영웅은 충분히 만들어내지 못한다. 엎친 데 덮친 격으로 미토콘드리아 붕괴로 이어져 에너지 생산이 더욱 줄어든다. 물론 여기에도 해결책은 있다!

미토콘드리아 이상 #4: 메틸화 이상

메틸화는 1초마다 10억 회씩 일어나는 미토콘드리아 프로세스다. (그렇지 않았던 사람이라도 이 책을 읽고 나면 자신의 몸에 경외심을 느끼지 않을 수 없을 것이다!) 메틸화가 이루어지는 동안 탄소 원자 1개와 수소 원자 3개(메틸기라고 함)가 다른 분자에 더해진다. 비교적 간단한 이 과정이 투쟁-도피 반응, 수면 호르몬 수치, 해독 과정, 염증 반응, 유전자 발현, 신경전달물질, 면역 반응, 에너지 생산을 통제한다. 그리고 전자전달계를 보유한 미토콘드리아 막을 비롯한 모든 세포막을 만든다.

메틸화 과정은 아미노산(세포 에너지 생산의 중요 요소)과 ATP로 전환되는 ADP도 만든다. 메틸화 과정이 손상되면 에너지 생산도 마찬가지다. 설상가상으로 우리 몸은 메틸화에 ATP가 필요하다. 또 다른 악순환이다. 메틸화에 ATP가 필요하고 ATP를 만들려면 메틸화가 필요하다.

메틸화가 이루어질 때 우리 몸은 카르니틴carnitine이라는 아미노산을 만든다. 이것은 지방산을 에너지원으로 분해하는 데 필수적이다. 메틸화에 이상이 생기고 지방을 이용한 에너지 생산이 감소하면 대부분의 에너지가 포도당으로 만들어지기 시작한다. 지방 연소가 제대로 이루어지지 않아 지방이 축적되므로 체중이 늘어난다. 모든 에너지가 포도당으로 만들어지므로 혈당 수치가 불안정해지고 결국 인슐린 저항이 생기고 래브라도가 패닉 상태에 빠져 당분을 섭취하라고 애원한다. 중년에 지방이 빨리 축적되는 것도 이처럼 미토콘드리아가 지방을 제대로 연소시키지 못하기 때문이다.

미토콘드리아 기능 이상의 원인

지금까지 설명한 미토콘드리아 기능 이상은 모두 우리 몸의 에너지 생산과 성능을 해치지만 돌이키는 방법이 있다. EOMD의 주요 원인과 그것을 고치고 처음부터 막는 방법을 살펴보자.

영양 부족

미토콘드리아가 효율적으로 에너지를 만들고 손상에서 회복될 수 있도록 질 좋은 원료를 공급해주어야 한다. 미토콘드리아에는 여러 가지 영양소가 필요한데 이는 나중에 자세히 살펴보겠다. 지금은 제대로 된 영양 섭취가 미토콘드리아 기능을 올리는 가장 쉽고 빠른 방법이라는 것만 알아두자. 영양분이 제대로 공급되면 미토콘드리아가 증가하고 생기를 되찾을 수 있다. 당신 또한 마찬가지다. 다른 방해 원인이 없다면 말이다.

호르몬 부족

수은 중독, 간 이상, 불소는 미토콘드리아 기능과 효율성에 필수적인 갑상신 호르몬 수치를 떨어뜨릴 수 있다. 간은 주요 갑상선 호르몬인 T4를 T3로 바꾼다. 그리고 T3는 미토콘드리아의 ATP 생산을 도와준다. 간 기능에 이상이 생기면 T3가 부족해져서 에너지 효율성이 떨어진다. 몸무게가 약 140킬로그램이었던 시절의 나는 갑상선 호르몬 수치가 매우 낮았다. 에너지가 부족한 사람은 갑상선 검사를 받아보기 바란다. '갑상선 약사'라고 불리는 이자벨라 웬츠Izabella Wentz의 책《하시모토병: 라이프스타일 변화를 통한 근본적인 원인 분석과 치료Hashimoto's Thyroiditis》에서 갑상선과 에너지에 대한 최고의 정보를 얻을 수 있다.

미토콘드리아에 영향을 끼치는 또 다른 호르몬은 인슐린이다. 혈당이 일관적으로 높으면 췌장은 그것을 통제하려고 인슐린을 많이 분비한다. 결국 인슐린의 효율적 사용이 멈추고 인슐린 저항이 생긴다. 인슐린 변동은 몸에 스트레스 호르몬 코르티솔을 분비하라는 신호를 보낸다. 그러면 지방 대사가 억제된다. 미토콘드리아가 지방보다 효율성이 떨어지는 에너지원인 당분만을 태워 ATP를 만든다. 에너지 수요를 충족시키기 위해 몸이 더욱 많은 당분을 필요로 하게 되고 혈당 수치가 오르락내리락하며 래브라도가 패닉 상태에 빠진다. 결국 당신은 포기하고 도넛을 잔뜩 먹는다. 당연히 상황은 악화되기만 한다.

미토콘드리아가 당분보다 지방을 이용할 때 더 효율적으로 ATP를 만들기 때문에 지방산은 중요한 연료원이다. 지방산은 트리글리세리드triglyceride(혈중 지방 성분)로 지방 조직에 저장된다. 식사 사이에 몸은 트리글리세리드를 글리세롤과 유리지방산으로 분해해 아세틸 CoA를 만든다. 앞에서 다루었지만 아세틸 CoA는 중요한 크렙스 회로가 시작되는 분자다. 지방산의 대사와 지방 분해가 제대로 이루어지지 못하면 이상적인 ATP 원료에 접근할 수 없다는 뜻이다.

몸이 효율적으로 지방을 분해하고 연료로 사용하도록 결정하는 요인이 식단 말고 뭐가 있을까? 호르몬이다. 어떤 호르몬은 지방 분해를 도와주고 또 어떤 호르몬은 느려지게 만든다. 대부분의 사람들이 미토콘드리아가 테스토스테론과 에스트로겐 같은 스테로이드 호르몬을 전부 책임진다는 사실을 알지 못한다. 하지만 미토콘드리아 내막은 콜레스테롤을 프레그네놀론pregnenolone으로 바꾼다. 이것은 몸에서 만들어지는 모든 스테로이드 호르몬의 전조가 되는 '어머니 호르몬'이다.

미토콘드리아 기능이 개선되면 테스토스테론 수치가 올라가고 뇌의 산화 스트레스가 줄어든다.[2] 이것은 미토콘드리아의 상태가 좋다는 신호다. 미토콘드리아에 에스트로겐, 테스토스테론, 갑상선 호르몬 수용체가 있어서 그렇다. 일부 세포의 미토콘드리아 숫자는 테스토스테론 수치[3]에 좌우되며 에스트로겐이 새 미토콘드리아를 만들기도 한다.[4] 하지만 노화가 진행되면서 미토콘드리아가 만드는 테스토스테론의 수치가 줄어들고 미토콘드리아의 숫자도 줄어들고, 즉 테스토스테론도 줄어든다. 아이쿠.

2013년에 원숭이를 대상으로 이루어진 다음의 연구 결과는 헤드 스트롱의 토대를 뒷받침한다. 원숭이들의 뇌 앞부분에서 일어난 미토콘드리아 기능 이상이 인지 능력을 저하시킨다는 사실이 드러났다. 원숭이들에게 호르몬 대체 요법을 실시하자 미토콘드리아가 개선되었고 인지 기능 또한 마찬가지였다.[5] 뇌를 강하게 만들려면 꼭 호르몬 대체 요법이나 생동일성 호르몬 요법이 필요하다는 뜻은 아니다. 미토콘드리아를 해킹하면 호르몬 요법이 필요 없을 정도로 성 호르몬 수치를 올릴 수 있다. 나는 27세 때 생동일성 호르몬(테스토스테론과 갑상선 호르몬) 요법으로 효과를 보았다. 당시에는 그 방법이 뇌에 그토록 효과적인 이유를 알지 못했다. 이제는 미토콘드리아 해킹이 이루어진 덕분임을 알고 있다.

요즘 만연하고 있는 갑상선 이상은 미토콘드리아에 영향을 끼친다. 심한 피로를 일으키는 것으로 알려진 갑상선 기능 저하증이 나에게도 있었다. 처음 갑상선 호르몬제를 복용한 날이 아직도 기억난다. 뇌를 되찾은 기분이었다. 그때는 몰랐지만 갑상선 호르몬제는 복용하자마자 미토콘드리아 기능을 급속하게 활성화시키며 며칠 복용하면 새 미토콘드리아가 만들어지기 시작하고 기존의 것들은 더욱 커진다.[6]

미토콘드리아의 좋은 점은 미토콘드리아가 강해지면 모든 것이 개선된다는 것이다. 여기에는 호르몬 분비도 포함된다. 남성은 뇌와 망막, 심장 세포에 미토콘드리아의 숫자가 가장 많지만(각각 10,000개씩) 여성의 난소 세포에는 그 10배나 되는 숫자가 있다. 그렇다. 난소의 일부 세포에는 미토콘드리아가 각각 100,000개나 된다.[7] 이것은 미토콘드리아 강화가 여성에게 강력한 영향을 끼치는 것, 그리고 미토콘드리아 기능 저하가 호르몬 이상과 연관 있는 이유를 설명해준다.

이 책에서 소개되는 해킹법은 호르몬 수치의 최적화와 혈당 유지를 도와줄 것이다. 일상적인 뇌 기능에 놀라울 정도로 큰 변화가 일어난다.

독소

환경 독소는 미토콘드리아 기능 이상을 일으키는 주요 원인이다. 현대인은 100년 전까지만 해도 존재하지 않았던 수천 가지의 유해 화학물질과 오염원에 노출되어 있다. 유해 화학물질이 몸속으로 들어오지만 미토콘드리아는 그런 상황에서 제대로 작동하도록 진화되지 않았다. 기량을 높이려면 환경의 오염원을 제거해야만 한다. 집과 음식, 커피, 삶에 미토콘드리아의 호흡을 조금이라도 해치는 독소가 있어서는 안 된다.

몸이 독소를 해독, 제거 또는 중화하려면 많은 에너지가 필요하다. 따라서 세포 에너지 생산이 늘어나면 해독 능력도 향상된다. 하지만 현대인은 엄청난 양의 독소에 노출되어 있어서 100년 전과 동일한 양의 에너지로는 버틸 수가 없다. (EOMD를 발견하고 이름 붙인) 프랭크 셸렌버거 박사는 에너지 생산을 감소시켜 우리를 약하게 만드는 체내 독소를 전부 제거하려면 100년 전보다 50~100퍼센트 더 많은 에너지가 필요하다고 추정한다.

대표적인 독소에는 납, 수은 같은 중금속이 있다. 뇌 성능이 약했던 시절의 나는 자신도 모르는 사이에 수은과 납의 영향을 받고 있었다. 체내 중금속을 제거하자 활력이 올라갔다. 중금속은 지방에 저장되는데 다행히 지방을 동원해 중금속을 제거하는 방법이 있다. 하지만 독소가 그냥 몸 안에서 배출되는 것이 아니라 반드시 몸 밖으로 배출되도록 해야 한다.

환경 속의 화학물질만큼이나 미토콘드리아에 해로운 독소가 우리 몸에서 만들어진다. 거의 모든 유형의 에너지가 그러하듯 우리 몸의 에너지 생산 과정에서도 위험한 부산물이 만들어지는데 미토콘드리아는 똑똑하게도 항산화물질을 비롯한 해독 효소를 만들어 대응한다.

이것은 매우 세심한 균형이다. 유리기에 대응하는 항산화물질이 부족하면 산화 스트레스가 나타난다. 산화 스트레스는 미토콘드리아에 이상이 있다는 신호인데 과학자들은 그것이 암, ADHD(주의력 결핍/과잉 행동장애), 자폐증, 파킨슨, 알츠하이머, 만성피로증후군, 우울증 같은 여러 질환의 원인이라고 본다. 글루타티온은 산화 스트레스로부터 미토콘드리아를 보호하는 항산화물질인데 몸이 그것을 충분히 만들지 못할 때도 있다. 하지만 미토콘드리아가 글루타티온 같은 항산화물질을 많이 생산하도록 해주는 방법이 있고 보충제를 사용할 수도 있다. 나는 두 가지 방법을 모두 쓴다.

또한 우리 몸은 손상된 세포 요소들을 재활용하는 고유한 해독 과정을 갖추고 있다. 이것을 자가포식 작용autophagy이라고 하는데 '스스로 먹다'는 뜻의 그리스어에서 나왔다. 자가포식 작용은 죽거나 병들거나 지친 세포에서 쓸 만한 요소는 따로 떼어두고 남은 분자로 에너지를 만들거나 새로운 세포의 일부분을 만든다. 이러한 청소 과정은 원치 않는 독소를 제거하고 염증을 낮추고 노화를 늦춰준다.

미토파지mitophagy는 자가포식 작용의 한 단계로 미토콘드리아를 선택적으로 저하시키는 것이다. 미토콘드리아를 무조건 많이 잡아두는 것이 좋다고 생각하겠지만 제대로 작동하지 못하는 것은 제거해야 세포에 더 좋다. 다시 말해, 미토파지는 휴대폰에서 오래된 사진을 삭제하는 것과 비슷하다. 쓸데없이 용량을 차지하는 것들이 줄면 성능이 개선된다. 나는 미토파지 해킹에도 집중했는데 세포의 해독 작용이 효율적으로 이루어지면 에너지에도 큰 변화가 느껴진다. 미토파지는 기량을 높이기 위해 가장 중요한 일 중 하나다. 당연히 헤드 스트롱 프로그램에도 들어간다!

스트레스

실제건 인식에 불과하건, 신체적이건 심리적이건 모든 스트레스는 부신에서 코르티솔을 분비시킨다. 코르티솔은 혈당 수치와 신진대사, 면역 반응, 염증, 혈압, 중추신경계 활성화에 관여하는 호르몬이다.

본질적으로 코르티솔은 나쁘지 않다. 항상 어느 정도가 필요하고 스트레스 받을 때는 더 많이 필요해진다. 투쟁-도피 반응의 일부분으로 몸이 코르티솔을 잔뜩 내보내는 것도 그 때문이다. 하지만 진정된 후에는 정상적인 수치로 돌아가야 한다. 그런데 스트레스 반응이 너무 자주 활성화되면 코르티솔 수치가 항상 높게 유지된다. 만성 스트레스는 지방 대사 이상, 당분 수요 증가를 비롯한 여러 가지 문제를 일으킨다. 스트레스 수치가 낮아지면 래브라도가 조용해지고 지방 대사도 개선된다. 미토콘드리아도 스트레스에 반응을 하므로 스트레스가 줄어들면 에너지 효율성도 커진다.

하지만 미토콘드리아에 유익한 스트레스의 유형과 정도가 있다. 자가포식 작용은 운동이나 칼로리 제한 같은 가벼운 스트레스에 대한 반응으로 일어난다. 또한 세포 스트레스는 미토콘드리아의 생물발생을 일으켜 새로운 미토콘드리아가 만들어진다. 오래되어 성능이 떨어진 미토콘드리아를 영원히 가지고 있지 않아도 된다. 전략적으로 일시적인 스트레스를 주면 자연적인 해독 시스템이 촉진되고 새로운 미토콘드리아가 만들어져 에너지가 최적화된다. 배고픔을 느끼지 않고 효과를 볼 수 있는 칼로리 제한법도 있다.

하지만 세포에 너무 심한 스트레스를 주지는 말아야 한다. 세포가 지나치게 스트레스를 받으면 세포자멸사apoptosis 혹은 '예정된 사멸'이라고 하는 세포 자살 과정이 시작된다. 이 과정이 시작되면 미토콘드리아는 단백질을 분비해 세포 사멸 일정을 잡는다. 단백질이 분비되면 되돌릴 수 없는 일이 되어버린다. 하지만 세포자멸사는 항상 완벽하게 이루어지진 않는다. 소멸하지 않고 '유통기한'이 지나서까지 남는 세포들도 있다. 이 세포들은 자기복제를 계속하고 암 같은 질병을 일으킨다. 예정보다 일찍 사멸하는 세포들도 있다. 세포자멸사 역기능은 암과 자가면역 질환, 알츠하이머, 파킨슨, 염증, 바이러스 감염과 연관이 있다. 미토콘드리아는 세포자멸사를 일으키는 신호 전달 단백질을 가지고 있으므로 미토콘드리아 기능을 개선하면 건강한 세포를 유지하고 몸을 약하게 만드는 세포는 제거할 수 있다. 특정 식품의 섭취로도 건강하지 못하거나 병든 세포의 자멸사를 유도할 수 있다.

나는 다음과 같은 방법을 통해 미토콘드리아 기능 이상의 원인을 제거하고 효율성을 높이고 새로운 미토콘드리아가 생성되도록 헤드 스트롱 프로그램을 고안했다.

- 최고의 식단
- 올바른 운동과 혈액순환 개선을 통한 산소 요법
- 혈당 수치 안정화
- 호르몬 수치 최적화
- 효과적인 해독 작용과 독소 회피
- 전략적인 스트레스를 통한 세포의 자가포식 작용과 세포자멸사 유도
- 좋은 빛 노출 증대와 나쁜 빛 제거
- 체내 수분 변화

이렇게 비교적 쉬운 변화로 기분과 에너지, 전반적인 기량에 놀라운 변화가 찾아온다. 외모가 멋져지는 부작용도 있을 수 있다. 모두가 강력한 미토콘드리아의 위력이다.

꼭 기억해야 할 세 가지

✛ 뇌와 심장, 망막 세포에는 미토콘드리아가 가장 많기 때문에 에너지 수요가 공급을 초과할 때 가장 먼저 타격을 입는다.

✛ 호르몬과 혈당 수치, 식단, 라이프스타일은 모두 미토콘드리아 기능에 영향을 끼친다.

✛ 일반적으로 30세에서 70세까지 미토콘드리아의 효율성이 약 50퍼센트 감소한다.

지금 당장 실천해야 할 세 가지

✛ 에너지 부족 증상이 심각하다면 갑상선 호르몬 검사를 받아본다.

✛ 식사 후 에너지가 고갈된다면 가정의 혈당측정기로 혹은 병원에서 혈당 수치를 검사한다.

✛ 하루 동안 언제 에너지가 줄어드는지 살펴본다. 특정 음식이나 미토콘드리아에 해로운 무언가에 노출되었기 때문일 수 있다!

Chapter 3
뉴로마스터가 되자

뉴 런 을 지 배 하 라

　뉴런에 대해서라면 고등학교 생물 시간에 배운 후로 생각도 해보지 않은 사람이 많을 것이다. 그때 선생님은 다른 뉴런과 연결되어 '신경망'을 만드는 것이 뉴런의 주요 기능이라고 설명했다. 하지만 뉴런의 기능과 연결이 생각과 반응, 학습 속도를 결정한다는 사실은 배우지 않았을 것이다. 뉴런이 일상적인 수행 능력에 큰 역할을 한다는 것도. 우리가 그 과정을 적어도 부분적으로 통제할 수 있다는 것도. 하지만 지금 당장 그리고 장기적으로 뉴런을 바꿀 수 있는 방법들이 존재한다.

뉴런이 어떻게 당신의 기량에 막대한 영향을 끼칠 수 있는 것일까? 두 가지 이유가 있다.[1]

첫째, 뉴런은 에너지를 빨아먹는, 세포 엔지니어링의 기적이다. 뇌의 뉴런 하나는 1초당 최대 47억 개의 ATP 분자를 사용한다.[2] 실험실에서 뉴런을 분리시킨 후 ATP를 충분히 공급해주지 않으면 그 기능을 예측하기가 불가능해진다.[3] 뉴런이 하는 모든 일에는 엄청난 에너지가 필요하기 때문에 ATP가 끊임없이 공급되지 않으면 죽는다.[4] 따라서 미토콘드리아가 ATP를 많이 만들수록 뉴런의 기능도 향상된다. 신체와 두뇌의 기능이 예측 불가능해지는 것을 원하는 사람이 있을까?

둘째, 모든 뉴런은 작은 세포체로 구성되며 세포체에서 작은 가지가 뻗어나간다(잠시 후 자세히 살펴보자). 미세한 가지가 한 세포에서 최대 약 90센티미터까지 뻗어나갈 수 있다! 뉴런이 하는 일은 에너지 집약적일 뿐만 아니라 장거리에 걸친 일이다. 뉴런에는 세포 안에서 미토콘드리아를 움직이기 위해 고안된 두 가지 유형의 모터가 들어 있는데 이 모터들도 에너지를 필요로 한다.[5] 뉴런 내 미토콘드리아의 최대 30퍼센트가 에너지를 전달하기 위해 여기저기 움직인다.[6] 마치 전력망의 높은 수요를 충족시키고 정전을 막기 위해 트럭에 예비용 발전기를 싣고 가는 것처럼 말이다. 연구에 따르면 모터의 작동이 느려지는 것은 신경퇴행성 질환의 발병과 관련이 있다.[7]

다른 모든 세포와 마찬가지로 소량의 지방으로 만들어진 막이 뉴런을 감싸고 있다. 하지만 구조적으로 뉴런은 다른 세포들과 다르다. 다른 세포에 메시지를 보내고 전달하는 것이 뉴런의 기능 중 하나이므로 뉴런에는 수상돌기와 축삭돌기라고 하는 독특한 구성 요소가 있다. 뉴런의 수상돌기는 다른 세포의 정보를 받는다. 온몸의 메시지를 듣는 뉴런의 '귀'와 같다. 반면 축삭돌기는 다른 뉴런에 정보를 보낸다. 말하기를 담당하므로 세포의 '목소리'인 셈이다.

하지만 한 뉴런의 축삭돌기에서 다른 뉴런의 수상돌기로 직접 정보가 연결되는 것은 아니다. 뉴런 사이에는 시냅스라고 하는 간극이 있다. 이것이 한 세포에서 다른 세포로 메시지를 전달해준다. 시냅스는 신경전달물질이라고 하는 화학적 메신저에 의존하는데 예측했겠지만 미토콘드리아가 그 과정에 연료를 공급한다.

한 뉴런의 축삭돌기에서 시냅스로, 다른 뉴런의 수상돌기로 메시지가 전달되는 주기는 뇌 기능의 토대를 이룬다. 주로 화학적이고 전기적인 과정이다. 뉴런이 휴식을 취할 때 그 안쪽은 음전하를 띠고 바깥쪽은 양전하를 띤다. 세포막은 선택적으로 이온(칼슘, 나트륨, 염화물, 칼륨 같은 전하를 띠는 원자 또는 분자)을 세포 안팎으로 움직임으로써 양전하와 음전하를 분리한다. 세포 안쪽의 음전하를 띠는 이온은 밖으로 나가지 못하는 반면 양전하를 띠는 이온은 세포막에서 자유롭게 움직일 수 있다. 이러한 균형은 어떤 활동이 필요할 때를 제외하고 세포에 음전하가 유지되도록 해준다.

뉴런이 다른 뉴런에 메시지를 보내려고 할 때 세포막은 음전하 이온을 뉴런 안쪽으로 보내 음전하에서 양전하로 바꿔 '발화'되어 전기 신호가 축삭돌기를 격추하게 만든다. 뉴런이 발화된 후 그 막은 양전하를 세포에서 내보내고 음전하를 안에 둠으로써 다시 음전하를 재정립한다. 뉴런이 음전하 상태로 무사히 재충전되면 다시 발화될 수 있는 퍼텐셜이 생긴다.

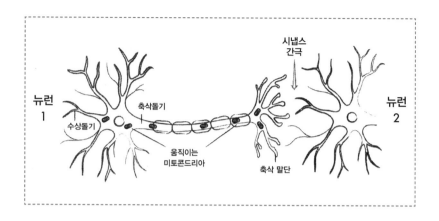

흥미롭게도 뉴런은 조금씩만 발화될 수 없다. 모든 퍼텐셜을 담아서 발화된다. 축삭돌기를 지나 시냅스를 거쳐 다른 뉴런의 수상돌기까지 신호가 약해지지 않고 전달되도록 하기 위함이다. 적어도 미엘린초라고 하는 지방질의 막이 축삭돌기를 제대로 감싸서 신호가 빨리 전달될 수 있도록 해주면 그럴 수 있다. (미엘린초를 늘리는 방법은 곧 알아보겠다.) 물론 이 과정이 제대로 이루어지려면 ATP도 충분해야 한다.

한편 뉴런의 축삭돌기를 통해 보내지는 전기 신호는 신경전달물질을 자극해 시냅스로 흘러들어가게 만든다. 신경전달물질은 뉴런의 수상돌기가 메시지를 받은 후 발화되어 다음 뉴런에게 전달하도록 도와준다. 이렇게 뇌는 연결된 뉴런의 길에서 한 번에 하나의 뉴런으로 옮겨지는 방식으로 메시지를 전달한다.

뉴런 연결 혹은 회로는 광범위한 신경망을 만든다. 학습과 기억, 단기 기억에서 뇌의 핵심 구조로의 정보 이동이 모두 여기에서 이루어진다. 새로운 것을 배우거나 일상적인 과제를 기억하거나 과거의 기억을 떠올리는 데 문제가 있다면 신경망의 힘과 기능에 문제가 있다는 뜻이다.

신경망은 학습과 기억뿐만 아니라 집중력에도 중요하다. 실제로 맥길 대학교에서는 최근에 시각적 정보와 집중 방해 요인을 걸러내는 전전두엽 피질(인간 뇌)의 뉴런망을 발견했다.[8] 이 뉴런망이 제대로 작동하지 않으면 래브라도가 항상 경계 태세를 유지하고 걸러지지 않은 모든 자극이 목숨을 위협하는 요소인 것처럼 반응할 것이다. 그렇게 과도한 자극이 있으면 일에 집중하기가 무척 어렵다.

다행히 뉴런 기능을 개선하는 방법이 많이 있다. 뉴런 사이의 신호 전달을 도와주는 미엘린초를 구축하거나 건강한 뉴런을 새로 만들거나 기존의 뉴런을 강하게 만드는 것 등이다.

뉴런의 기능 개선

모든 세포에는 주로 지방으로 이루어진 막이 있다. 하지만 미엘린은 뇌 기능에 필수적인 좀 더 두껍고 특별한 지방층이다. 미엘린이 없으면 뉴런 간의 신호가 사라져버린다.

태어날 때는 미엘린이 조금밖에 없다. 미엘린 생산 과정(미엘린화 또는 미엘린 발생)은 유아기에 급속히 일어난다. 사랑스러운 아기가 눈 깜짝할 사이에 걷고 말하는 인간으로 커버리는 이유도 그 때문이다. 반대로 세포 축삭돌기의 미엘린이 감소하는 탈미엘린화는 다발성 경화증 같은 신경 퇴행성 질환을 일으킨다.

연구자들은 다발성 경화증 환자들을 통해 미엘린이 만들어지는(그리고 손상되는) 이유에 대해 많은 것을 알아냈다. 대부분의 사람들은 다발성 경화증에 걸릴 위험이 없지만 의사들이 신경퇴행성 질환 환자들에게 사용하는 방법을 알아두면 도움이 된다. 미엘린을 튼튼하게 만드는 것보다 손상된 미엘린을 회복시키는 것이 훨씬 힘들지만 방법론적인 면에서는 동일하다.

희소돌기아교세포oligodendroglia라는 어려운 이름의 뇌세포가 미엘린을 만든다. 성인기 내내 이 세포들은 계속 새로운 미엘린을 만들어 손상된 부분을 교체한다.[9] 전기 회사가 네트워크상에 신호가 매끄럽게 전달되도록 송전선을 관리하는 것처럼 이 특수 세포들도 신경망의 미엘린을 관리한다. 그 관리를 맡은 세포들이 일을 제대로 해내려면 호르몬의 균형(특히 갑상선 호르몬과 프로게스테론)이 중요하다.

2장에서 갑상선 호르몬이 미토콘드리아 기능과 ATP 생산에 어떤 영향을 끼치는지 살펴보았다. 연구에 따르면 갑상선 호르몬은 희소돌기아교세포의 건강과 생존에도 중요하다. 따라서 건강한 미엘린이 끊임없이 재건되는 데도 중요하다.[10] 갑상선 건강에 유의하자. 잦은 피로가 느껴지면 일 년에 한 번 이상 갑상선 호르몬 수치를 검사해봐야 한다.

연구자들은 프로게스테론 호르몬(생리 주기 조절에 관여해서 보통 여성 몸의 화학작용과 연결 지어 생각하는 경우가 많다)이 희소돌기아교세포에 신호를 보내 뉴런의 미엘린 재생 과정을 착수시킨다는 사실을 발견했다. 한 연구에서는 프로게스테론을 주입한 생쥐의 희소돌기아교세포가 증가해 더욱 많은 미엘린이 재생될 수 있었다.[11]

프로게스테론은 여성뿐만 아니라 남성에게도 분비되며 테스토스테론이 충분히 생산되기 위한 전제조건이다. 프로게스테론이 부족한 남성은 머리카락이 빠지고 살이 찌고 가슴이 커진다(140킬로그램의 뚱보에 호르몬 상태가 엉망이었던 경험자가 하는 말이니 믿어라). 병원에서 프로게스테론 수치를 측정할 수 있다. 뇌 혼미처럼 프로게스테론 수치가 낮을 경우의 증상을 보이는 35세 이상의 남녀라면 꼭 측정해보기 바란다.

희소돌기아교세포가 미엘린을 재건하려면 적당한 수치의 호르몬 외에 적당한 양의 원재료도 필요하다. 알다시피 미엘린은 지방으로 만들어진다. 구체적으로 포화지방과 콜레스테롤, 오메가3 지방산, 약간의 오메가6 지방산이다. 서양 의학에서 벌인 콜레스테롤과의 전쟁이 위험하고 잘못되었던 이유 중 하나가 이것 때문이다. 콜레스테롤은 인지 기능에 꼭 필요하다. 뇌는 체중의 2퍼센트밖에 차지하지 않지만 체내 콜레스테롤의 25퍼센트가 뇌에서 발견된다.[12] 그 콜레스테롤의 대부분이 미엘린에 들어 있다. 중량으로는 전체 콜레스테롤의 5분의 1이다.

미엘린이 유지되고 뇌 신호가 빠르고 효율적으로 전달되려면 제대로 된 지방을 충분히 섭취해야 한다. 콜레스테롤 부족은 인지 기능과 기억력 감퇴를 일으킨다. 특히 고탄수화물, 저지방, 저콜레스테롤 식단이 그렇다(슬프게도 미국인의 표준 식단이다). 〈유럽 내과 저널European Journal of Internal Medicine〉에는 식이지방과 콜레스테롤이 부족하고 탄수화물이 지나친 식단이 알츠하이머를 일으킬 수 있다는 연구 결과가 실렸다.[13] 반면 제대로 된 지방이 풍부한 식단은 건강한 사람은 물론 신경퇴행성 질환 징후가 있는 일부 환자들의 기억력과 암기력[14]을 향상시켜주었다.

최근에 테리 월스 박사를 인터뷰할 수 있는 기회가 있었다. 그녀의 이야기는 고지방 식단이 미엘린 생산에 얼마나 중요한지 보여준다. 의사인 그녀는 2000년에 다발성 경화증 진단을 받았다. 그 병의 주요 증상은 미엘린 손상이다. 테리는 최고의 의료진에게 치료를 받고 항암치료도 하고 권유받은 약도 전부 복용했다. 하지만 2003년에는 거동이 불가능해져서 휠체어에 의존해야 할 정도로 상태가 악화되었다. 의료진은 한 번 잃어버린 신체 능력은 절대로 되돌릴 수 없다고 분명히 말했고 그녀 자신도 의대에서 그렇게 배웠다. 그녀는 장애가 점점 심해져서 결국은 병상에 눕게 될 것이라고 생각했다.

담당의가 제공하는 선택권이 너무 부족해서 답답했던 그녀는 2007년에 자신의 병과 뇌에 대해 직접 연구해보기로 했다. 미엘린의 지방 구성과 희소돌기아교세포가 미엘린을 건강하게 유지하려면 어떤 영양소가 필요한지를 비롯해 모든 정보를 익혔다. 건강한 포화지방, 오메가3와 오메가6 지방산, 채소로 이루어진 식단을 직접 짜고 여러 치료법도 마련했다. 몇 달 만에 휠체어 신세에서 약 30킬로미터나 자전거를 탈 수 있는 상태가 되었다. 다음 해에는 캐나다 로키 산맥 코스를 완주했다. 현재는 다발성 경화증이 완치되었다. 휠체어는 없애버렸고 수월하게 걷고 조깅까지 한다. 자신을 낫게 해준 방법으로 신경퇴행성 질환 환자들도 돕고 있다.

올바른 유형의 일시적인 스트레스, 특히 단식 효과를 모방하는 식단이 미엘린화를 개선해준다는 증거가 있다. 서던 캘리포니아 대학교 연구진은 다발성 경화증에 걸린 생쥐와 사람을 대상으로 단식이 뉴런에 끼치는 영향을 연구했다. 그 결과 단식 모방 식단이 미엘린 재생을 촉진시킨다는 사실이 발견되었다.[15] 생쥐의 경우 세포의 자가포식 작용이 일어나 미엘린을 손상시키는 나쁜 세포를 죽이고 새로운 미엘린 생성이 자극되었다. 모든 생쥐가 개선을 보였고 20퍼센트는 증상이 완전히 사라졌다.

흥미롭게도 사람을 대상으로 한 연구에서는 참가자들이 단식 모방 식단을 실시하되 통제 집단(실험의 효과를 비교하기 위해서 선정된 집단, 대조군_옮긴이 주)은 고지방 식단을 실시했다. 양쪽 집단 모두 정신 건강이 개선되었다. 고지방 식단과 단식 모방 식단이 각각 미엘린 재생을 도와주는 결과를 보였다면 두 가지를 합칠 경우 뇌에 어떤 효과가 있을지 생각해 보자. 당신이 헤드 스트롱 프로그램을 통해 경험하게 될 일이기도 하다.

미엘린을 개선하는 방법은 또 있다. 장내 박테리아라는 의외의 수단을 통해서다.

남자의 마음을 얻으려면 맛있는 음식을 먹이라는 옛말을 기억하는가? 나는 남자의(그리고 여자의) 뇌에 이르는 길은 장을 통해서라고 말하고 싶다. 지난 10년 동안 장관의 박테리아와 그 중요한 역할에 대한 흥미로운 연구 결과가 많이 나왔다. 연구에 따르면 장과 뇌는 끊임없이 소통을 한다. 실제로 장내 미생물은 뇌 기능은 물론이고 뇌세포의 배선에도 중요한 역할을 수행한다.

최신 연구[16]에서 연구자들은 장내 미생물이 뇌의 특정 부분, 특히 매우 중요한 전전두엽 피질의 유전자 활동에 끼치는 영향을 분석했다. 무균 생쥐와 정상 생쥐의 유전자 발현 수치를 비교한 결과, 무균 생쥐에게 약 90가지 유전자의 발현이 다르게 나타났다. 놀랍게도 그 유전자의 다수는 미엘린화와 관련 있는 것들이었고 생쥐의 전전두엽 피질에서 더욱 활동적이었다. 뇌를 분석한 결과 무균 생쥐의 전전두엽 피질 뉴런의 미엘린이 정상 생쥐의 경우보다 더 두꺼웠다.

다시 말해서 장내 박테리아와 뇌 전전두엽 피질의 미엘린은 직접적인 관계가 있고 실제로 일부 장내 박테리아는 뉴런 기능을 억제해 정신 기능을 저하시킨다.

장내 세균총microbiome의 정확히 무엇이 차이를 만드는지 아직 밝혀지지 않았지만 나 같은 바이오해커에게는 매우 흥분되는 사실을 암시한다. 몇 년 안으로 마엘린 형성에 정확히 어떤 유산균이 필요한지 알 수 있을지도 모른다. 그 전까지는 고지방 식단으로 호르몬의 균형을 유지하고 단식 효과를 모방하고 미토콘드리아에 연료를 공급하고 장내 박테리아의 건강을 지키는 것이 뇌의 배선을 최적화해준다는 사실은 분명하다.

새 로 운 뉴 런 구 축

미엘린을 건강하게 유지하면 뉴런의 기능이 향상될 뿐 아니라 새로운 뉴런을 만드는 것도 가능하다. 뇌세포가 새로 만들어지는 것을 신경발생neurogenesis이라고 한다. 내가 구글의 첫 서버를 담당한 회사에서 일하고 있었던 1990년대 후반까지만 해도 과학자들은 신경발생이 10대 후반이나 20대 초반에 끝난다고 믿었다. 하지만 지금은 평생 동안 새로운 뇌세포가 만들어질 수 있다는 사실이 잘 알려져 있다. 구글이 네트워크망에 새 서버를 추가할 수 있는 것처럼 말이다. 뇌의 퇴화는 불가피한 일이 아니다. 나이에 상관없이 언제라도 건강한 뉴런이 새로 만들어질 수 있다. 나이 들수록 좀 더 의도적인 계획이 필요할 뿐이다.

신경발생률 혹은 새로운 뇌세포가 만들어지는 빈도는 뇌 기능의 중요한 표지가 된다. 신경발생률이 낮으면 인지 기능 저하, 기억력 이상, 심지어 불안과 우울증까지 나타난다. 반면 신경발생률이 높으면 인지 기능 강화, 빠른 학습, 신속한 문제 해결, 그리고 스트레스와 불안, 우울증 같은 정서적 문제에 대한 강한 회복력 등 정반대의 상태가 된다. 누구나 원하는 상태가 아닐까?

뇌의 신경발생률을 크게 높이는 일이 가능하다. 베스트셀러 작가이자 신경발생 전문가인 브랜드 코트라이트Brant Cortright 박사는 나와의 인터뷰에서 누구나 신경발생률을 적어도 5배는 높일 수 있다고 말했다.

놀라서 입이 딱 벌어졌다.

제대로 들었는가? 당신의 뇌는 손상된 세포를 교체하거나 새로운 세포를 만드는 능력이 지금보다 다섯 배는 나아질 수 있다. 잠시 책을 내려놓고 모르는 사람과 하이파이브를 해도 된다. 발굴 가능한 뇌의 파묻힌 잠재력이 그 정도나 된다는 사실을 처음 알고 내가 보인 반응이었다!

어떻게 그 잠재력에 도달할 수 있을까? 우선 새로운 뉴런이 어떻게 만들어지는지 살펴보자. 신경발생은 최첨단 기술로 밝혀진 최신 정보다. 불과 20년까지만 해도 신경발생이 가능하다는 사실조차 알려지지 않았다. 1999년에 과학자들은 원숭이들의 뇌에서 신경발생이 이루어지고 있음을 발견했다. 원숭이는 (그리고 인간은) 주로 뇌의 해마에서 새로운 뉴런이 형성된다. 뇌의 양쪽 측두엽에 위치하는 해마의 한쪽 끝부분은 감정, 특히 스트레스와 우울증을 조절하고 다른 쪽은 사고와 인지를 담당한다. 해마에는 새로운 뉴런을 만드는 신경줄기세포가 많이 들어 있다. (나는 이 책을 위한 연구의 일환으로 뇌에 내 자신의 줄기세포를 주입했다. 그 이야기는 다른 장에서 들려주겠다.)

새로운 뉴런이 만들어질 때 신경줄기세포가 두 개로 분화된다. 그 결과로써 두 개의 새로운 줄기세포 혹은 나중에 다른 유형의 세포로 분화되는 두 개의 전구세포 혹은 그 둘이 하나씩 만들어진다. 줄기세포 하나가 분화되어 다른 줄기세포를 만들면 그 새로운 줄기세포는 분화를 계속하여 줄기세포를 더 만든다. 만약 줄기세포가 분화되어 전구세포가 만들어지면 새로운 세포는 특화세포가 된다. 즉 희소돌기아교세포 같은 특별한 일을 맡는 세포가 된다. 희소돌기아교세포는 미엘린 생산과 유지를 담당하므로 신경발생률이 미엘린의 온전성에 직접적인 영향을 끼친다는 것을 알 수 있다.[17] 다시 말하자면 뉴런이 많이 만들어질수록 소중한 신경계의 절연체 역할이 자동으로 향상된다. 무료 업그레이드인 셈이다!

분화된 새로운 세포는 기존 신경망 안에 정착해야만 한다. 신입사원이 직장에 적응하는 방법을 배워야 하는 것과 같다. 뉴런은 축삭돌기와 수상돌기를 발달시키고 다른 뉴런과 소통하기 시작한다. 새로운 뇌세포가 성숙하여 회로망으로 통합되기까지는 4~6주가 걸린다. 신입사원의 견습 기간과 마찬가지다. 분화되어 일을 배워가는 동안 새로운 뉴런은 조기 사멸의 위험성이 매우 높다. 건강하지 못한 세포를 죽이고 재활용하는 세포의 자식작용이 아니라, 뇌의 높은 성능을 위해 필요한 새 일꾼들이 죽는 것이다. 따라서 신경발생률을 높이는 것도 중요하지만 새로운 뇌세포가 죽지 않도록 조치를 취하는 것이 필수적이다.

이 분야의 과학은 나날이 진화하고 있다. 뇌세포를 생성하고 조기 사멸을 막는 방법에 대해서는 지금도 연구가 진행 중이다. 하지만 신경발생률과 새로운 뉴런의 생존에 영향을 주는 라이프스타일의 선택과 환경 요인이 존재한다는 사실은 확실하다. 몇 가지를 소개한다.

환경 독소

중금속, 용해제, 첨가제 혹은 자연에서 생기는 자연발생적인 독소 등 신경독소에 노출되면 신경발생률이 대폭 감소하고 기존의 뇌세포도 죽는다. 다수의 신경독소는 뉴런이 신경전달물질을 사용하는 방식마저 바꿔놓을 수 있다. 마이토독소mitotoxin는 미토콘드리아 기능을 해치는 또 다른 유형의 독소인데 뉴런을 죽일 수 있다. 뉴런이 에너지 변동에 매우 민감하기 때문이다.

우리는 매일 신경독소의 바다에서 헤엄치며 살아간다. 이제는 음식에까지 침범했다. 신경독소는 우리 주변은 물론 몸 안에도 있다. 신경독소를 피하고 체내로 유입된 것을 해독하는 방법을 나중에 자세히 살펴볼 예정이다. 지금은 독소를 최대한 피하고 체내의 해독 시스템을 강화하는 것이 뇌 기능을 향상시키는 중요한 열쇠라는 것만 기억하자.

식단

이것은 신경발생률을 좌우하는 가장 중요한 요인일 것이다. 올바른 원료가 없으면 건강한 뉴런을 만들 수 없다. 신경발생률을 줄이거나 높여주는 음식이 있다. 신경발생률을 늦추는 두 가지 식품은 바로 당류와 산화된(손상된) 지방이다. 산화된 지방은 혈류로 들어가 염증을 일으킨다. 염증은 소중한 ATP를 감소시키고 혈관 내부를 파괴하며 혈액이 뇌로 전달되지 못하게 만들고 신경발생을 정체시킨다. 당분이 많은 식단은 혈중 인슐린 수치를 높임으로써 신경발생률을 늦춘다. 인슐린이 너무 많으면 뇌를 비롯한 모든 신체기관의 기능이 저하된다. 한 연구[18]에서는 단 2개월 동안 많은 당분을 섭취한 생쥐의 인지 기능이 크게 약해지는 결과가 나왔다. 여기에서 주목할 점은 뇌에서 가장 크게 손상된 부분이 다름 아니라 신경발생이 일어나는 해마였다는 점이다. 설탕은 신경발생의 적이다. 반면 신경발생률을 높이고 새로운 뉴런을 건강하고 활동적으로 만들어주는 식품도 있다. 특히 오메가3 지방산은 신경발생률에 큰 영향을 끼친다. 뇌 지방의 3분의 1이 도코사헥사에노익산docosahexaenoic acid, DHA, 즉 오메가3 지방산이다. 연구에 따르면 오메가3 지방산이 풍부한 식단은 성인의 신경발생률을 높여준다.[19]

바이오플라보노이드bioflavonoid

감귤류와 다수의 채소에 함유된 식물 화합물로 새로운 뉴런의 생존에 필수적이다. 커피와 초콜릿, 블루베리나 포도 같은 파란색과 붉은색, 오렌지색 과일에 함유된 폴리페놀이라고 하는 식물 화합물도 마찬가지다. 커피의 원료인 커피 열매는 (대부분 버려지지만) 뉴런 생성에 좋은 폴리페놀이 들어 있는 대표적인 식품이다. 폴리페놀은 뉴런을 키우고 살리는 기

적의 비료다.[20]

스트레스와 우울증

만성 스트레스가 해마의 신경발생률을 크게 억제한다는 사실이 밝혀졌다.[21] 스트레스와 우울증은 신경위축을 일으키고 해마의 뉴런을 감소시킨다.[22]

흥미롭게도 항우울제는 만성 우울증 환자의 신경발생률을 끌어올리는 정반대의 효과를 낸다.[23] 일부 과학자들은 항우울제의 효과가 부분적으로 신경발생에 끼치는 영향 때문이라고 믿기도 한다. 새로운 뇌세포가 만들어질수록 우울증 환자의 상태가 호전되는 것이다. 뇌가 에너지를 많이 만들수록 우울증도 개선된다. 우울증이 개선되면 신경발생도 개선된다. 항우울제를 더 많이 복용하라는 권유가 아니다. 신경발생률을 높이라는 말이다.

만성 우울증 환자가 아닌 사람들은 만성 스트레스를 피하게 해주는 방법이 뇌세포 생성을 도와준다는 사실을 기억해두자. 반면 단기적으로 일어났다가 사라지는 일시적인 급성 스트레스는 회복력을 높이며 뇌 세포를 만들라고 몸에 말해주는 효과가 있다.

운동

운동은 뇌로 전달되는 혈액을 늘리고 몸에 건강에 좋은 단기적인 스트레스를 줌으로써 신경발생률을 증가시킨다. 또한 새로 만들어진 뉴런의 생존을 지켜주는 신경 성장 요인들의 배출을 유도하기도 한다.[24] 하지만 운동의 노예가 될 필요는 없다. 이 책에서 소개하는 쉽고 빠른 운동법은 새로운 뉴런을 만들고 생존시키는 최고의 도구다. 굳이 크로스핏까지 하지 않아도 (원한다면 해도 되지만) 미토콘드리아와 뉴런을 키우고 기량을 올릴 수 있다.

흥미를 자극하는 환경

과학자 마이클 카플란Michael Kaplan[25]은 실험용 동물들의 우리에 흥미로운 장난감들을 넣어주고 신경발생률을 관찰한 결과, 흥미로운 자극이 있는 환경이 뉴런 생성을 강화해준다는 사실을 발견했다. 나는 이 사실을 매우 중요하게 받아들이고 있다. 그래서 이 책의 대부분을 집필한 공간이기도 한 바이오해킹 연구소 불릿프루프 랩Bulletproof Labs을 디자인할 때 최대한 흥미로운 환경으로 만들려고 노력했다. 그곳에서 많은 시간을 보내는 사람들의 참여와 흥미를 유지해주는 흥미로운 도구들로 채웠다. 베이지색 칸막이 사무실에서 시간을 보낸다면 공들여 새로 만든 뉴런이 죽어버릴 테니까!

조명과 물

미토콘드리아 기능을 개선해주는 것이 뉴런에도 영향을 끼친다는 사실을 분명히 알게 되었을 것이다. 뉴런이 그만큼 많은 에너지를 필요로 하기 때문이다. 연구에 따르면 미세소관이라는 신비로운 세포 구조가 뉴런으로 미토콘드리아를 실어 나르는 중요한 열쇠다. 물의 구조에 대한 최근의 생물학 연구를 통해 미세소관이 어떻게 움직이는지도 밝혀졌다.

운 좋게도 워싱턴 대학의 생체공학과 교수 제럴드 폴락Gerald Pollack 박사를 인터뷰할 수 있었다. 과학지 〈워터Water〉 편집자인 폴락 박사는 액체나 고체, 기체가 아닌 물의 단계를 발견했다. 축출 영역의 물exclusion zone water 또는 EZ 워터라고 불리는 형태의 물로, 미토콘드리아 기능, 특히 미세소관 내부의 움직임에 매우 중요하다. 채소즙이나 광천수, 혹은 해빙수를 마시면 EZ 워터가 생기고 일반적인 물이 적외선이나 진동에 노출될 때도 자연적으로 형성된다. 선글라스나 옷, 자외선 차단제 없이 몇 분 동안 직사광선에 맨 피부를(그리고 뇌로 가는 관문인 눈을) 노출해도 세포에 EZ 워터가 생긴다. 저출력 광치료와 적외선 사우나로도 같은 효과를 낼 수 있다.

섹스

2010년에 과학자들은 성적 경험이 쥐의 해마에 끼치는 영향을 관찰했다.[26] 14일 연속으로 하루에 한두 번씩 수컷 쥐 성체를 '성에 수용적인' 암컷에 노출시켰다. 연구진은 성적 경험이 신경발생률에 끼치는 영향뿐만 아니라 성적 경험의 가능성과 마주했을 때 느끼는 스트레스 수치도 함께 관찰했다.

그 결과는 매우 흥미롭고 인간의 경우에 대해서도 시사점이 있었다. 한 번만 교미한 쥐들은 스트레스 호르몬인 코르티솔 수치가 올라갔고 그와 함께 해마의 새로운 뉴런 숫자도 증가했다. 반면 14일 연속으로 교미한 쥐들은 첫날 이후로 코르티솔 수치가 증가하지는 않았지만 신경발생률이 계속 개선되었다.

이 사실이 인간에게는 어떻게 적용될까? 아무리 피곤해도 섹스할 분위기를 내려고 노력하는 것이 좋다고만 말해두자. 이 연구는 성적 경험이 신경발생률을 높여주고 단시간에 코르티솔 수치가 올라가는 해로운 현상으로부터 지켜준다는 것을 알려준다. 당신의 (그리고 파트너의) 새로운 뇌세포가 고마워할 것이다.

배고픔을 느끼지 않고 단식 효과를 모방하는 고지방 저당분 식단과 해독 강화 전략, 운동, 스트레스 해소법이 합쳐진 헤드 스트롱 프로그램은 뉴런을 생선하고 미엘린을 건강하게 지켜준다. 정말로 뇌가 빵빵하게 충전되는 느낌일 것이다. 뇌세포가 더욱 똑똑하고 빠르고 행복해진 뇌에 자연스럽게 통합되어 제 할 일을 계속할 것이다.

하지만 섹스는 각자 알아서 해야 한다.

꼭 기억해야 할 세 가지

✛ 뉴런은 엄청난 에너지를 필요로 하며 에너지가 부족하면 죽는다.

✛ 미엘린은 지방으로 이루어지고 뉴런들 간의 소통로에서 절연체 역할을 한다.

✛ 나이가 몇 살이라도 새로운 뉴런이 만들어질 수 있고(신경발생) 신경발생률을 5배 높일 수 있다!

지금 당장 실천해야 할 네 가지

✛ 건강한 지방, 특히 목초를 먹인 소의 우유로 만든 버터와 목초만 먹인 고기의 섭취를 늘린다.

✛ 당분 섭취를 대폭 줄인다. 설탕은 신경발생률을 감소시킨다.

✛ 스트레스를 관리한다. 스트레스는 신경발생률을 감소시킨다.

✛ 섹스 횟수를 늘린다. 하지만 남성의 경우 자위를 매일 하지 않는다. 힘 들여 만든 호르몬과 소중한 미토콘드리아가 낭비된다.

Chapter 4
만병의 근원, 염증

나는 미토콘드리아를 해킹하기 전까지 뇌가 제대로 작동하지 않아서 아무런 이유 없이 엄청 짜증이 나고 시도 때도 없이 에너지 고갈에 시달렸다. 게다가 비만이었다. 몸무게가 지금보다 두 배는 더 나갔다. 하지만 다른 신체적인 골칫거리들도 있었다. 아픈 관절, 허리 위쪽 통증, 발의 물집, 끊이지 않는 구내염, 줄어들었다 늘었다 하는 것 같은 뱃살 등 워낙 오래전부터 계속되어 정상이라고 느껴지는 것들이었다. 하지만 그런 상황에서도 의지를 쥐어짜내 일과 인간관계를 버텨나갈 수는 있었다.

그때는 염증이 미토콘드리아의 기능에 심대한 영향을 미친다는 사실을 알지 못했다. 에너지와 집중력을 개선하는 방법에 집중하기 시작하면서 내 모든 증상이 염증 때문임을 알게 되었다.

염증 자체는 중요하고 유익한 생체 반응이다. 병원체와 독소, 트라우마가 몸에 스트레스를 줄 때 치유와 보호의 목적으로 단기적인 염증이 발생한다. 바로 며칠 전에 나는 염증이 마법 같은 힘을 발휘하는 것을 일곱 살 난 아들을 통해서도 목격했다. 아들은 스케이트보드를 타다가 넘어져서 무릎을 다쳤다. 몇 초 만에 무릎이 야구공만 한 크기로 부풀었다. 혈액과 수분, 백혈구가 치료를 위해 다친 부위로 우르르 몰려간 것이었다. 아이가 건강하기 때문에 붓기는 몇 시간 만에 가라앉았다. 조직에서 수분이 빠져나오고 찢어진 조직이 치유되기 시작하고 손상된 피부 위에 딱지가 생기기 시작했기 때문이다. 이 모든 어려운 작업에는 미토콘드리아가 생산하는 에너지가 필요했다!

이것은 건강에 이롭고 필수적인 단기 혹은 급성 염증의 보기다. 만약 급성 염증이 없으면 작게 베이거나 긁힌 상처가 생명을 위협하는 응급 상황이 되고 운동으로 근육을 키울 수도 없을 것이다(체중 부하 운동을 하면 가벼운 급성 염증이 생긴다). 염증은 지속적으로 이어지는 만성 염증일 때만 문제가 된다. 만성 염증은 치유를 위해 특정 부위에 생기는 것이 아니라 몸 전체에 생기고 또 그 상태가 계속되는 것을 말한다. 항상 몸이 부어 있는 느낌을 좋아할 사람은 없다. 하지만 만성 염증은 단순히 좋아하는 청바지가 들어가지 않는 것보다 훨씬 심각한 상황이다. 현재 어느 정도의 만성 염증이 당신의 기량을 방해하고 있겠지만 헤드 스트롱 프로그램으로 해결할 수 있다. 만성 염증이 줄어들면 당신의 기량도 개선된다. 간단하다.

염증은 신체 부위마다 다르게 나타난다. 그렇다 보니 여드름이나 발진 같은 피부 질환이 기억력 감퇴나 피로와 동일한 원인으로 발생하는 것인지 확실하지 않다. 하지만 만성 염증은 목숨을 위협하는 여러 질환의 근본적인 원인이 된다. 심혈관계 질환과 암, 당뇨는 미국인의 사망 원인 중 약 70퍼센트를 차지한다. 알츠하이머와 자폐증 발생률도 그 어느 때보다 빠른 속도로 증가하고 있다. 이 모든 질환의 공통적인 연결고리는 무엇일까? 바로 염증이다.[1,2]

당신의 뇌는 만성 염증으로 가장 먼저 고통 받는 부위다. 뇌가 신체 전반의 염증에 민감하기 때문이다. 심장과 위장, 왼쪽 새끼발가락 등 신체 어느 부위에 염증이 생기건 사이토카인cytokine이라고 하는 뇌에 부정적인 영향을 끼치는 화학물질이 분비된다. 나는 뱃살이 넘치면 뇌에도 군살이 가득하다는 뜻이라는 것을 오랫동안 알지 못했다.

염증은 노화에 따른 신경퇴행성 질환과도 큰 연관이 있다.[3] 알츠하이머의 경우 미토콘드리아와 관련 있는 부분도 있지만 크게 보아 염증이 뉴런을 죽여 기억력 손상과 인지력 이상을 일으키는 것이다. 전전두엽 피질(인간 뇌)은 뇌에서도 특히 염증에 민감하다. '정상적인' 노화에도 인지 기능과 기억력 저하가 일어나는 이유다. 노화 때문이라고 일축하기 쉬운 증상이 사실은 미토콘드리아 기능을 저하시키는 염증 증상인 것이다.[4]

과학자들은 비둘기와 설치류, 인간을 비롯한 여러 종에서 노화하는 뇌의 비병적(혹은 정상적) 염증과 인지력 저하의 관계를 발견했다.[5] 염증

유전자는 젊은 뇌보다 늙은 뇌에 더 많다.[6] 늙은 뇌는 스트레스와 염증에도 민감한 반응을 보이는데[7] 이는 염증이 쉽게 발생한다는 뜻이다.

당신은 뇌가 '늙는' 것을 피하는 방법이 있다고 생각할지도 모른다. 하지만 꼭 늙지 않아도 염증이 뇌 기능을 떨어뜨릴 수 있다. 연구에 따르면 염증은 나이에 상관없이 뇌 기능을 떨어뜨린다. 특히 학습과 기억, 주의력에 해롭다.[8] 다수의 연구에서 염증성 물질을 투입 받은 생쥐들이 특수한 관련성과 학습, 기억을 담당하는 뇌의 부분에 인지력 손상을 일으킨다는 증거가 발견되었다.[9] 흥미롭게도 염증성 물질을 뇌에 직접 투입하는지 다른 부위에 투입하는지는 중요하지 않은 듯하다. 어느 부분의 염증이든 결국은 인지력 저하로 이어졌다.

다시 말하자면 체내 염증이 지금 이 순간 뇌의 사고와 학습, 기억 능력에 영향을 끼치고 있다는 뜻이다. 어느 날 갑자기 생기는 문제가 아니다. 당신은 지금 이 순간 염증 때문에 집중력이 떨어지고 있다. 지금 이 순간 염증 때문에 뭔가를 기억할 수 없다. 지금 이 순간 염증 때문에 원하는 만큼 머리가 맑지 못하다. 가장 끔찍한 사실은 당신이 그것을 의식하지 못한다는 것이다. 염증을 그냥 놔두면 평소 정신적 기능을 서서히 떨어뜨리다가 나중에는 신체적 통증이나 괴로움을 유발한다. 이미 염증으로 인한 신체적 신호를 경험하고 있다면 뇌가 약해진 지 오래되었다는 뜻이다.

몸이나 뇌의 염증을 없애면 뇌가 갑자기 맑아진다. 생각이 명료해지고 원할 때마다 집중하고 쉽게 기억할 수 있다. 헤드 스트롱 프로그램의 많은 부분이 몸과 뇌의 염증을 줄이는 데 집중되어 있다. 염증을 줄이는 방법은 가장 빠르고 눈에 띄는 결과를 안겨줄 텐데 그 이유는 염증이 미토콘드리아의 기능을 떨어뜨리는 원인이기 때문이다.

와튼 스쿨에서 MBA 과정을 밟을 때 너무도 어려운 양적 재무 수업의 시험 공부를 무척 열심히 했다. 시험 당일 아침에는 만반의 준비가 갖춰진 느낌이었다! 하지만 시험을 보기 전에 너무 익어서 상하기 시작한 아보카도가 들어간 샐러드를 먹었고 몇 분 만에 에너지가 확 줄어드는 것을 느꼈다. 시험을 보러 가기 위해 400미터를 걸었을 뿐인 데도 발에 물집이 생겼다. 나도 모르는 사이 음식의 독소가 염증성 화학물질을 발동시켜 몸과 뇌로 보낸 것이었다. 막상 시험이 시작되었을 때는 아무리 집중하려고 애써도 공부를 전혀 하지 않은 느낌이었다. 결국 시험을 망쳤고 간신히 통과할 수 있었다. 발을 아프게 만든 염증이 뇌 기능도 떨어뜨렸다는 사실을 그때는 알지 못했다.

무엇이 염증을 일으키는가?

모든 형태의 신체적, 심리적 스트레스를 포함해 몸을 자극하는 것은 뭐든지 염증을 일으킬 수 있다. 염증 반응은 투쟁-도피 반응과 비슷하다. 당신의 생존을 위해, 이 경우에는 염증이나 부상으로부터 치유되기 위해 존재한다. 염증 반응은 필요 이상으로 혹은 건강에 해로울 정도로 발동되면 문제가 되는데 안타깝게도 대부분의 사람들이 그런 상태에 놓여 있다. 잠을 충분히 자지 않고 환경 독소와 빛 공해에 노출되고 소화관에 맞지 않고 자극적인 재료로 가득한 가공 식품을 먹기 때문이다. 이 모든 요인이 몸에 스트레스를 주고 염증을 일으켜서 미토콘드리아 기능을 떨어뜨린다.

염증성 음식이 가득한 서구 현대인의 식단은 체내에 염증성 환경을 만든다. 화학물질이 미토콘드리아를 해치거나 면역계가 적이라고 인식하는 대상에 끊임없는 반응을 보내기 때문이다. 첫 번째의 경우 독소나 병원체처럼 장에 스트레스를 주는 음식을 섭취하면 면역계가 자극을 받는다. 그러면 우리 몸은 부상을 입었을 때와 똑같이 반응해 방어 수단으로 염증을 일으킨다. 상황이 더욱 악화된다. 자극 받은 장 내벽이 소화되지 않은 음식 입자와 박테리아가 혈류로 들어오게 하려고 미세하게 찢어질 수 있기 때문이다. 몸이 외부 입자들을 공격하면서 시스템 전체에 면역 반응이 유도된다.

두 번째의 경우 면역계는 (실제 또는 상상에 불과한) 적에 반응을 한다. 침입자가 감지될 때마다 사이토킨이라고 하는 작은 염증 단백질을 혈류에 분비하는 것이다. 사이토킨은 몸 전체로 이동하면서 세포, 특히 미토콘드리아에 산화 스트레스를 일으킨다. 사이토킨은 단기간에 뇌까지 들어가서 염증을 일으켜 에너지 생산을 방해한다.

뇌의 염증 정도는 매일의 기분에 매우 큰 역향을 미친다. 염증이 생긴 뇌는 이유 없는 분노를 일으키고 음식을 갈망하게 만들어 할 일에 집중하지 못하게 하고 내가 시험 볼 때 그랬던 것처럼 기억력을 떨어뜨린다. 유전자에 따라 몸이 염증에 대해 자가면역 반응을 보이기도 하는데 면역계가 스스로 몸의 중요한 계통을 공격하므로 더욱 큰 화를 불러온다.[10]

거기에서 멈추지 않는다. 염증은 세포의 에너지 생산 시스템을 와해시킬 수 있다. 전자전달계를 기억하는가? 미토콘드리아가 전자를 움직여 에너지를 만드는 것을 말한다. 2장에서 살펴본 것처럼 몸이 미토콘드리아의 전자를 효율적으로 움직일수록 에너지가 증가하고 결과적으로 염증이 줄어든다. 그런데 염증으로 세포가 부풀어 오르면 어떻게 될까? 전자들이 이동해야 하는 거리가 늘어나 미토콘드리아가 똑같은 에너지를 만드는 데 더 많이 움직여야 한다.

염증이 있으면 뉴런에도 문제가 생긴다. 뉴런은 미토콘드리아에 크게 의존하기 때문이다. 그리고 미토콘드리아가 에너지를 효율적으로 생산하지 못하면 유리기가 증가해 결국 염증과 노화가 촉진된다. 아이쿠!

염 증 과 장

면역계의 약 50퍼센트는 소화관 주위에 무리 지어 있다. 이상하게 들릴지 모르지만 우리 몸이 이렇게 설계된 데는 그만한 이유가 있었다. 기능의학의 창시자 중 한 명인 제프리 블랜드Jeffrey Bland 박사는 〈불릿프루프 라디오〉와의 인터뷰에서 내가 평생 20톤의 외부 입자를 먹게 될 것이라고 말했다. 당신도 다르지 않다. 하지만 우리는 외부 입자가 우리 몸이 이해할 수 있는 메시지로 변환되어야만 적인지 아군인지 구분할 수 있다.

장의 면역 세포는 적이라고 생각되는 것을 만날 때마다 경고 신호를 보낸다. 위협에 대처하기 위해 몸 안에 염증이 만들어지므로 몸이 붓거나 머릿속이 멍해지는 증상이 나타날 수 있다. 튀기거나 탄 음식에는 미토콘드리아를 해쳐 직접적인 염증을 일으키는 화학물질이 들어 있다. 일부 사람에게만 영향을 끼치는 음식도 있다(미토콘드리아 DNA, 핵 DNA, 환경 노출 등으로 인해 어떤 사람들은 특정 음식에 더욱 민감하다). 가볍고 계통적인 염증 반응은 즉각적인 발진이나 과민성 쇼크를 일으키는 급성 알레르기와는 다르다. 여기에서 설명하는 유형의 염증 반응은 미토콘드리아에 영향을 끼치는 음식 '민감성'에 따른 결과다. 그런 음식에 자꾸 노출되면 심한 염증이 생길 수 있다.

장의 박테리아 혹은 미생물은 특정 음식에 대한 몸의 반응을 결정한다. 장의 면역계가 음식의 메시지를 변환할 때 그 언어를 이해하는 장 박테리아가 있어야 한다. 안타깝게도 대부분의 사람들은 항생제와 농약으로 오염된 식품, 질 나쁜 지방, 가공 식품 때문에 여러 장 박테리아가 사라진 상태다. 장 박테리아에 충격을 줄수록 면역계의 균형이 흐트러져 만성 염증에 시달릴 가능성이 높아진다.

《장내 세균 혁명》과 《그레인 브레인》(두 권 모두 강력 추천한다!)을 쓴 유명한 신경학자 데이비드 펄머터David Perlmutter 박사는 인터뷰에서 다양한 장내 박테리아(세균)와 기생충의 존재와 알츠하이머 발병률을 비교한 흥미로운 연구 결과를 들려주었다. 장내 박테리아의 종류가 적고 기생충의 종류가 많을수록 알츠하이머에 걸릴 위험이 커진다는 것이었다.

기생충과 장내 박테리아가 어떻게 알츠하이머를 일으키는 것일까? 과학자들은 몇 년 전까지만 해도 혈액뇌장벽blood-brain brarrier이 뇌를 봉쇄하고 보호해준다고 믿었다. 혈액뇌장벽은 순환하는 혈액과 입자를 뇌와 분리해준다. 하지만 이제는 장내 박테리아가 혈액뇌장벽의 통제를 도와준다는 사실이 알려졌다. 부티르산butyrate acid이라고 하는 단쇄지방산을 만들어 혈액뇌장벽의 온전성을 유지해주기 때문이다.[11] 장내 박테리아가 부티르산을 충분히 만들지 못하면 혈액뇌장벽의 투과성이 커져서 들어가지 말아야 할 입자들이 뇌로 들어간다. 그러면 몸이 침입자들을 공격해서 염증이 생긴다. 하지만 장내 박테리아가 부티르산을 많이 만들게 하는 쉬운(그리고 맛있는) 방법이 있으니 걱정할 필요가 없다. 목초를 먹인 소의 우유로 만든 버터를 먹으면 된다.

장내 박테리아가 미토콘드리아와 염증에 끼치는 영향에는 흥미로운 측면이 또 있다. 앞에서 미토콘드리아가 1000조 분의 1초 동안 유지되는 펄스 광선인 생물광자를 만든다는 것을 배웠다. 생물광자는 장내 박테리아의 소통 수단이다. 장내 박테리아도 생물광자를 만든다. 장내 박테리아가 세포를 다스리는 박테리아 유래 미토콘드리아와 소통할 수 있을까? 나는 가능하다고 생각한다. 특히 미토콘드리아가 외부의 광원에 민감하다는 사실로 볼 때 그렇다. 이 주장을 구체화하거나 틀렸음을 입증하려면 더 많은 연구가 필요하다. 생쥐를 대상으로 한 연구는 장내 박테리아가 염증 수치에 영향을 끼친다는 사실에 대한 훌륭한 통찰을 제공한다. 만성 염증과 비만이 있는 생쥐의 장내 박테리아를 날씬한 생쥐의 장에 넣자 날씬한 생쥐는 10퍼센트까지 과식을 했고 인슐린 저항이 나타났다. 반대로 날씬한 생쥐의 박테리아를 받은 비만 생쥐는 날씬해졌다.[12]

생쥐와 마찬가지로 사람도 날씬한 사람과 비만인 사람의 장내 박테리아 구성이 다르다. 나쁜 장내 박테리아가 비만을 일으키는지, 비만이 장내 박테리아를 손상시키는 것인지는 알려지지 않았다.[13] 하지만 잘못된 유형의 장내 박테리아가 인슐린 저항과 염증을 일으킨다는 증거는 있다.[14] 염증은 당연히 미토콘드리아의 기능을 떨어뜨린다.

만성 염증이 있는 사람은(동물도 마찬가지) 대부분 요구르트와 유산균 보충제에 함유된 젖산균을 포함해 후벽균firmicutes 군에 속하는 박테리아가 많은 모습을 보인다. 이 박테리아는 장에서 가장 흔할 뿐만 아니라 꼭 필요하지만 의간균bacteroidetes이라는 또 다른 박테리아에 비해 너무 많으면 염증이 늘어난다. 마른 사람일수록 후벽균이 적고 의간균이 많다.

의간균은 보충제로 구입할 수 없지만 폴리페놀이 함유된 음식을 먹으면 쉽게 만들어진다. 3장에서 살펴보았듯이 폴리페놀은 새로 만들어진 뉴런의 생존을 도와주는 항산화물질이다. 폴리페놀은 유리기를 줄이고 미토콘드리아를 생성하는 등 미토콘드리아의 기능 향상에 큰 도움을 준다.[15,16] 장내 박테리아도 만들어주므로 식단이나 보충제로 폴리페놀의 섭취를 늘려야 한다!

나는 장과 뇌의 연관성에 대해 알게 된 후 장내 미생물을 해킹하기로 했다. 어릴 때 오랫동안 만성 패혈성 인후염으로 고생하느라 한 달에 한 번씩 항생제를 먹는 바람에 장에 큰 타격이 되었다는 사실은 이미 알고 있었다. 그래서 값비싼 유산균을 전부 실험해보기 시작했다. 돼지 편충porcine whipworm이라고 하는 기생충의 알을 배양하는 태국의 업체까지 찾았다. 주문한 기생충 알을 삼키면 장에서 부화되어 6주 동안 산다. 기생충 요법이라고 불리는 방법으로, 사람에 따라 장이 치유되어 체내 염증이 크게 감소하는 효과가 나타난다. 나는 효과를 보지 못했지만 이 책을 쓰면서 2주에 한 번 염증 감소를 위한 알레르기 제거 프로토콜의 일환으로 HDC(Hymenolepis diminuta cysticercoids)라고 하는 쥐조충 유충을 60마리 삼켰다. 이것은 〈불릿프루프 라디오〉의 또 다른 게스트 시드니 베이커Sidney Baker 박사가 개척한 염증을 줄이는 방법이다. 극단적으로 생각될 것이고 실제로도 그렇다. 헤드 스트롱 프로그램에는 포함되지 않으니 걱정하지 않아도 된다. 하지만 뇌와 장의 관계에 대한 새로운 발견의 선봉장이 된다는 것은 흥미로운 일이라고 생각한다.

급진적인 기법을 모조리 시도해보았지만 가장 큰 효과가 있었던 것은 부티르산이 풍부한 목초를 먹인 소의 우유로 만든 버터와 폴리페놀이 풍부한 식단이었다. 이 슈퍼푸드들은 장 내벽을 보호해주는 동시에 뇌의 염증을 줄여주었다.

뇌와 면역계의 연결고리에 관한 새로운 정보가 매일 나오고 있다. 근래에 이르러서야 버지니아 의대의 과학자들이 존재 사실조차도 몰랐던 림프관을 통해 뇌가 면역계와 직접 연결되어 있다는 혁신적인 연구 결과를 발표했다.[17] 연구진에 따르면 림프관은 일반적인 영상 스캔 검사로는 보기 힘든 부비강 아래까지의 주요 혈관을 거의 가리고 있는 곳에 위치하기 때문에 놓치기가 쉽다.

이 연구가 발표되기 전까지 의대에서는 뇌를 손상시키는 염증 분자 사이토킨이 혈액뇌장벽을 침투해야만 뇌에 영향을 끼칠 수 있다고 가르쳤다. 사이토킨이 혈액뇌장벽을 지날 수 없으므로 뇌에 영향을 끼치는 것이 불가능하다고 여겨졌다. 하지만 이제는 면역계와 뇌에 직통선이 있다는 사실이 밝혀졌다. 음식이 인지 기능에 엄청난 영향을 끼친다는 사실에 대한 그럴 듯한 설명도 존재한다. 나도 상한 아보카도 때문에 시험을 망친 경험을 통해 깨달았다.

아직도 새로운 연구 분야지만 음식과 정신 기능의 분명한 관계를 보여주는 증거가 존재한다. 미토콘드리아에 해로워서건 민감성 때문이건 음식이 우리 몸에 염증 반응을 일으키면 미토콘드리아가 그 대가를 치러야 하고 뇌도 고통 받는다. 염증 반응이 사라지면 미토콘드리아가 회복되고 뇌도 어쩌면 난생 처음 최대 성능으로 작동할 수 있을 것이다.

염 증 과 호 르 몬

우리 몸의 호르몬은 염증에 광범위한 영향을 끼친다. 호르몬 역기능이 염증을 유발하고 염증이 호르몬 역기능을 유발한다. 쌍방향으로 영향을 주고받으므로 악순환이 생길 수 있다. 하지만 다행히 우리를 염증으로부터 보호해주는 호르몬도 있다. 하지만 그런 호르몬이 상황에 따라 염증을 일으키기도 한다. 예를 들어 테스토스테론은 항염증성[18] 호르몬이고 에스트로겐은 항염증성일 때도 있지만 대개는 친염증성이다.[19] 3장에서 살펴본 것처럼 프로게스테론은 남녀의 뇌에 존재하는 호르몬이고 정상적인 뉴런 발달에 필수적이다. 뉴런 손실을 막고 염증을 조절해주므로 외상성 뇌 손상 치료에도 사용된다. 나도 이 책을 쓰는 동안 가벼운 뇌진탕 때문에 시도했다. 의사의 조언대로 일주일 동안 프로게스테론을 투여했더니 염증과 인지 기능이 눈에 띄게 개선되었다.

몸의 염증 반응에서 가장 중요하지만 과소평가된 호르몬은 혈관활성 장내폴리펩티드Vasoactive Intestinal Polypeptide, VIP라는 것이다. VIP는 장과 췌장, 그리고 두 가지 중요한 신체 부위인 뇌하수체와 해마에서 만들어진다. VIP는 염증으로부터 보호해주고 신경 신호를 통제하고 전송하며 다른 호르몬의 분비를 유도하고 뇌 기능과 수면, 포도당 제어를 개선해준다. 학습과 기억, 면역력, 스트레스와 뇌 손상에 대한 반응 조절에도 관여한다.[20]

한마디로 VIP는 뇌가 제대로 작동하기 위해 필수적이다. 몸이 신체적 또는 심리적 스트레스 상태일 때는 VIP의 생산량이 감소하므로 염증도 늘어난다. 연구에 따르면 독소, 즉 음식에서 주로 발견되는 독성 곰팡이에 노출된 생쥐는 VIP 수치가 줄어든다.[21] 사람도 환경에서 독성 곰팡이에 노출되면 VIP 감소가 일어난다. 나도 젊었을 때 그 문제를 겪었고 다큐멘터리 〈몰디Moldy〉를 위해 인터뷰한 열 명 이상의 전문가들에 따르면 미국에서는 흔한 문제다. 독성 곰팡이 노출이 VIP 수치를 떨어뜨리고 염증 반응을 일으키고 미토콘드리아를 손상시켜 나를 멍청하게 만들었던 것일까? 그렇다. 세 가지 모두 확실하다!

연구에 따르면 동물들은 VIP가 부족하면 혈당과 인슐린 수치가 올라가 단 음식을 갈망하게 된다.[22] 라이프스타일이나 독소 때문에 VIP가 줄어들면 사람도 똑같이 단 음식을 먹고 싶어질 것이다. 정크 푸드를 조금 먹는다고 별일 있겠냐고 생각할지 모르지만 광범위한 체내 염증 반응을 유도하고 염증 보호에 필요한 VIP 생산이 줄어든다. 뇌 혼미, 피로, 후회라는 점점 심해지는 주기에 빠진다. 헤드 스트롱 프로그램은 사람들이 잘 모르는 VIP 호르몬을 통제해 해로운 주기에 빠지지 않도록 도와줄 것이다.

뇌(그리고 근육)에 영향을 끼치는 또 다른 물질은 포유류 라파마이신 표적mammalian target of rapamycin이다. 이름이 어려워서 보통은 mTOR라고 불린다. 엄밀하게 말하면 호르몬은 아니지만 세포 성장과 세포 생존, 세포 사멸(자가포식 작용)을 규제함으로써 염증을 통제하는 중요한 역할을 맡는다. 지금쯤 잘 알겠지만 미토콘드리아가 이러한 기능을 제어하므로 mTOR은 미토콘드리아와 협력해야만 한다. mTOR가 건강한 균형을 이루는 것이 중요하다. 너무 많으면 염증이 생기고 암, 비만, 신경퇴행성 질환 위험이 커진다. 미토콘드리아의 에너지 생산을 늘리고 미토콘드리아 생성을 도와주는 mTOR 수치가 너무 적어도 문제가 된다.[23] 또한 mTOR는 기억력을 개선해주고[24] 가끔씩 그 수치가 급증하면 근육 성장에도 도움이 된다.

연구에 따르면 칼로리 제한 식단 혹은 단식 모방 식단은 mTOR를 억제해 염증과 싸우는 세포를 증가시킨다.[25] 헤드 스트롱 프로그램은 커피와 운동, 식단을 이용한 간단한 방법으로 mTOR 수치가 너무 높지 않으면서도 가끔씩 '치솟게' 만들어 미토콘드리아가 레이싱 카처럼 달리도록 도와줄 것이다. 같은 방법은 수명을 늘려주는 '근육질 같은' 몸매를 유지하는 데도 도움이 된다.

나쁜 지방

염증을 줄이기 위해 통제할 수 있는 또 다른 분자류에 에이코사노이드eicosanoid가 있다. 이 분자류는 중추신경계의 메신저 역할을 하는데 몸이 독소로 인식하는 음식이 섭취되면 면역 반응을 촉발시킨다. 이코사노이드에 대해 들어본 적 있다면 배리 시어스Barry Sears 박사가 고안한 유명한 존 다이어트Zone Diet 때문일 것이다. 그는 인터뷰에서 이코사노이드가 뇌 기능을 좋게도 나쁘게도 만들 수 있다는 점을 강조했다.

우리 몸은 오메가3나 오메가6 필수지방산으로 이코사노이드를 만든다. 오메가6로 만들어진 이코사노이드는 친염증성인 반면 오메가3로 만들어진 이코사노이드는 항염증성이다. 두 가지 유형의 이코사노이드가 만들어지려면 두 가지 유형의 지방이 모두 필요하다. 외상을 입었을 때나 운동 후에는 염증 반응이 일어나야 하므로 오메가6와 친염증성 이코사노이드가 어느 정도 꼭 필요하다.

하지만 오메가3보다 오메가6가 훨씬 많은 일반적인 미국식 식단으로는 균형을 이루기가 어렵다는 것이 문제다. 오메가6의 주요 공급원인 식물성 오일은 세상에서 가장 저렴한 지방 칼로리원이 되었다. 슈퍼마켓의 모든 포장 식품과 식당에서 파는 음식에는 거의 식물성 오일이 들어 있다. 결과적으로 지난 50년 동안 사람들의 오메가6 지방산 섭취량이 극도로 늘어났다. 오메가6는 친염증성 이코사노이드의 재료이므로 염증 수치노 늘어날 수밖에 없다.

그렇다면 인지 및 신경 기능 이상과 염증성 질환이 꾸준히 증가하는 것도 놀라운 일은 아니지 않을까? 오늘날 나이 든 미국인의 대부분이 걱정하고 있는 문제다. 하지만 85세에 알츠하이머 진단을 받는다면 사실상 문제는 적어도 30년 전부터 시작된 것이다. 30년 전에 체내 염증을 줄일 수 있었다. 당신에게는 그 30년 전이 바로 지금이다. 아직 치료법이 개발

되지 않은 질환은 문제가 나타난 후 고치는 것보다 미리 예방하는 것이 훨씬 쉽다.

염증성 오메가6가 현대인의 식단에서 계속 늘어난 것뿐 아니라 설탕 섭취도 늘어났다. 2000년에 미국인의 하루 평균 설탕 섭취량은 52작은 술이었다.[26] 이것은 휘발유통에 불붙은 성냥을 넣는 것처럼 거대한 염증 폭발을 일으킨다.

설탕을 섭취하면 인슐린 수치가 급등해서 염증성 사이토킨이 분비된다. 과당(설탕의 50퍼센트를 구성하는 성분)도 피부와 동맥의 건설적인 조직인 콜라겐 같은 체내 단백질과 쉽게 결합한다. 과당은 콜라겐과 결합해서 해로운 최종당화산물advanced glycation end product, AGE을 만든다. 이것은 노화와 산화 스트레스 반응[27]을 일으키고 염증을 악화시킨다.

AGE가 일으키는 산화 스트레스는 미토콘드리아를 손상시킨다. 염증과 미토콘드리아 역기능에는 직접적인 관계가 있다.[28] 이것도 쌍방향이다. 미토콘드리아 기능이 저하되면 염증성 분자가 만들어지고 그 분자는 미토콘드리아 기능을 더욱 떨어뜨린다. 그러면 단 것을 갈망하게 된다!

염증이 몸에 어떤 식으로 영향을 끼치는지 생각해보면 다수의 만성적 질환이 세포의 측면에서 매우 비슷하게 시작된다는 것을 알 수 있다. 당뇨, 심장 질환, 알츠하이머를 비롯한 퇴행성 질환은 모두가 미토콘드리아의 문제에서 비롯된다.[29] 지금 에너지 생산이 활발하지 못하면 기량이 점점 떨어지고 나중에 만성 질환의 원인이 된다. 대부분의 사람이 미토콘드리아 기능 저하, 심한 산화 스트레스, 만성 질환을 보인다. 음식이나 환경 노출로 인한 독소가 염증 반응을 늘리고 신경발생과 미토콘드리아 기능을 억제한다. 그렇다고 자가면역 질환이나 정신 건강 이상, 알츠하이머나 신경퇴행성 질환, 다발성 경화증이 생긴다는 것은 아니다. 이런 병의 근원이 우리가 단순히 '나쁜 컨디션'이라고 표현하는 증상과 놀라울 정도로 비슷하다는 뜻이다.

앞으로 매일 컨디션이 좋아지도록 조절하는 것이 헤드 스트롱 프로그램의 목적이다. 만성 질환을 예방하고 반전시키면 뇌 기능이 향상되니 일거양득이다. 나도 이 정도로 기량이 향상될 수 있을지 몰랐다. 당신도 즉각 그 효과를 경험할 수 있을 것이다.

그 모든 것이 미토콘드리아에서 시작한다. 하지만 염증에 대해 살펴봐야 할 것이 하나 더 있다.

염증, 물, 빛

물은 세포가 하는 모든 일과 밀접하게 연관되어 있다. 세포의 부피에서 물은 3분의 2를 차지하지만 물 분자가 워낙 작아서 세포 분자의 100개 중 99개가 물 분자다. 세포에 들어 있는 물의 양과 유형은 모든 신체 기능에 매우 중요하다.

3장에서 제럴드 폴락이 물의 네 번째 단계인 EZ 워터를 발견했다는 사실을 언급했다. 이것은 세포 안에 들어 있는 물의 유형이다. EZ 워터가 충분하지 않으면 세포가 탈수되어 제 기능을 하지 못한다. 림프액 흐름(독소와 노폐물 포함)도 억제되어 만성 염증으로 이어진다. 미토콘드리아에도 EZ 워터가 필요하다. 적어도 조금이라도 있어야 제대로 작동할 수 있다.

세포 안의 EZ 워터는 음전하 상태다. 이것은 매우 중요한데 2장에서 알아본 것처럼 뉴런은 다른 뉴런에 메시지를 전송하기 전에 음전하 상태여야만 하기 때문이다. 세포에 EZ 워터가 들어 있지 않으면 음전하를 띠지 않아 뉴런이 제대로 소통하지 못한다. 뇌세포 간의 소통이 활발하지 못하면 인지 기능 이상은 물론 우울증 같은 기분 장애가 일어나 사소한 일로도 자녀에게 소리를 지르게 된다.

체내가 음전하 상태일수록 모든 세포의 기능이 활발해진다. 산화는 세포가 음전하를 잃게 만든다. 항산화물질은 음전하를 유지하려고 함으로써 지나친 산화와 싸운다. 우리 몸은 배뇨, 땀, 이산화탄소 내쉬기, 배변 등 음전하를 유지하는 여러 수단을 갖추고 있다. 이 모든 노폐물이 양전하이기 때문이다.

나는 음전하를 늘리기 위해 약 10년 동안 접지earthing라는 것을 해왔다. 땅의 음전하를 흡수하는 방법이고 EZ 워터가 만들어지도록 도와준다. 비행기를 타면 음전하와 함께 EZ 워터가 줄어들어 염증이 일어난다. 시차증의 원인이기도 하다. 수년 전 매달 샌프란시스코에서 영국 케임브리지까지 날아가야 했는데 비행기에서 내린 후 공원에서 맨발로 요가를 하면 컨디션이 훨씬 좋아진다는 사실을 발견했다. 당시에는 왜 그런지 몰랐지만 이제는 땅에서 음전하가 흡수되어 몸에서 EZ 워터가 만들어졌기 때문임을 안다. 물론 요가와 호흡법의 정신적, 신체적 효과도 무시할 수 없다. 하지만 땅에서 맨발로 요가를 하면 확실한 차이가 느껴졌다. 그로부터 4년 후 〈환경 및 공공 건강 저널Journal of Environmental and Public Health〉에 내가 경험한 접지 효과를 설명해주는 기사가 실렸다.[30]

빛 요법도 EZ 워터가 만들어지게 도와준다. 일반적인 물이 적외선(그리고 자외선)에 노출되면 EZ 워터로 바뀔 수 있다. 적외선 사우나를 하거나 날씨 좋은 날 선글라스나 자외선 차단제 없이 밖으로 나가면 몸이 빛 에너지에 노출되어 EZ 워터가 만들어진다. 빛은 눈을 통해 몸으로 들어가 뇌에 직접 도달하는데 뇌에서 그 영향이 처음 나타난다. 빛은 EZ 워터를 생성한다는 점에서 뇌에 매우 중요하다.

폴락 박사는 좁은 관에 물이 흘러가게 한 실험에 대해 설명해주었다. 자외선에 노출시킨 물이 관에서 다섯 배 더 빠르게 흘렀다. 혈액과 림프액이 좁은 모세혈관을 좀 더 빠르게 흘러가면 만성 염증이 줄어든다. 햇빛에 노출될 때의 '터보 충전' 효과는 미토콘드리아의 미세소관에도 이롭다.

나는 폴락 박사와 빛을 연구하는 영국의 생체학자 닉 레인Nick Lane의 이러한 연구 결과를 접한 후 눈에 노출되는 자외선 양을 조금씩 늘렸다. 그런 날은 인지 기능이 눈에 띌 정도로 좋아졌다. 뉴런의 EZ 워터가 늘어나고 전반적인 염증이 줄어들어서였을 것이다.

NASA(미국항공우주국)는 빛이 신속한 치유와 근육통과 결림, 만성 통증 진정, 혈액 순환 개선에 끼치는 효과를 한동안 연구했다. 빛 노출이 이러한 효과를 내는 것은 미토콘드리아 효율성을 높이고 염증으로부터 보호해주기 때문에 가능하다.[31] 빛 요법이 미토콘드리아의 ATP 생성 속도를 높여준다는 사실도 증명되었다.[32]

약 20년 전에 자동차 사고로 내 인생에서 두 번째로 편타성 손상을 입었다. 첫 번째는 회복에 거의 일 년이 걸렸다. 두 번째 사고에서는 뒤에서 다른 차에 받힌 후 엄청난 통증을 느꼈다. 자연 치료법을 추구하는 친구가 캘리포니아 산 호세의 주차장에서 만나 소형 의료용 레이저를 주었다. 다친 뒷목에 대고 레이저를 작동하라고 했다. 레이저에서 나온 붉은색 자외선이 목을 비추자 3분 만에 통증이 사라졌다. 그렇게 통증이 빨리 누그러진 적은 처음이었다. 당장 그 기기를 구입했고 지금까지 계속 빛요법을 활용하고 있다.

현재는 RED차저REDcharger를 사용한다. 4만 개 이상의 붉은 적외선 LED 조명이 온몸을 비춰 미토콘드리아 재충전과 세포의 EZ 워터 생성, 건강한 콜라겐 생성을 도와준다. 매우 훌륭한 바이오해킹법이고 집에서 저렴한 가격으로 붉은빛을 사용할 수 있다. 빛 노출에 대해서는 나중에 좀 더 자세히 조언해주도록 하겠다. 자주 거론되는 영역은 아니지만 빛은 기분과 염증 정도, 인지 기능에 즉각적으로 큰 효과를 줄 수 있다.

헤드 스트롱 프로그램은 올바른 빛에 노출되고 장내 박테리아의 균형을 찾고 미토콘드리아의 기능과 효율성을 개선함으로써 온몸에서, 특히 뇌에서 조용한 맹위를 떨치는 염증을 줄여줄 것이다. 군살 많은 뇌가 능률적이고 빠른 기계로 대체되어 당신이 최고의 기량을 발휘하도록 도와준다. 그것이 바로 염증 없는 뇌가 주는 기쁨이다.

꼭 기억해야 할 세 가지

✛ 뇌는 만성 염증에 가장 먼저 고통을 받는다.

✛ 미토콘드리아에 염증이 생기면 전자가 똑같은 장소에 도달하기 위해 더 먼 거리를 이동해야 하므로 에너지 생산 효율성이 떨어진다.

✛ 에너지 생산이 줄어드는 원인은 대부분 나중에 만성 질환을 일으키는 토대가 된다.

지금 당장 실천해야 할 세 가지

✛ 뱃살 변화에 주의를 기울여라. 염증을 일으키는 음식은 뇌를 멍하게 만들고 염증을 일으킨다.

✛ 맨발로 걸으면서 땅의 음전하를 흡수하고 자외선과 적외선을 쬔다. 겨울에는 어싱 매트earthing mat와 사우나를 활용한다.

✛ 병원에서 염증 수치를 확인한다. CRP(C반응 단백질), 호모시스테인, Lp-PLA2(지질단백질-결합 포스포리파아제) 같은 물질은 염증을 살펴보는 좋은 지표가 된다.

PART 02

우리는 뇌를 제어할 수 있다

기억력 감퇴와 감정기복, 에너지 부족, 식탐, 집중력 저하 같은 증상이 뇌가 약해졌다는 신호임을 알았을 것이다. 이제는 뇌를 직접 제어해서 '헤드 스트롱'해질 시간이다. 당신에게는 정신 능력을 개선해 집중력을 키울 수 있는 능력이 있으며 그 도구는 생각보다 가까이에 있다.

뇌 기능을 제어할 수 있다는 사실을 진즉 알았다면 얼마나 좋을까. 내가 보인 증상이 대부분 제어될 수 있다는 사실을 그때는 알지 못했다. 뇌가 완전히 고장 난 다음에야 정신적 기능을 개선하는 일이 가능하다는 것을 알게 되었다. 뇌가 다시는 제대로 작동하지 않을까 봐 두려웠고 스물여섯 살 때 장애보험에 들기도 했다.

모두에게 다행스럽게도 뇌는 적응성이 뛰어나다. 뇌가 몸이나 주변 환경의 작은 변화에도 반응하기 때문에 해킹도 가능한 것이다. 뇌 해킹이 가능한 또 다른 이유는 아이러니하게도 그 복잡성 때문이다. 해커들은 복잡한 시스템을 좋아한다. '공격 면attack system', 즉 끼어들어 장악할 수 있는 기회가 많기 때문이다. 단순한 기술로 이루어진 기계일수록 해킹하기가 어렵다. 단순한 기계는 이해하기는 쉬울지 몰라도 진입점이 적으므로 끼어들어 성능에 영향을 끼칠 수 있는 기회가 줄어든다.

복잡한 기계는 해킹은 쉽고 이해하기는 어렵다. 인간의 생체 시스템은 정말로 복잡하다. 화학물질, 전기, 물리, 빛, 자기 신호의 혼합체다. 온도와 빛, 계절, 시각, 그 밖의 여러 작은 변수에 영향을 받는다.

뇌, 특히 뇌의 에너지 생산 과정은 매우 복잡해서 그 속도를 올릴 수 있는 여러 가지 방법이 존재한다. 지금까지는 이 책을 대충 읽었어도(혹은 아예 건너뛰었거나!) 괜찮다. 해킹은 시스템의 상세한 로드맵이 없어도 할 수 있다. 해킹이 가능하다는 것을 알고 시스템의 인풋을 바꾸는 능력을 갖추면 된다. 인간(그리고 뇌)의 경우에는 주변 환경을 바꾸는 것을 뜻한다.

이 책의 2부는 바로 그런 내용이다. 여러분은 세포의 에너지 생산 속도를 늘리고 건강한 미토콘드리아와 뉴런을 생성하고 염증을 줄이기 위해 어떤 버튼을 누르고 어떤 레버를 당겨야 하는지 배우게 된다. 첫날부터 효과가 느껴질 것이다. 시간이 지날수록 변화가 합쳐져 궤도 자체가 바뀌므로 작은 변화만으로 엄청난 변화가 가능해진다. 다른 은행보다 이율이 2퍼센트 높은 은행으로 옮긴다고 하루아침에 저축액이 크게 불어나는 것은 아니지만 시간이 지날수록 이자가 기하급수적으로 늘어난다. 마찬가지로 뇌가 일으키는 여러 긍정적인 일들이 합쳐지면 생각하고 느끼고 움직이는 방식에 매일 극적인 변화가 일어나고 시간이 지날수록 더욱 강력해진다.

지금부터 소개할 내용은 내가 풀타임으로 일하고 초보 아빠의 역할까지 수행하면서 많은 사람들에게 다가갈 수 있도록 불릿프루프의 성장에 집중할 수 있었던 에너지의 비밀이다. 이 책을 쓰는 데도 모두 활용했다! 나에게 효과적이니 당신에게도 효과가 있을 것이다. 자, 이제 뇌를 해킹해서 에너지를 불어 넣어보자.

Chapter 5
뇌 연료

　　뇌를 제어할 때, 식단은 가장 쉽고 강력하게 주도권을 쥐게 해주는 방법이다. 음식은 우리가 조절할 수 있는 요인 중에서도 뇌 기능에 가장 큰 영향을 끼친다. 영양분은 문자 그대로 연료라서 뇌가 효율적으로 돌아가게 해줄 수도 있고 고장 나게 만들 수도 있다. 당신의 몸은 당신이 섭취한 음식의 전자를 물과 산소와 합쳐서 에너지를 만든다. 당신은 정말로 일종의 배터리이고 에너지가 유지되려면 올바른 재료가 필요하다.

폴리페놀: 뇌의 기운을 북돋워주는 항산화물질

앞에서 말한 것처럼 미토콘드리아가 ATP를 만들려면 산소가 필요하지만 에너지 생산 과정에서 유리기가 생기고 일부가 새어나가 세포에 큰 손상을 일으킨다. 염증성의 유리기가 뇌 기능을 떨어뜨리고 노화를 앞당기지 않게 하려면 부모님 말씀대로 채소를 많이 먹으면 된다. 모든 채소에는 항산화물질이 들어 있지만 특히 많이 들어 있는 것들이 있다.

폴리페놀은 식물에 들어 있는 항산화물질로, 식물의 적색과 자주색, 파란색 부분에서 주로 발견된다. 폴리페놀은 산화에 따른 세포 파괴를 막아줄 뿐만 아니라 미토콘드리아를 보호하는 여러 특성을 지닌다. 폴리페놀이 어떤 도움을 주는지 살펴보자.

장을 보호한다

폴리페놀은 장내 박테리아의 구성을 바꿀 수 있다. 장관에 건강한 박테리아를 늘리고 해로운 박테리아의 성장을 억제한다. 어느 연구에서는 폴리페놀이 풍부한 블루베리 추출물을 6주 동안 마시자 장내 박테리아가 크게 개선되었다.[1] 장내 박테리아의 긍정적인 변화는 염증과 뇌 혼미를 줄여준다.

또한 폴리페놀은 포도상구균과 살모넬라 같은 위험 병원균으로부터도 장을 보호해준다.[2] 흥미롭게도 폴리페놀과 장내 박테리아는 공생 관계를 맺고 있다. 폴리페놀은 장내 박테리아 구성을 바꿔주고 장내 박테리아는 몸이 사용할 수 있도록 폴리페놀의 대사 작용을 맡는다.

설치류를 대상으로 한 연구에서는 폴리페놀이 풍부한 커피(버터와 함께, 불릿프루프 커피의 원리와도 일치한다!)를 섭취하자 장내 박테리아가 훨씬 건강해졌고 비만 퇴치 효과도 나타났다.[3]

신경발생률을 높인다

폴리페놀이 뇌 유래 신경영양인자BDNF와 뇌신경 성장인자brain nerve growth factor, NGF의 수치를 높여준다는 사실이 증명되었다.[4] BDNF와 NGF는 신경발생을 장려하고 새로운 뉴런이 죽지 않도록 보호해주는 단백질이다. 학습과 기억, 사고 개선 효과도 증명되었다.[5] 그래서 단백질들의 수치를 늘리는 것이 헤드 스트롱 프로그램에서 중요한 부분을 차지한다.

세포의 생존과 사멸 여부를 알려준다

폴리페놀은 세포자멸사를 촉발하고 오래되거나 손상된 세포가 변형되는 것을 막아준다.[6] 이미 변형된 세포들은 스스로 죽어야만 하고, 애초에 변형이 일어나지 않는 편이 더 낫다. 폴리페놀은 세포를 튼튼하고 건강하게 살려준다.

염증을 물리친다

폴리페놀은 장의 좋은 박테리아에 먹이를 공급해서 뇌의 염증을 막는 것뿐 아니라 염증성인 혈중 사이토킨의 수치도 줄여준다. 염증이 줄어들면 뇌로의 혈액 공급이 활발해져서[7] 기억력이 좋아지고 노화에 따른 인지 기능 저하가 줄어든다. 알다시피 염증이 줄어들면 미토콘드리아도 강해진다.

폴리페놀이 이렇게 건강에 좋고 음식으로 쉽게 섭취할 수 있다면 누구나 이미 그 효과를 보고 있어야 하지 않을까? 일부 예외도 있지만 우리 몸은 폴리페놀을 쉽게 흡수하지 못한다. 폴리페놀이 몸에 사용될 수 있으려면 약간의 도움이 필요하다. 가장 좋은 방법은 내가 가장 사랑하는 다량영양소인 지방과 함께 섭취하는 것이다.[8] 예를 들어 브로콜리를 버터와 함께 먹으면 폴리페놀이 지방 분자와 함께 흡수되므로 브로콜리의 좋은 성분이 흡수될 수 있어서 더 좋다. 나는 브로콜리의 모양이 지방 분자의 잘 흡수하기 위해 그렇게 만들어졌다고 생각한다. 물론 증거는 없지만.

헤드 스트롱 프로그램에서는 폴리페놀의 하루 권장량인 최소 2그램을 얻기 위해 신선한 녹황색 채소와 당분 적은 과일을 많이 섭취할 것이다. 폴리페놀의 가장 좋은 공급원인 음식(그리고 음료)에 지방을 합쳐서 흡수를 돕는 레시피도 알려줄 것이다. 효율적인 방법으로 폴리페놀의 섭취를 늘리면 2주 만에 염증이 줄어들고 장이 건강해지고 신경발생률이 올라간다.

폴리페놀 섭취를 늘리면 녹황색 채소와 당분이 적은 과일 말고 또 무엇을 먹어야 할까? 다음은 폴리페놀이 가장 많이 농축되어 있는 음식이다. 이 음식들의 섭취를 늘리면 염증이 줄고 장내 박테리아의 균형이 유지되고 뇌세포가 생성되어 뇌가 튼튼해질 수 있다.

커피

이미 불릿프루프 커피(방탄 커피)에 대해 알고 있는 사람이라면 놀라울 것이 없는 사실이다. 몰랐던 사람이라면 새로운 세계에 온 것을 환영

한다. 이 세계에서는 커피가 왕이다. 커피에는 폴리페놀이 풍부하고 세포 기능을 개선해주는 무수히 많은 화합물이 들어 있다.[9] 커피는 서양식 식단에서 최고의 폴리페놀 공급원이므로[10] 가장 먼저 소개한다. (만약 정어리 국물에 폴리페놀이 더 많이 들어 있다면 아무리 역겨워도 가장 먼저 소개했을 것이다!)

커피에 함유된 폴리페놀은 세포에 복제 혹은 사멸 신호를 보내는 유전자를 포함해서 특정 유전자를 껐다 켜는 '스위치'를 조절한다.[11] 또한 커피에는 클로로젠산chlorogenic acid이라는 폴리페놀이 들어 있어서 특히 뇌세포처럼 지방이 많은 세포들의 만성 염증을 줄여준다. 따라서 커피는 인지 기능도 개선시켜줄 수 있다.[12]

하지만 커피가 뇌를 튼튼하게 만들어주는 가장 큰 이유는 장수를 도와주기 때문이다. 대규모 연구에서 커피 소비와 장수의 연관성이 발견되었다. 커피를 많이 마시는 사람일수록 사망률이 낮았다.[13] 실제로 커피는 심장 질환, 폐 질환, 당뇨, 염증 같은 여러 보편적인 질환에 걸려 사망할 확률을 줄여준다. (보다시피 모두가 미토콘드리아 기능 저하로 생기는 병이다.) 그리고 여성의 경우 남성보다 30퍼센트나 효과가 높다.[14] 나는 그 이유가 여성의 난소에 뇌세포보다 10배 많은 미토콘드리아가 있기 때문이라고 생각한다.

미토콘드리아 기능 저하가 수많은 질환을 일으킨다는 사실로 볼 때, 커피의 폴리페놀 성분으로 미토콘드리아 기능을 개선한다면 병을 예방할 수도 있을 것이다. 연구 참가자들은 카페인이 들어 있는 커피와 디카페인 커피를 모두 마셨으므로 카페인으로 인한 효과라고 할 수 없다.[15]

불릿프루프 커피에 대해서는 나중에 좀 더 자세히 다룰 것이다. 지금은 독소 없는 커피(많은 커피에 곰팡이로 인한 미토콘드리아에 해로운 독소가 들어 있다)와 지방(목초를 먹인 소의 우유로 만든 버터와 브레인 옥테인 오일)을 합쳐서 폴리페놀 흡수를 늘리고 폴리페놀의 사용을 막는 우유 단백질을 피하는 것이 중요하다는 사실만 기억하자.

다크 초콜릿

다크 초콜릿(최소 85퍼센트 이상)은 폴리페놀이 풍부하고 역시 뇌 기능을 강화해주는 카페인도 약간 들어 있다.[16] 하지만 초콜릿 제품을 선택할 때는 주의가 필요하다. 커피와 마찬가지로 미토콘드리아 기능을 억제하는 독소가 든 제품이 많기 때문이다. 모든 초콜릿은 발효로 만들어지는데 초콜릿을 발효시키는 미생물의 64퍼센트가 해로운 곰팡이 독소도 만든다.[17] 규제 기준이 엄격한 유럽 초콜릿에는 곰팡이 독소가 적게 들어 있다. 나는 직접 실험을 통해 만든 순수한 초콜릿이 없을 때는 유럽산 초콜릿을 먹는다.

블루베리

연구에 따르면 블루베리의 폴리페놀 성분은 수명을 늘리고 노화로 인한 인지 기능 저하를 늦춰주고[18] 심혈관계 기능을 크게 개선해준다.[19] BDNF 수치도 직접적으로 올려준다! 하지만 안타깝게도 블루베리는 농약이 많이 사용되고 곰팡이 독소가 눈으로 보인다. 대용량 냉동 제품이 특히 그렇다. 따라서 유기농 냉동 제품이나 농장에서 갓 딴 블루베리, 혹은 블루베리 폴리페놀 순수 추출물을 사용할 것을 권한다. 폴리페놀을 필요한 만큼 섭취하려고 블루베리만 먹으면 엄청난 양의 당분도 함께 섭취하게 되므로 주의하자.

석류

석류에 들어 있는 폴리페놀은 수용성이라 다른 폴리페놀보다 흡수가 잘 된다. 이 폴리페놀은 미토콘드리아 막을 지나는 작은 화합물로 분해되어 미토콘드리아의 산화 스트레스에 직접 맞선다.[20] 장내 박테리아가 석류를 소화하면 유로리틴AAurolithin가 만들어진다. 이것은 지친 미토콘드리아를 완전히 새로운 것으로 교체해주는 얼마 되지 않는 물질 중 하나다. 석류 생과에는(석류 주스에도) PON1(파라옥소나제1paraoxonase1)이라고 하는 특별한 해독 효소가 들어 있지만 석류 주스는 꾸준히 섭취하기에는 당분이 너무 많다. 나는 제철일 때는 생과를 먹고 그 외에는 추출물을 사용한다.

포도 씨

포도 씨에는 프로안토시아니딘proanthocyanidin이라는 매우 강력한 폴리페놀이 늘어 있다. 이름까지 외울 필요는 없고 레드 와인에 들어 있는 폴리페놀인 레스베라트롤resveratrol과 다르다는 것만 알면 된다. 포도 씨, 특히 포도 씨 추출물은 강력한 항염증성이며[21] 뇌를 산화 스트레스로부터 보호해준다.[22] 하지만 내가 포도 씨 추출물에 흥분하는 이유는 동물 연구를 통해 그것이 비만으로 인한 미토콘드리아 역기능을 고쳐주고 체중 증가를 막아준다는 사실이 입증되었기 때문이다.[23] 한 연구에서는 포도 씨 추출물이 에너지 불균형을 고치고 갈색 지방의 연소 능력을 개선해줄 수 있다는 사실이 밝혀졌다. 갈색 지방은 에너지 생산과 지방 연소를 도와주는 지방이다. 하얀색이 아니라 갈색인 이유는 미토콘드리아가 풍부하기 때문이다.

또 다른 연구에서는 동물에게 먼저 포도 씨 추출물을 공급한 후 뇌에 심한 스트레스를 일으켰다. 그러자 산화 스트레스와 미토콘드리아 유리기, 뉴런과 미토콘드리아 손상이 줄어들었다.[24] 뇌 성능을 올리려면 미토콘드리아 파괴를 제한해야만 한다! 내가 매일 포도 씨 추출물을 섭취하는 이유다. 포도 씨 추출물은 내가 10대 때 눈에 띄는 효과를 본 첫 번째 보충제였다. 어릴 때 누수 문제가 있는 집에 살았고 곰팡이 독소가 일으킨 염증 때문에 매일 코피가 났는데 포도 씨 추출물 덕분에 크게 줄어들었다. 하루에 몇 번씩 나던 코피가 거의 나지 않았다. 덕분에 여자 친구도 제대로 사귈 수 있었다!

포도 껍질

사람들은 레드 와인을 많이 마시면 뇌 건강에 엄청 좋을 것이라고 믿고 싶어 한다. 나도 그렇다. 믿음을 깨뜨려서 미안하지만 와인에는 폴리페놀보다 알코올과 설탕, 곰팡이 독소가 훨씬 많이 들어 있다. 와인의 폴리페놀은 레스베라트롤의 형태로 포도 껍질에서 나온다.

레스베라트롤에 대해서는 광범위한 연구가 이루어진 덕분에 미토콘드리아 개선 효과가 있다고 잘 알려져 있다.[25] 동물 대상 연구에서 레스베라트롤이 유산소 능력은 물론 미토콘드리아 생성을 크게 개선해준다는

사실이 밝혀졌다. 건강하지 못한 식단으로 인한 비만과 인슐린 저항을 보호해주는 효과도 있다.[26]

레스베라트롤은 포도뿐만 아니라 피스타치오, 블루베리, 크랜베리, 초콜릿에도 들어 있다. 하지만 위의 연구에서 동물에 투여된 레스베라트롤은 음식만으로 섭취할 수 있는 양을 훨씬 능가한다. 그래서 나는 와인을 마시는 대신 레스베라트롤이 풍부한 식품을 폴리페놀 흡수를 최대화하는 방법으로 먹고 보충제도 사용한다.[27]

신 경 전 달 물 질 의   전 구 체   식 품

신경전달물질은 뉴런 사이에 신호를 전달하는 메신저 역할을 하는 화학물질이다. 우리 몸에는 최소한 100가지나 되는 신경전달물질이 있고 저마다 고유의 기능을 수행한다. 당신이 하는 모든 일에는 뉴런 간의 소통이 필요하다. 신경전달물질이 제대로 작동해야만 뉴런 소통이 최대한 효율적으로 이루어질 수 있다.

우리 몸은 어떻게 신경전달물질을 만들까? 세포 기능에 따른 자연스러운 부산물인 경우도 있지만 대부분은 장에서 그리고 뇌세포의 축색돌기에서 만들어진다. 신경전달물질을 만들기 위해 몸은 특정 영양소에 의존한다. 영양소가 충분히 섭취되지 않으면 뉴런의 소통이 제대로 이루어지지 않고 심지어 잘못된 신호가 전송되어 소통이 잘못될 수도 있다. 그러면 여러 가지 병이 생기고 기량도 떨어진다. 다음은 당신의 기량에 가장 큰 영향을 주는 신경전달물질과 몸에서 그 신경전달물질이 만들어지기 위해 필요한 식단이다.

도파민

억제성 신경전달물질(뉴런의 발화를 억제하는 물질이라는 뜻)로 뇌의 보상회로와의 연관성으로 잘 알려져 있다. 코카인, 아편, 헤로인, 알코올은 모두 도파민 수치를 높인다. 하지만 도파민 수치를 높이는 더 좋은 방법이 있다! 도파민 부족은 파킨슨병에서 사회적 불안까지 각종 문제의 원인이 되고 도파민이 충분하면 의사결정과 기량에 긍정적인 영향을 준다.[28] 충동을 이겨내고 목표를 달성하고자 하는 의지를 주는 '동기부여 분자'다.

도파민은 아미노산이라고 하는 단백질 덩어리로 이루어진다. 아미노산 L-티로신과 L-페닐알라닌이다. 햇빛 노출(또는 태닝 램프)이 도파민 수치를 올려준다는 연구 결과도 있다!

L-티로신이 풍부한 식품은 다음과 같다.

- 소고기
- 닭고기
- 칠면조
- 아보카도
- 아몬드

L-페닐알라닌이 풍부한 식품은 다음과 같다.

- 자연산 연어
- 정어리
- 베이컨
- 소고기
- 간
- 아몬드

물론 아미노산은 보충제로도 섭취할 수 있지만 도파민을 보충제의 형태로 얻기는 매우 힘들다. 의욕이 줄어들고 미루거나 까먹는 일이 잦고 감정기복이 심하다면 티로신 보충제를 시도해보기 바란다.

노르에피네프린(노르아드레날린)

노르에피네프린은 흥분성 신경전달물질(뉴런의 발화를 도와준다는 뜻)로 래브라도 뇌가 행동을 취하도록 만든다. 새로운 기억을 형성하므로 수행 능력의 열쇠이기도 하다. 도파민은 노르에피네프린의 전구체로, 앞에서 말한 식품들이 노르에피네프린의 수치도 올려준다. 도파민에서 노르에피네프린으로 전환되는 과정에는 아스코르브산(비타민 C)이 필요하므로 매일 초록 채소를 섭취하거나 비타민 C 보충제를 복용해야 한다.

처음 바이오해킹을 시작했을 때 나는 30세도 되지 않은 나이에 심장 마비와 뇌졸중 위험이 높다는 진단을 받았다. 신경전달물질 수치를 측정해보니 노르에피네프린이 정상보다 7배, 번아웃을 일으키는 수준보다 4배나 높았다. 스트레스가 그렇게 심했던 것도 당연했다! 뇌의 균형을 잡아줄 다른 신경전달물질이 필요했다.

세로토닌

기분에 직접적인 영향을 끼치는 억제성 신경전달물질이다. 세로토닌 수치가 너무 낮으면 우울증, 분노, 심지어 자살충동의 원인이 된다. 이미 알고 있겠지만 다수의 항우울제는 뉴런의 세로토닌 흡수를 막아 시냅스에 남는 세로토닌의 양이 늘어나도록 만드는 원리로 작용한다. 또한 세로토닌은 인식에도 영향을 준다. 환각제는 세로토닌 수용체 자리에 붙어서 인식 상태를 엉망진창으로 만든다. 수면 호르몬인 멜라토닌이 세로토닌에서 만들어지므로 세로토닌 수치는 숙면에도 중요하다.

L-트립토판

세로토닌 생산에 필요한 전구체. '칠면조 코마turkey coma'라는 말을 들어본 적 있을 것이다. 추수감사절에 칠면조를 너무 많이 먹어서 생기는 증상을 가리키는 표현이다. 일반적으로 칠면조를 많이 먹으면 큰 피로감이 몰려오는 것으로 알려져 있는데 이는 트립토판이 많이 들어 있기 때문이다. 하지만 칠면조에 피곤해서 기절할 정도의 트립토판이 들어 있지는 않다. 사실은 추수감사절에 정크 푸드와 당분을 너무 많이 섭취하는 것이 칠면조 코마의 원인이다!

트립토판이 많이 든 식품은 다음과 같다.

○ 양고기

- 소고기
- 닭고기
- 칠면조
- 자연산 연어
- 고등어
- 캐슈
- 아몬드
- 헤이즐넛

아세틸콜린

가장 먼저 발견된 신경전달물질이고 가장 중요한 신경전달물질 중 하나다. 근육을 자극하고 REM 수면에서 중요한 역할을 하며 알츠하이머를 막기 위해 꼭 보호되어야 하는 뇌의 특정 회로에서 활성화된다. 이 회로가 손상되면 알츠하이머가 생긴다. 연구에 따르면 알츠하이머 환자들은 아세틸콜린 수치가 크게 줄어든 모습을 보인다.[29] 뇌에서 아세틸콜린이 활성화된 영역의 세포들은 체온과 수면 리듬을 담당한다. 수면과 체온 조절은 아세틸콜린 때문에 서로 밀접하게 연결되어 있다. 한 연구에서는 잠을 자지 못한 동물들이 체온 조절 능력을 상실하는 결과를 보이기도 했다.[30]

아세틸콜린 수치가 낮으면 하루 종일 피곤하고 가장 깊은 수면 단계 (REM)에 머무르는 시간이 적어서 꿈도 꾸지 못한다. 나는 20년 가까이 보충제와 날계란 노른자로 아세틸콜린 수치를 높여 왔다. 피곤하거나 스트레스 받을 때 아세틸콜린 수치를 높이면 정말로 차이가 느껴진다.

반면 (나를 비롯해) 20~30퍼센트의 사람들은 이미 아세틸콜린 수치가 너무 높아, 보충제로 그 수치를 더 높이면 턱 긴장과 근육 경련, 자면서 이 갈기 같은 증상이 나타날 수 있다. 하지만 아세틸콜린이 풍부한 음식을 먹는 것만으로는 문제가 될 가능성은 거의 없다.

L-카르니틴, 콜린을 포함한 아세틸콜린 전구체는 함께 섭취해야 흡수율이 높아진다. L-카르니틴이 풍부한 식품은 다음과 같다.

- 소고기
- 양고기
- 돼지고기

콜린이 풍부한 식품은 다음과 같다.

- 계란 노른자(최고의 공급원)
- 소고기
- 콩팥
- 간
- 자연산 연어

감마아미노낙산Gamma Aminobutyric Acid, GABA

GABA는 억제성 신경전달물질로 뇌에서 여러 가지 중요한 역할을 담당한다. 새로운 뉴런 생성에 영향을 끼치고 분화를 도와주고 시냅스를 형성한다. 하지만 가장 대표적인 기능은 뇌를 안정시키고 불안을 줄여주는 것이다. GABA는 뉴런 발화를 줄여 전체적인 신경계를 조용하게 혹은 차분하게 해준다. GABA가 없으면 뉴런이 너무 자주, 너무 쉽게 발화될 수 있다. 스트레스 상황에서 침착함을 유지하려면 뉴런의 발화를 조절해주는 GABA가 충분해야 한다. GABA는 래브라도의 배를 부드럽게 만져주는 것과 같은 기능을 한다. 공황 발작 같은 불안 장애와 발작 장애는 모두 GABA의 활동이 활발하지 못해서 생긴다. 바리움 같은 신경안정제는 GABA가 뇌에 주는 효과를 강화하는 원리로 작용한다.

몇 년 전 우리 회사가 단 3년 만에 직원 300명에서 5,000명으로 급속한 성장을 기록할 때 극심한 스트레스에 시달리는 임원이 있었다. 나는 기진맥진한 그녀에게 GABA 보충제를 권했다. 그 후 그녀의 업무 성과에 엄청난 변화가 찾아왔다. 그리고 몇 년 후에는 심한 스트레스에 시달리는 홍콩의 헤지펀드 매니저에게 GABA 캡슐을 두 개 주었다. 런던행 비행기에 오르기 직전이었다. 그는 나중에 내게 전화를 해 비행기에서 그 어느 때보다 숙면을 취했다고 말하며 고위험 비즈니스 거래에 차분하게 집중하고 싶은데 GABA를 사용해도 안전한지 물었다. 효과가 너무 좋아서 중독성이 걱정되었던 것이다. (다행히 중독성은 문제되지 않았다!)

GABA의 전구체는 L-글루타민이다. L-글루타민이 풍부한 식품은 다음과 같다.

- 소고기
- 양고기

- ○ 닭고기
- ○ 칠면조
- ○ 자연산 연어
- ○ 계란
- ○ 내장육

여러 신경전달물질의 생산에 도움이 되는 음식들이 겹치기도 한다는 사실을 알아차렸을 것이다. 우연이 아니다. 이것들은 당신이 먹을 수 있는 가장 건강에 좋고 이로운 음식들이다. 헤드 스트롱 프로그램에서도 많이 먹을 것이다.

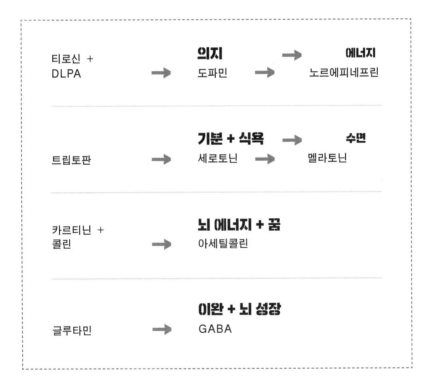

지방 덩어리 뇌는 똑똑한 뇌

내 딸은 두 살 때 쇼핑몰에서 산타의 무릎에 처음 앉았다. 산타가 아이에게 크리스마스 선물로 무엇을 가지고 싶은지 물었다. 아이의 대답은 이러했다. "목초를 먹인 소의 우유로 만든 버터요." 절대로 지어낸 이야기가 아니다.

딸은 크리스마스 아침에 선물 포장지를 뜯어서 나온 목초 버터를 올림픽 성화라도 되는 듯 치켜들고 집 안을 달렸다. 막대 모양의 버터를 전부 다 먹지는 않고 초콜릿 바라도 되듯 기쁘게 한 입 베어 물었다. 내가 목초를 먹인 소의 우유로 만든 버터를 너무 찬양한다고 말하는 사람들도 있지만 나는 두 살밖에 안 된 딸이 뇌가(그리고 몸이) 튼튼해지려면 질 좋은 지방이 필요하다는 사실을 알고 있어 무척 기쁘다.

지난 몇 십 년 동안 의사와 영양학자들은 지방을 깎아내렸다. 1960년대 초반에는 저지방 식품이 '건강한' 식단이라고 광고되었다. 설탕 협회가 하버드 과학자들에게 설탕의 위험을 무시하고 지방을 깎아내리라고 5만 달러의 뇌물을 준 것이 큰 이유를 차지했다. 효과가 있었다. 식품 제조업체들은 서지방 식품에 설탕을 더하는 쪽으로 반응했고 결과적으로 건강 위기와 비만이 전염병처럼 번졌다. 다행히 이제는 저지방 열풍을 부추긴 가짜 과학을 거부하고 건강한 완전 지방이 필수적이라는 사실을 받아들이는 사람들이 점점 늘어나고 있다. 특히 올바른 지방은 뇌에 가장 중요한 다량영양소다.

건강한 지방이 풍부한 식단은 체내 염증을 줄이고 뇌의 에너지 생산

속도를 높여준다. 건강한 지방을 먹을수록 뇌가 지방을 에너지로 바꾸는 효율성도 커진다. 단백질과 탄수화물 같은 다른 다량영양소와 비교해 지방은 인슐린과 코르티솔 수치에 끼치는 영향도 가장 적다.

지방은 맛도 좋고 건강에도 좋다. 크림처럼 부드러운 버터를 먹어도 된다는 얘기다!

우리 몸은 문자 그대로 지방으로 이루어진다. 건강한 여성의 몸은 약 25~29퍼센트가 지방이고 남성은 15~20퍼센트다. 모든 신체 부위의 일부분이 지방으로 만들어졌지만 뇌에 지방이 가장 많다. 앞에서 배웠지만 뇌세포와 그 절연체 역할을 하는 미엘린은 모두 지방으로 만들어졌고 제대로 기능하려면 질 좋은 지방이 필요하다.

사람들은 지방을 많이 먹어야 한다는 말을 들으면 콜레스테롤 수치가 높아질까 봐 걱정한다. 하지만 건강한 식단에서 지방이 수행하는 역할에 대한 오해와 마찬가지로 콜레스테롤에 대한 두려움도 잘못된 것이다. 콜레스테롤은 적이 아니다! 손상되지 않은 콜레스테롤은 세포의 바깥쪽 막에 매우 중요하기 때문에 우리 몸은 스스로 콜레스테롤을 만든다. 고밀도지단백질high-density lipoprotein, HDL(이른바 '좋은 콜레스테롤')은 온몸에 필수적이고 이롭다. 혈류에서 저밀도지단백질low-density lipoprotein, LDL(이른바 '나쁜 콜레스테롤')을 제거하고 혈관 내벽을 유지해준다. 하지만 콜레스테롤은 혈관보다도 뇌에 더 중요하다. 희소돌기아교세포(기억나는가? 미엘린을 유지해주는 세포다)는 뇌 콜레스테롤을 합성해 미엘린을 고치고 유지하는 데 사용한다. 성인 뇌 콜레스테롤의 70~80퍼센트가 미엘린초에서 발견된다. HDL 수치가 낮으면 인지 기능 저하와 신경퇴행성 질환의 원인이 된다.[31] 희소돌기아교세포가 미엘린을 유지하는 데 필요한 재료가 없다는 것이 가장 큰 이유로 작용한다.

물론 모든 지방이 똑같이 만들어지는 것은 아니다. 영양학자이자 트랜스지방 연구자 메리 에니그Mary Enig 박사는 지방의 이해를 도와주는 두 가지 유익한 방법을 설명한 바 있다. 첫 번째는 지방 분자의 길이를 보는 것이다. 일반적으로 지방이 짧을수록 항염증성이 강하다. 버터에서 발견되는 부티르산과 코코넛 오일에 들어 있는 네 가지 중간사슬지방medium chain triglyceride 중 두 가지를 포함한 짧은 혹은 중간사슬지방은 중요하다. 부티르산은 항염증성일 뿐만 아니라 혈액뇌장벽도 지켜준다. 맛있고 부드러운 버터로 부티르산을 섭취하는 것과 장내 박테리아가 식이섬유로 만드는 부티르산은 그 효과가 다르다. 이런 것이야말로 자연의 지혜가 아닌가 싶다.

지방의 가치를 이해하는 두 번째 방법은 안정성을 보는 것이다. 이제 알겠지만 산소는 몸에 화학 반응을 유도한다. 화학 반응은 지방을 손상시킬 수 있다. 산화된(손상된) 지방은 몸에 염증을 일으킨다. 몸이 손상된 지방으로 세포막을 만들면 유연성과 효율성이 떨어지고 해로운 유리기가 만들어진다. 유리기는 염증을 악화시키고 노화를 촉진한다. 손상된 지방은 뇌부터 시작해 당신의 기능을 해치는 적이다.

몸은 가장 안정적인 지방을 지혜롭게 사용한다. 세포막과 호르몬을 만들 때 그런 지방에 접근할 수 있다. 포화지방은 산소가 들어와 산화를 통해 손상을 일으킬 공간이 가장 적으며 손상에 약한 오메가3 지방산의 양이 세포 막을 작용시키기에 충분하다. 포화지방을 섭취하면 뇌가 강하고 안정적인 세포막을 만들 수 있다. 두 번째로 안정적인 지방은 단일불포화지방인데, 이것에는 산소가 들어와 문제를 일으킬 수 있다는 취약점이 딱 하나 있다. 불포화지방은 가장 안정적이지 못하고 염증성이 가장 높은 지방이지만 뇌에는 어느 정도 필요하다. 오메가3와 오메가6는 필수적인 불포화지방산이다.

4장에서 살펴보았듯이 오메가3 지방산은 항염증성이지만 오메가6 지방산이 많으면 염증이 생긴다. 이 두 가지가 적절한 비율로 있어야 뇌가 최적의 기능을 수행할 수 있다. 뇌에 가장 중요한 오메가3 지방산에 대해서는 이미 알고 있을지도 모른다. 에이코사펜타엔산eicosapentaenoic acid, EPA과 도코사헥사에노익산docosahexaenoic acid, DHA이다. EPA는 강력한 항염증성인 반면 DHA는 뇌와 망막, 중추신경계의 기본적인 구조 지방산이고 뇌 발달에 필수적이다.[32]

앞 문장을 다시 읽어보자. DHA는 뇌의 기본적인 구조 지방산이다. 실제로 일부 연구자들은 DHA 섭취량이 늘어난 덕분에 인간의 뇌가 크고 강력하게 발달할 수 있었다고 생각한다.[33] 하지만 DHA는 우리 몸이 직접 생산할 수 없고 음식으로 섭취해야 한다. 아기의 뇌 발달에 필수적이므로 모유에도 풍부하다. 여성은 임신을 하기 전에도 엉덩이 부분에 여분의 DHA를 저장한다. 일부 연구에서는 남성이 여성의 굴곡 있는 몸매를 선호하도록 진화한 이유가 곡선이 건강한 아기를 낳을 수 있다는 신호이기 때문이라고 암시한다. 여성이 두 번째 아기를 낳을 때 쯤 되면 DHA 공급량이 줄어드는 경우가 많다. 일부 전문가들은 첫째 아이가 적성 검사에서 동생들보다 평균적으로 높은 점수를 받는 이유를 여기에서 찾는다.

자궁에서 인간의 뇌를 키우려면 당연히 DHA가 많이 필요하다. 하지만 DHA는 임신과 상관없이 성인의 뇌 기능을 최적화하기 위해 꼭 필요하다. 55세 이상 485명을 대상으로 한 광범위한 연구에서 DHA 보충제를 6개월 동안 섭취하자 기억과 학습 능력이 크게 개선되는 효과가 나타났다. 같은 연구는 DHA 섭취량과 알츠하이머 발병률이 반비례한다는 결과도 보여주었다.[34] 다시 말해서 DHA를 많이 섭취할수록 알츠하이머에 걸릴 위험이 적어진다. 생쥐를 대상으로 한 실험에서 DHA가 기억력을 개선하고 알츠하이머 진행 속도를 늦춘다는 사실이 증명되었다.[35] 인간에게도 똑같이 적용될 것이다.

똑똑하고 섹시한 뇌를 만들어주는 최고의 지방 공급원은 다음과 같다.

안정적인 포화지방 공급원

목초를 먹고 자란 동물의 지방과 고기(골수, 라드 등도 포함, 가금류 지방은 포함되지 않음) 2006년 연구[36]에서는 목초를 먹인 소에 건강한 오메가3와 공액리놀레산conjugated linoleic acid, CLA이 더 많이 들어 있음이 나타났다. CLA는 자연발생적인 트랜스 지방산으로 뇌 기능을 개선하고 체중을 줄여주고 암 위험을 낮춰준다. 80일 동안 곡물을 먹이는 것만으로 소의 오메가3와 CLA가 파괴되며 곡물을 오래 먹일수록 고기의 품질이 떨어진다. 곡물을 먹인 고기에는 오메가3가 너무 적게 들어 있어 공급원으로 칠 수도 없을 정도이지만 목초를 먹인 고기는 좋은 지방 공급원이 된다. 2008년에 발표된 연구[37]에서 목초를 먹인 육류에는 곡물을 먹인 육류보다 총 지방량이 약간 적었다. 목초를 먹인 육류는 포화지방, 오메가3, CLA, CLA

와 비슷한 트랜스바세닉산trans vaccenic acid의 함량이 더 높았다. 목초를 먹인 육류와 곡물을 먹인 육류의 오메가6와 고도불포화지방, 콜레스테롤의 수치는 같았다. 즉 목초를 먹고 자란 육류가 오메가6와 오메가3 지방산의 비율이 더 좋고 전반적으로 더 건강한 지방이 들어 있다는 뜻이다. 골수에는 특히 오메가3가 풍부하다. 우리 조상들이 뼈를 깨뜨려서 골수를 섭취한 덕분에 커다란 뇌가 발달할 수 있었다고 믿는 연구자들도 있다.

목초를 먹인 소의 우지 우지는 우유 지방이 아니라 동물 지방으로 만든 버터라고 할 수 있다. 상온에서도 고체 상태인데 이것은 대단히 안정적인 지방이라는 의미다. 목초를 먹인 소의 우지는 오메가6와 오메가3의 비율이 좋다. 건강에도 좋고 신경 써서 준비하면 맛있게 섭취할 수 있다.

목초 계란 노른자 버터와 마찬가지로 계란 노른자는 항생제와 GMO(유전자 변형 식품) 옥수수와 콩을 먹고 자란 닭에게서 나올 경우에는 건강에 좋은 영양소가 대부분 사라져버린다. 이 두 가지는 슈퍼마켓에서 판매되는 모든 닭의 식단이다. 유기농 닭도 대부분 유기농 '곡물'을 먹고 자란다. 물론 GMO 곡물보다는 낫겠지만 월등하게 나은 것도 아니다. 자유로이 뛰놀며 목초를 먹고 자란 닭이 낳은 계란의 노른자는 비타민 A와 항산화물질이 풍부해 진한 황금색을 띠고 보통 계란보다 오메가3가 두 배 많다. 다시 한 번 말하지만 두 배다. 계란을 프라이하거나 삶거나 수란으로 먹을 때 노른자를 반숙으로 요리해야 노른자의 소중한 콜레스테롤과 인지질 성분이 파괴되지 않는다. 완숙 계란은 염증성이 커진다.

단일불포화지방 공급원

올리브 오일 올리브 오일에는 항염증성의 강력한 항산화물질인 올레오칸탈oleocanthal과 올레우로핀oleuropein 성분이 들어 있다. 올레오칸탈은 거의 약과 같은 건강 효과를 낸다. 알츠하이머를 일으키는 아밀로이드 반amyloid plaque을 뇌에서 제거해주고 암세포를 죽인다는 사실이 밝혀졌다. 하지만 올리브 오일은 제대로 다루어야 한다. 단일불포화지방이라서 기버터나 코코넛 오일 같은 조리용 지방보다 안정성이 떨어지기 때문이다. 올레오칸탈은 가열하면 파괴되기 쉬우므로 엑스트라 버진 올리브 오일은 열을 가하거나 조리하지 않는 것이 좋다. 샐러드나 조리한 음식에 넣는다. 올리브 오일은 빛에 노출되면 산화되므로 어두운 유리병에 들어 있는 것으로 구입한다.

최근에 이루어진 업계 조사에서 많은 기업이 올리브 오일에 싸구려 오일을 섞는다는 사실이 밝혀졌다. 따라서 신뢰할 수 있는 브랜드를 찾아야 한다. 규모가 작은 업체가 생산하는, 유럽산보다 훨씬 신선한 캘리쏘니아산 올리브 오일이 좋다. 올리브 오일은 무게 때문에 항공편 배송이 비싸서 유럽 회사들이 배편으로 내보낸다. 시중에서 구입하는 시점에는 이미 몇 개월이 지난 이후이므로 이로운 성분들이 파괴되어 있다.

오메가3 지방산 공급원

자연산의 저수은 해산물 자연산 해산물에는 지방과 미량영양소, 미량

무기질, 항산화물질이 풍부하다. 양식된 해산물에는 농약과 독소, 중금속, 살충제, 병원균, 환경오염 물질이 많이 들어 있다. 영양소와 건강한 지방도 자연산보다 훨씬 적다. 모든 생선에는 수은이 들어 있다. 적은 양은 뇌가 감당할 수 있지만 최대한 수은 함량이 적은 것을 찾아야 한다.

해산물의 종류마다 함유된 오메가3의 양이 다르다. DHA와 EPA는 (특히 풍부한 생선이 있기는 하지만) 모든 생선에 조금씩은 들어 있다. 다음은 오메가3가 풍부한 저수은 생선이다.

- 정어리
- 붉은 연어
- 앤초비
- 고등어
- 자연산 송어

어유/크릴 오일 오메가3 섭취량을 늘리려고 어유를 구입하는 사람들이 많지만 질 나쁜 어유는 오히려 문제를 일으킨다. 슈퍼마켓에서 보는 할인 브랜드들은 오염, 산화되어 효과가 떨어질 가능성이 크다. 캡슐을 열어보면 생선 냄새가 더 강할 것이다. 좋은 품질의 어유를 구입하기가 어렵다면 아예 섭취하지 않는 편이 낫다.

그래서 나는 어유보다 크릴 오일을 추천한다. 크릴 오일이 더 안정적이고 인산화가 활발하기 때문이다. 뇌가 더 간편하게 사용할 수 있다는 뜻이다. 크릴 오일에는 미토콘드리아 개선 효과가 있는 강력한 항산화물질인 아스타크산틴astaxanthin도 들어 있다.

확실하게 하기 위해 다시 강조하겠다. 뇌 기능을 최적화하려면 제대로 된 지방을 먹어야 한다. 지방은 뇌에 가장 중요한 다량영양소다. 포만감도 주고 맛까지 좋다. 또 지방은 식탐을 없애준다. 헤드 스트롱 프로그램에서 건강한 지방을 섭취하면 절대로 배고프지 않고 박탈감도 느껴지지 않을 것이다.

최 강 의 케 토 시 스

훗날 '서양 의학의 아버지'로 불리게 되는 그리스의 의사 히포크라테스는 기원전 400년에 기적 같은 회복 경험을 목격하고 기록했다. 심신을 약화시키는 심한 발작을 보이는 사람이 음식을 먹지 않으면 놀라울 정도로 증상이 개선되는 것이었다. 물론 당시에는 간질이라는 말도, 간질이 일으키는 발작에 대한 이해도 없었다. 하지만 금식을 하면 발작이 멈추는 것은 확실했다.

20세기에 들어서야 과학자 조지 카힐George Cahill이 금식을 통해 케토시스ketosis 상태가 되기 때문에 발작이 멈추는 것이라는 사실을 발견했다. 금식 또는 극도로 탄수화물을 제한할 때 간은 지방산을 분해해 케톤체를 만든다. 케톤체는 수용성 분자로 설탕보다 훨씬 나은, 미토콘드리아의 이상적인 연료다. 미토콘드리아가 케톤체를 연료 삼아 ATP를 만들면 케토시스 상태가 된다. 고성능 상태인 것이다(하지만 항상 이 상태에 계속 머무르는 것은 좋지 않다). 케토시스 상태에서는 미토콘드리아의 에너지 공급이 증가하고 유리기 생산이 줄어들고 중요한 억제성 신경전달물질 GABA가 증가한다. 케토시스 상태로 진입하는 여러 가지 방법은 나중에 설명하겠다.

케토시스는 간질 환자를 양날의 검인 산소로부터 보호해주는 듯하다. 세포가 에너지를 만들려면 산소가 필요하지만 산소는 뉴런을 자극한다. 뉴런 자극이 너무 심하면 흥분독성excitotoxicity이 일어난다. 신경전달물질 수용체가 지나치게 활성화되고 산화 스트레스가 일어나 세포가 죽고 발작이 일어날 수 있다. 케토시스는 GABA와 항산화물질의 수치를 높여 발작을 막아준다. 미토콘드리아가 포도당보다 케톤을 이용해서 더 효율적으로 ATP를 만들어도 괜찮다. 그 과정에서 산화 스트레스가 줄어들고[38] 뉴런에 많은 에너지가 공급되어 흥분독성을 통제할 수 있다. 이미 살펴본 것처럼 미토콘드리아 기능이 개선되면 유리기가 줄어든다.

케토시스는 온갖 위협으로부터 우리를 지켜주는 듯하다. 케토시스가 아니라면 음식 섭취가 적을 때 굶어죽을 것이다. 미토콘드리아가 지방으로 ATP를 만들지 못하기 때문이다. 인간이 하루 중 언제라도 손쉽게 음식을 접할 수 있게 된 것은 불과 몇 백 년밖에 되지 않았으므로 케톤이 오랫동안 인류라는 종을 생존시켜준 것은 명백하다. 음식이 부족할 때 케톤이 저혈당증과 배고픔으로 죽지 않도록 회복력을 제공해주었던 것이다.

어떻게 하면 케토시스의 효율성이 올라갈까? 2장에서 살펴보았듯이 에너지 생산의 첫 단계는 미토콘드리아 내부에 연료가 마련되는 것이다.

포도당과 달리 케톤체는 온전한 상태로 미토콘드리아에 들어갈 수 있다. 그런 다음에 아세틸 보조효소 A acetyl CoA로 직접 분해되고 크렙스 회로에 들어간다. 반면 포도당은 먼저 미토콘드리아 외부에서 피루빈산으로 분해되어야만 한다. 그 다음에 피루빈산이 미토콘드리아 안에서 아세틸 보조효소 A로 분해된다. 한마디로 케톤은 한 단계를 건너뛰고 에너지 생산에 돌입할 수 있다는 이야기다.

케톤체로 인해 아세틸 보조효소 A가 증가하면 크렙스 회로가 NADH를 많이 '충전'할 수 있다. NADH는 전자 전달계에 에너지를 공급하는 입자다. 간단히 말하자면 이렇다. 케토시스는 에너지의 배출과 재활용 과정을 가속시킨다. 포도당 연소보다 적은 산소가 사용되고 산화 스트레스도 덜 발생한다.

그리고 케톤체는 피루빈산보다 에너지가 풍부하기 때문에 ATP를 많이 만든다. 포도당 100그램이 ATP 8.7킬로그램을 만드는 반면 케톤체 100그램은 ATP 10.5킬로그램을 만든다.[39] 20퍼센트나 많다!

모든 세포에는 수백 개의 미토콘드리아가 들어 있다는 사실을 기억하자. 뇌세포에는 수천 개가 있다. 따라서 ATP 몇 킬로그램 정도로 에너지 생산이 소금만 늘어나도 결과는 엄청나다. 힘겹게 겨우겨우 버티다가 최고의 컨디션으로 바뀌는 변화가 일어날 수 있다.

얼마 전 크렙스 회로를 발견한 한스 크렙스와 연구를 함께 한 유명한 케톤 전문가 리처드 비치 Richard Veech 박사를 인터뷰할 수 있었다. 비치 박사는 인간이 금식시 케토시스 상태로 접어들 수 있는 유일한 동물이며 이는 커다란 뇌가 있기에 가능한 일이라고 설명해주었다. 케토시스는 우리의 커다란 뇌를 산화 스트레스로부터 보호하고 생존하게 해준다. 음식을 먹지 않을시 6일 안에 죽지만 케톤 덕분에 더 오래 생존할 수 있다. 지금이야 어디에서나 쉽게 맥도날드를 볼 수 있지만 우리 조상들은 사냥과 사냥 사이에 굶어야 했다. 그 시간 동안 케토시스 상태 덕분에 생존할 수 있었다.

나는 케토시스가 에너지 수치에 큰 영향을 끼친다는 사실은 알지만 어느 정도의 활력을 주는지 정확한 수치는 알지 못했다. 비치 박사는 케톤체 이용시 포도당의 경우보다 심장 에너지가 28퍼센트 증가한다고 말했다. 뇌와 심장의 미토콘드리아 밀집도가 비슷하다는 사실로 보아 케톤체는 뇌에도 큰 영향을 미칠 것이다.

이 수치는 나를 깜짝 놀라게 했다. 뇌 에너지가 28퍼센트 늘어난다는 것이 어떤 뜻인지 상상할 수 있겠는가? 얼마나 큰 의미인지 아무리 강조해도 모자란다. 기량을 높이는 새로운 방법을 20년 동안 연구했지만 케톤체만큼 효과적인 것은 없었다. 에너지를 5퍼센트나 10퍼센트 올려주는 방법은 있었지만 그 무엇도 케톤체의 28퍼센트에는 미치지 못했다. 이렇게 생각해보자. ATP가 정상적인 기능을 수행할 수 있는 에너지를 제공한다면 케토시스는 그보다 28퍼센트 높은 기량을 발휘하게 해준다. 그 여분의 브레인파워를 어디에 사용할 것인가?

시간이 지날수록 몸은 좀 더 효율적으로 케톤을 사용할 수 있게 된다. '케토 적응' 상태가 되는 것이다. 케토 적응에는 장점이 있다. 몸이 효율적으로 지방을 분해하고 연소시켜 에너지로 만들 수 있다. 또한 해독 효과도 커진다. 경고: 처음에는 컨디션이 좋지 않을 수도 있다. 처음 케토시스 상태에 접어들면 끔찍한 입 냄새가 난다. 우리 몸이 지방에 독소를 많이 저장해두기 때문이다. 그 지방을 태워 에너지를 만들 때는 지방에서 배출되는 독소를 간이 처리해야만 한다. 활성야자탄 같은 톡신 바인더 toxin-binder(독소를 몸 밖으로 배출해주는 제제_옮긴이주)를 사용하지 않으면 며칠 동안 피로와 뇌 혼미가 나타날 것이다. 간이 지방에서 배출된 독소를 처리하는 동안 뇌에서 에너지를 끌어오기 때문이다.

적응 기간은 길지 않으며 그 기간에 따르는 문제를 이겨낼 가치도 충분하다. 케토 적응 상태가 되면 입 냄새와 피로, 뇌 혼미가 사라지고 넘치는 에너지와 최적화된 뇌 기능이 기다리고 있을 것이다. 케토시스를 경험한 후 난생 처음으로 살아 있는 기분을 느꼈다는 사람들을 많이 보았다. 절대로 과장이 아니라고 생각한다.

물론 세상에 완벽한 것은 없듯이 케토시스도 마찬가지다. 몸을 어떤 상태에 계속 놓아두려고 하면 저항이 시작된다. 케토시스 상태에 진입하는 가장 보편적인 방법 두 가지는 탄수화물을 거의 제한하거나 아예 금식을 하는 것이다. 케토제닉(극도의 저탄수화물) 식단을 수개월 동안 지속하면 코르티솔 수치가 올라가서 뇌에 포도당을 공급하기 위해 근육을 파괴하기 시작한다. 금식을 할 때조차 포도당 수치는 0이 되지 않는데 그 이유는 코르티솔 생산이 계속 늘어나기 때문이다. 코르티솔은 세포가 인슐린에 저항해 포도당을 합성하지 못하게 만든다. 따라서 혈중 포도당 수치가 높아져 래브라도가 깨어나고 심각한 갈망이 일어난다.

몇 개월 동안 계속 케토시스를 유지하면 컨디션이 엉망진창으로 변하기 시작하는 이유도 그 때문이다(모든 사람이 그런 것은 아니다). 내 경우는 확실히 그랬다. 뚱뚱했던 시절 저탄수화물 식단으로 20킬로그램 넘게 감량하고 컨디션이 매우 좋았는데 갑자기 끔찍한 상태가 되었다. 오랫동안 탄수화물 섭취량을 줄일 때 가장 먼저 나타나는 증상으로는 갈망 외에도 안구 건조증이 있다. 저탄수화물 식단을 쉬지 않고 실시하면 수면의 질이 망가지고 갑상선도 나빠진다.[40] ATP를 만들고 미엘린을 건강하게 유지하려면 갑상선 호르몬이 필요하므로 이는 큰 문제가 된다. (비록 소수이지만 연속적인 케토시스 상태에서 활기차게 지내는 사람도 있다.)

내가 알게 된 또 다른 사실은 뉴런은 에너지원으로 케톤을 선호하는 반면 미엘린을 고치거나 유지하는 세포 등의 다른 세포들은 포도당을 선호한다는 것이다. 몸은 하이브리드 자동차처럼 연료원을 바꿔가며 사용할 수 있을 때 가장 효율적으로 움직인다. 그래서 나는 케토시스를 해킹하는 방법을 찾으려고 했다. 어떻게 하면 세포로부터 포도당을 빼앗지 않고, 부작용 없이 뇌 에너지를 늘릴 수 있을까?

탄수화물을 완전히 제한하지 않고 약한 케토시스 상태로 진입하는 방법이 있었다. 1980년대에 하버드 의대 연구진은 중간사슬지방(MCT)을 대량으로 만들어 치료용으로 사용할 수 있는 방법을 발견했다.[41] 하지만 케톤을 늘리려면 그 지방을 많이 투여해야 하므로 내가 애정을 담아 '처참한 팬티'라고 부르는 유쾌하지 못한 위장 상태로 이어지는 경우가 많았다. 연구진은 일부 MCT가 수용성이라 직접 간으로 가고 간에서 곧바로 분해된다는 사실을 알게 되었다. 이를 위해서는 저장된 글리코겐을 완전히 없애버려야 한다. 그러면 탄수화물이 있어도 곧바로 케토시스 상태에 진입한다.

나에게는 매우 획기적인 발견이었다. 그 후 나는 위장 문제에도 불구하고 MCT 오일을 사용하기 시작했다. 화장실을 들락날락거리는 번거로움은 있지만 컨디션이 최고라서 그럴 가치가 충분했다! 나중에는 캘리포니아 대학교 샌디에이고 캠퍼스에서 진행한 연구에 따라 직접 브레인 옥테인 오일Brain Octane Oil을 개발했다. 이것은 혈관의 케톤 수치를 올려주는 효과가 MCT 오일보다 훨씬 뛰어나다. 브레인 옥테인 오일은 두 가지를 모두 만족시키면서 케토시스를 강화해줄 목적으로 만들어졌다. 혈중 케톤 농도가 0.8밀리몰일 때 영양학적으로 케토시스 상태라고 한다. 하지만 혈중 케톤 농도 0.5밀리몰 정도도 배고픔과 성취감을 담당하는 두 가지 호르몬에 변화를 주기에 충분하다.[42] 브레인 옥테인 오일은 약간의 탄수화물을 섭취하고도 가벼운 케토시스 상태에 이르도록 해준다. 곧바로 식탐이 사라지고 집중력이 올라간다. 처참한 팬티 문제도 훨씬 줄어든다!

브레인 옥테인 오일을 사용하지 않고 케토시스 상태가 될 수 있는 잘 알려진 방법이 있다. 탄수화물 섭취량을 하루 20그램으로 줄이고 칼로리의 70~85퍼센트를 지방으로 섭취하는 것이다. 그러려면 폴리페놀이 풍부한 채소의 섭취를 줄여야 하고 시간이 지날수록 영양 부족이 될 수 있으므로 주의가 필요하다. 브레인 옥테인 오일을 사용하면 두 가지 모두를 만족시킬 수 있다. 매일 탄수화물도 먹을 수 있고 혈중 케톤 농도도 맞출 수 있다.

뇌 기능을 올려주는 단식

탄수화물 제한과 브레인 옥테인 오일이 케토시스 상태로 진입하는 유일한 방법은 아니다. 단식이라는 오래되고 효과적인 방법도 있다. 단식에는 케토시스 말고도 좋은 점이 있다. 단식은 뇌의 미엘린화와 미엘린 재생을 돕고 몸의 염증을 줄여준다. 또한 세포의 해독 시스템인 자가포식 작용을 일으켜 세포 폐기물을 제거한다. 뇌를 위한 딥 클리닝과 마찬가지이니 효과 만점이다.

하지만 세상에 완벽한 것은 없다. 금식에는 신경질적이 되는 것을 비롯한 단점이 따른다. 음식 섭취가 중단되면 뇌는 죽는다고 생각하기 때문에 화와 분노, 슬픔 같은 원시적인 감정이 수면으로 올라온다. 동료나 가족에게는 더욱 힘든 일이다!

많은 사람이 간헐적 단식이라는 기법으로 장기적인 단식을 해킹하려고 노력했다. 하루 동안 특정한 시간에(6~8시간) 먹고 나머지는(16~18시간) 단식하는 방법이다. 이러한 간헐적 단식은 영양 상태를 유지하면서 케토시스에 들어갔다 나오는 효과적인 방법이고 신경발생률 증가를 비롯해 뇌에 여러 가지 좋은 효과가 있음이 증명되었다.[43]

간헐적 단식의 단점은 에너지 슬럼프를 일으킨다는 것이다. 대부분의 간헐적 단식법에서는 아침을 건너뛰고 오후 2시 전까지 점심을 먹지 말라고 한다. 나도 따라 해보았는데 뇌가 한창 활발하게 움직여야 할 업무 시간에 에너지가 곤두박질쳤다. 그러한 부작용 없이 케토시스와 간헐적 금식의 장점을 활용할 수 있는 방법을 찾고 싶었다.

당시는 이미 불릿프루프 커피를 만들었을 때였고 불릿프루프 커피가 왜 효과적인지도 어느 정도 알고 있었다. 티베트인들이 아침 명상 전에 마시는 폴리페놀 풍부한 야크 버터차에서 영감을 얻어 만들었고 브레인 옥테인 오일과 목초를 먹인 소의 우유로 만든 버터, 특수 공정을 거쳐 미토콘드리아를 해치는 독소를 제거한 커피를 조심스럽게 섞는 쪽으로 발전했다. 커피에는 폴리페놀이 풍부하지만 미토콘드리아를 해치는 독소가 들어 있는 경우가 많다. 그래서 보통 커피와 다르게 곰팡이 독소 위험이 없는 새로운 커피 공정 과정을 개발했고 그 커피에 목초 버터와 브레인 옥테인 오일을 섞기로 했다. 목초를 먹인 소의 우유로 만든 버터는 항염증성 부티르산을 공급하고 브레인 옥테인 오일이 약한 케토시스 상태로 만들어주었다. 이 조합은 내 뇌가 가장 필요로 하는 것을 충족해주었다. 간헐적인 금식을 할 때 몸이 단식하는 것으로 생각하게끔 아침에 단백질이나 당분 없는 불릿프루프 커피를 마셨더니 놀라운 효과가 나타났다. 에너지가 줄어들지 않고도 단식 효과가 느껴졌다.

아침 식사 대신 불릿프루프 커피를 마시면 몸에 단식 모드가 유지되면서도 포만감과 에너지가 생긴다. 그동안 수많은 사람이 불릿프루프 커피로 같은 효과를 보았다. 브레인 옥테인 오일은 전날 밤에 탄수화물을 약간 섭취해도 케토시스 상태로 진입하게 해준다. 커피의 폴리페놀은 염증을 물리치고 뇌세포의 생장을 도와주고 유익한 장내 박테리아의 먹이가 되어준다. 목초를 먹인 소의 우유로 만든 버터의 부티르산은 혈액뇌장벽을 지켜주고 좋은 장내 박테리아에 먹이를 제공한다. 또한 커피에 든 폴리페놀 성분의 생물학적인 이용 가능성을 높여주고 폴리페놀이 뇌에 접근하지 못하도록 차단하는 우유 단백질도 들어 있지 않다. 블릿프루프 커피는 내가 경험한 가장 효과적인 영양 해킹이라고 할 수 있다.

가장 좋은 점은 버터와 브레인 옥테인 오일의 지방이 스위치를 내리는 것처럼 금방 음식에 대한 갈망을 없애준다는 것이다. 내면의 래브라도가 발밑에서 얌전하게 앉아 있으니 한 번에 몇 시간씩 활기차게 집중할 수 있다. 음식을 약간 먹는데도 몸은 단식 중이라고 생각한다. 이보다 더 효과적이고 빠르게 뇌를 튼튼하게 만들어주는 방법은 없다.

믿기지 않는다면 단 한 번만이라도 시도해보기 바란다. 제대로 된 커피콩과 브레인 옥테인 오일, 목초 버터로 만든 커피를 한 번만 마셔보기를. 낮과 밤처럼 확연한 차이가 나타난다. 평범한 커피콩과 버터와 코코넛이나 MCT 오일로 만든 평범한 버터 커피는 과학적으로 미토콘드리아를 저해하는 독소와 나쁜 지방, 적은 케톤이라는 결과로 이어지고 뇌 기능도 별로 개선되지 않는다. 불릿프루프 커피는 뇌 성능을 최적화해준다.

꼭 기억해야 할 세 가지

✚ 폴리페놀은 장을 지켜주고 신경발생률을 높이고 세포자멸사에 영향을 주고 염증을 줄여주는 항산화물질이다. 폴리페놀이 흡수되려면 지방이 필요하다.

✚ 뇌에 좋은 신경전달물질이 만들어지려면 특정한 영양소가 필요하다. 가장 좋은 음식은 소고기, 아몬드, 계란, 양고기, 자연산 연어 등이다.

✚ 미토콘드리아는 포도당보다 케톤을 사용할 때 에너지를 더욱 효율적으로 만든다.

지금 당장 실천해야 할 세 가지

✚ 당분이 적게 든 채소와 과일을 목초 버터 같은 건강한 지방과 함께 먹는다.

✚ 뇌에 필요한 필수지방산을 위해 생선을 충분히 섭취한다.

✚ 브레인 옥테인 오일을 사용하거나 탄수화물 제한으로 뇌가 케톤을 이용할 수 있도록 한다.

Chapter 6
뇌 기능을 저하시키는 음식들

음식은 뇌의 연료가 되어 당신의 기량을 높여줄 수 있다. 그렇다면 뇌를 제대로 충전하는 도구가 이미 갖추어졌다는 뜻이므로 반가운 소식이다. 하지만 어떤 음식을 선택하느냐에 따라 뇌 기능이 강화될 수도 있고 억제될 수도 있다. 매일 먹는 음식이 뉴런을 파괴하고 미토콘드리아 효율성과 세포의 에너지 생산을 떨어뜨리고 염증을 악화시키고 짜증과 집중력 저하, 뇌 혼미 같은 증상을 일으키기도 한다. 그런 일이 일어나도 당신은 모르고 있을 것이다.

우리가 음식을 먹는 이유는 몸에 에너지를 공급하기 위해서다. 그중에서도 뇌는 가장 많은 에너지를 소비한다. 에너지 생산에 대해 매일 새

로운 정보가 나오고 있지만 에너지를 빼앗아가는 음식이 있다는 사실만
은 확실하다. 그 정보를 알면 뇌 성능을 높일 수 있다.

염 증 성 식 품

4장에서 살펴보았듯이 장 내벽을 자극하고 면역계가 건강한 세포를
공격하도록 만들어 염증을 일으키는 음식이 있다. 그런 음식은 항상 뇌에
나쁜 영향을 끼친다. 미토콘드리아에 염증이 생기면 전자의 전달 사슬이
길어져서 이동 시간도 길어진다. 그러면 에너지 생산의 효율성이 떨어지
고 심신 기능도 저하되므로 당신의 기량도 떨어진다.

염증을 일으키는 음식을 확실하게 아는 것이 항상 쉽지는 않다. 염증
증상이 조용하게 나타나기 때문이다. 염증이 심해졌을 때 바로 증상이 나
타날 수도 있지만 대부분은 미토콘드리아를 억압하는 음식을 먹고 나서
도 그냥 낮에 기운이 하나도 없거나 단순히 운동 부족이라고 생각할 뿐
이다. 염증을 일으키는 뇌의 군살이 눈에 보이지 않기 때문이다. 대신 군
실과 전혀 상관없어 보이는 증상이 나타나기 시작한다. 쉽게 짜증이 몰려
오고 소중한 사람들에게 신경질적으로 굴기 쉽다. 나도 음식의 독소가 미
토콘드리아를 파괴하고 뇌의 정서 영역을 엉망으로 만들었을 때 가족들
에게 심한 말을 많이 했다. 에너지 생산 시스템이 독소에 노출되면 나쁜
사람이 될 수밖에 없다.

게다가 어떤 사람들은 특정 식품에 더욱 민감하다. 자주 섭취하는 음

식인데도 자신이 그것에 민감하다는 사실을 모르고 있을 수도 있다. 병원에서 음식 알레르기 혈액 검사를 받아보는 것이 좋다. 간단한 검사지만 어떤 음식이 문제가 될 수 있는지 알려준다.

혈액 검사가 기본이지만 무료로 할 수 있는 방법도 있다. 정확도는 좀 떨어지지만 그래도 유용한 해킹법이다. 알레르기가 있는 음식을 먹을 경우 90분 내에 1분당 심박수가 17회 증가한다. 따라서 문제가 될 것 같은 음식을 먹을 때는 미리 심박수를 재고 먹은 후에 여러 번 다시 재본다. 심박수가 크게 증가했다면 범인을 찾은 것이다! 무료 스마트폰 앱 불릿프루프 푸드 디텍티브Bulletproof Food Detective로 음식 알레르기 테스트를 해볼 수도 있다.

거의 모든 사람에게 염증을 일으키는 음식도 있다. 그런 음식은 항상 문제를 일으키므로 되도록 피해야 한다. 하지만 섭취 후 하루 정도 있다가 증상이 나타나기 때문에 보통은 문제와 연결 지어 생각하기가 어렵다. 대표적인 염증성 식품은 다음과 같다.

트랜스 지방

트랜스 지방은 식물성 오일에 수소가 더해져서 안정적이 될 때 생긴다. 다른 지방보다 유통 기한이 길어서 식품 업체들이 많이 사용하며, 식당의 튀김 도구에도 시간이 지나면 생긴다. 트랜스 지방은 몸에 매우 해로운 뇌의 적이다. 또한 미토콘드리아의 구성을 바꿔놓으며[1] 분해시 미토콘드리아 내에 축적된다.[2] 그러면 뇌에 염증이 생기고 면역계가 과민 반응을 일으킨다.[3] 트랜스 지방 섭취는 암, 치매, 알츠하이머, 간 손상, 불임, 우울증 등 다수의 질병과도 관련 있다. 이 모두가 미토콘드리아 기능 이상이다!

여러 국가에서 트랜스 지방을 규제하기 시작했지만 특히 제빵류와 튀김 식품, 크림 대용품, 감자칩, 마가린 등 수많은 제품에서 여전히 발견된다. 튀김 기름의 성분표에는 나와 있지 않지만 식당에서 파는 튀김 음식에 많이 들어 있다. 모두가 흑사병처럼 당신이 피해야 하는 음식이다. 트랜스 지방을 먹으면 며칠 동안 미토콘드리아가 제대로 작동하지 않을 수 있으므로 그런 음식은 '외면'해도 된다.

유제품

우유는 (수분을 제외하고) 세 가지 요소로 이루어진다. 단백질과 당분, 지방. 어떤 사람들이 유제품에 민감한 이유는 대개 당분이나 단백질의 영향 때문이다. 유제품에 함유된 주요 당분인 유당(락토오스)에 대해 알고 있을 것이다. 유당 불내성이 있으면 유당을 분해하는 소화효소인 락타아제가 없는 것이다. 유당 불내성이 있는데도 유제품을 섭취한다면 우유나 아이스크림을 먹을 때마다 전신성 염증이 생기고 몸이 약해진다.

하시만 유낭 불내성 없는 사람이라도 유제품의 주요 단백질인 카세인casein에 민감한 경우가 많다. 카세인은 글루텐과 분자 구조가 비슷해서 둘 중 하나에 민감하면 나머지에도 민감하다. 카세인은 카소모르핀 casomorphin으로 분해되어 뇌의 아편수용체opiate receptor와 결합해 나른함을 느끼게 하는 경우가 많다. 설상가상으로 분리 우유 단백질은 대중적인 '케토' 혹은 '저탄수' 단백질 바에 흔한 성분이다. 뇌 기능 개선에 도움

되는 성분이 아니다!

우유 단백질은 염증을 일으켜 미토콘드리아 기능을 저하시킨다. 또한 건강에 좋은 (커피 등의 식단에 들어 있는) 폴리페놀에 결합해 몸과 미토콘드리아가 사용하지 못하도록 만든다. 커피에 우유와 크림 등을 섞음으로써 분리 우유 단백질과 카세인이 더해지면 폴리페놀 흡수율이 3.4배 떨어진다.[4] 블랙커피를 우유 단백질이 들어간 '케토 단백질 바'와 함께 먹어도 같은 일이 발생한다. 즉 우유 단백질은 미토콘드리아에 나쁜 변화를 줄뿐만 아니라 미토콘드리아의 보수와 강화에 필요한 영양소도 흡수되지 못하게 만든다.

아마도 당신은 '버터도 우유로 만들잖아?'라고 생각할 것이다. 엄밀하게 말해서 유제품이긴 하지만 버터에는 우유 단백질이 거의 없다. 목초를 먹인 소의 우유로 만든 버터 1큰술에는 우유 단백질이 0.1그램이고 유당은 거의 없다. 발효 버터에는 그보다 더 적고 기 버터(정제 버터)에는 현미경으로 봐야만 보일 정도로 들어 있다. 연구에 따르면 버터에 들어 있는 짧은사슬지방인 부티르산은 "미토콘드리아 기능과 생물발생을 증가시킨다".[5] 내가 불릿프루프 커피에 우유가 아닌 버터를 사용하는 것도, 버터가 헤드 스트롱 프로그램에 포함되는 것도 그 때문이다. 우유 단백질은 미토콘드리아에 나쁘다. 유당도 설탕이다. 하지만 우유 지방은? 몸에 좋다.

글루텐

산속에 사는 사람이 아니라면 밀에 들어 있는 단백질인 글루텐이 많은 이들에게 소화 부작용을 일으킨다는 말을 들어보았을 것이다. 미국인

약 300만 명이 글루텐 알레르기가 있고(셀리악병) 글루텐 민감성이 있는 사람은 최대 1,800만 명에 이른다. 하지만 사실 글루텐은 모든 사람에게 영향을 끼친다.

빵이나 파스타, 시리얼 등 글루텐이 함유된 식품을 먹으면 몸에서 조눌린zonulin이라는 단백질이 분비된다. 이것은 소화관 벽에 있는 세포들 사이의 공간을 제어한다.[6] 글루텐에 의해 조눌린이 과도하게 분비되면 세포들 사이에 틈이 생겨서 소화관 벽으로 병원균이 유입된다(장 누수 증후군이 생긴다). 결과적으로 염증이 일어난다. 또한 글루텐은 뇌 혈류량을 감소시키고 ATP 생산과 미엘린 유지, 미토콘드리아 건강에 필요한 갑상선 호르몬을 훼방 놓는다.[7] 이것은 (글루텐 알레르기가 있건 없건) 모두에게 해당되는 사항이며 학습과 집중력, 기억력 문제로 이어질 수 있다.

이미 미토콘드리아 기능 저하 증상이 나타났다면(전체 인구의 약 48퍼센트가 해당된다) 글루텐은 더욱 문제가 된다. 동물을 대상으로 한 연구에 따르면 미토콘드리아 역기능은 장 누수를 일으키고[8] 염증성 장 질환과도 관계 있다.[9] 글루텐은 염증성 연료에 불을 붙인다.

우리 가족의 요리사이자 《최강의 레시피Bulletproof: The Cookbook》라는 요리책을 쓴 서사보서 안타까운 소식을 전해야겠다. 글루텐은 맛도 좋고 여러 가지 맛있는 음식을 만들 수 있다. 하지만 장기적인 손실을 생각하면 단기적인 장점은 무가치하다. 맛있는 음식을 몇 입 먹는 것보다 평소의 몸 상태가 어떤지가 삶에 훨씬 더 중요하니까. 글루텐을 끊고 몸 상태가 얼마나 좋아지는지 살펴보라. 시간이 지날수록 몸이 더욱 활기차질 것이다.

식물성 오일

카놀라, 옥수수, 목화 씨, 홍화 씨, 대두, 해바라기 등 모든 식물성 오일이 염증을 일으킨다. 어째서 그럴까? 공정 과정에서 대부분 파괴가 이루어지고 너무 불안정해서 열과 빛, 공기에 쉽게 산화되기 때문이다. 게다가 오메가6 고도불포화지방산이 너무 많이 들어 있다. 오메가3와 오메가6가 균형을 이루어야 염증을 막을 수 있다(오메가3와 오메가6의 비율은 1:4가 가장 완벽하다). 하지만 식물성 오일은 포장 및 가공 식품에 많이 사용되기 때문에 서양식 식단을 따르는 사람들은 오메가6를 오메가3보다 20배나 많이 섭취한다. 이러한 불균형은 염증의 주요 원인이다. 헤드 스트롱 프로그램에서는 파괴되지 않은 오메가6 지방산을 적당히 섭취할 수 있다.

│ 독 성 식 품 │

음식에서 발견되는 독소에는 두 가지 유형이 있다. 첫 번째는 보존제나 농약, 인공 향료 등 제조업체가 추가한 독소이고 두 번째는 식물이나 박테리아, 곰팡이가 동물이나 벌레에 먹히지 않으려고 자연적으로 만드는 독소다. 이 두 가지 독소의 원천은 매우 다양하지만 미토콘드리아를 약하게 만들어 염증과 뇌 혼미, 정신 능력 저하를 일으킨다는 점은 똑같다. 가장 나쁜 독소에 대해서 살펴보자.

곰팡이 독소

곰팡이 독소(마이코톡신이라고도 한다)는 여러 식품에 자연적으로 발생하며 다양한 환경에서 자랄 수 있다. 음식에 들어 있건 집 안에서 발견되건 곰팡이 독소는 뇌에 부정적인 영향을 끼친다. 대부분의 곰팡이 독소는 직접적으로 미토콘드리아에 영향을 미치는 독소다. 대단히 심각한 일인데도 문제시하는 사람들이 많지 않다. 나는 어릴 때 누수 문제가 있는 지하실에서 살았는데(물론 그때는 곰팡이가 있는 줄도 몰랐다) 항상 몸이 아팠다. 비만과 ADD(주의력결핍장애)는 물론이고 만성부비동염과 천식, 고작 열 살의 나이에 관절염까지 앓았다! 나에게 나타난 정신적, 정서적 증상이 대부분 곰팡이 독소 노출이 일으킨 미토콘드리아 파괴 때문이라는 사실을 알기까지는 오랜 세월이 걸렸다. 환경 곰팡이가 뇌를 약하게 만든 것이었다.

뇌와 몸의 건강을 찾은 지 몇 십 년이 지난 지금까지도 나는 곰팡이에 민감하다. 식품에 든 곰팡이 독소의 위험을 인지하게 된 계기도 그래서다. 어릴 때의 고통을 다시는 겪고 싶지 않지만 그래도 곰팡이 독소를 경험할 수 있었던 것에 감사한다. 아무리 작은 양이라도 곰팡이 독소가 미토콘드리아 기능을 떨어뜨릴 수 있다는 사실을 알게 되었기 때문이다. 식품에 들어 있는 일반적인 곰팡이 독소가 미토콘드리아 기능을 떨어뜨린다는 사실은 여러 연구에서 증명되었다.[10] 하지만 대부분의 사람들은 곰팡이에 언제 노출되었는지도, 단순한 '컨디션 저조'가 사실은 미토콘드리아 역기능 신호라는 것도 알지 못한다.

나는 곰팡이에 노출되었을 때 특히 심한 염증을 일으키는 체질을 가진 28퍼센트에 속한다. 곰팡이 민감성이 있는 사람은 곰팡이가 있는 곳에 가거나 아침에 곰팡이가 함유된 커피를 마시면 하루 종일 정신을 차리지 못한다. 나머지 72퍼센트는 아침에 경미한 뇌 혼미나 점심때의 식탐, 짜증을 경험할 것이다. 대부분의 사람들에게 곰팡이 독소는 '재수 없는 하루'나 '짜증', '수면 부족' 같은 것으로 생각할 수 있을 정도로 미묘한 영향을 끼친다. '정상'이라고 생각될 수도 있지만 조용히 문제는 발생한다. 타고난 성격적 결함 때문이 아니다.

나는 곰팡이 독소에 민감해서 조금이라도 노출되면 금방 알아차린다. 곰팡이 독소를 (거의) 완전히 피하는 방법을 알게 되었고 다른 사람들이 곰팡이 독소를 제거해 잠재능력을 최고로 발휘하도록 도와주기도 했다. 그들은 문제가 무엇인지도 모르고 있었다. 나는 열 명이 넘는 전문가가 곰팡이 독소의 문제를 광범위하게 다뤄주는 다큐멘터리 〈몰디〉도 제작했다.(moldymovie.com/headstrong2017에서 볼 수 있다.)

심할 경우 곰팡이 독소는 심근증, 암, 고혈압, 신장 질환, 뇌 손상 같은 큰 병을 일으킨다. 섭취하거나 노출된 양이 아무리 적어도 심신이 둔화되고 집중력이 떨어질 수 있다. 인간은 뇌가 에너지를 많이 필요로 하고 해독 작용이 느리기 때문에 포유류 가운데 곰팡이 독소에 가장 취약하다.

생각해보면 일리가 있다. 박테리아와 곰팡이의 전쟁은 (인간은 물론) 포유류가 등장하기 전부터 오랫동안 계속되었다. 박테리아를 죽이는 항생제는 곰팡이로 만든다. 박테리아도 가능할 때마다 곰팡이를 죽이려고 한다. 진화의 오랜 역사를 거치면서 곰팡이는 박테리아의 화학 무기에서 살아남는 데 탁월해졌다. 하지만 인간은 기본적으로 박테리아로 이루어진 커다란 가방이나 다름없다. 우리 몸의 모든 세포에는 수천 개의 미토 콘드리아가 들어 있다. 미토콘드리아는 세포를 지원하는 박테리아다. 그 렇다면 박테리아의 오랜 적인 곰팡이가 세포 발전소를 파괴하고 뇌에 문 제를 일으킬 수 있다는 것은 자명한 일이 아닐까? 곰팡이가 장내 박테리 아에 끼치는 영향은 말할 것도 없다.

그냥 다 무시하고 곰팡이 독소에 노출된 적 없다고 생각하고 싶을지 도 모른다. 하지만 〈몰디〉에 출연한 전문가들에 따르면 미국에 있는 건물 의 절반이 누수 문제를 안고 있다. 그리고 곰팡이 독소는 음식에서도 놀 라울 정도로 흔하게 발견된다. 각국 정부들도 마침내 곰팡이 문제에 주의 를 기울이기 시작했다.

곰팡이 독소의 일종인 오크라톡신Aochratoxin, OTA는 특히 커피나 초 콜릿, 와인, 곡류, 맥주 등 폴리페놀이 풍부한 식품에서 발견되는데 이들 이야 말로 '미토콘드리아 크립토나이트'라고 할 수 있다. 여러 연구에서 OTA는 세포자멸사를 방해하고 미토콘드리아를 손상시키고 산화 스트 레스를 일으키고 미토콘드리아 막의 침투성을 높이는 것으로 나타났다.[11] 또한 OTA는 세포의 항산화 방어를 방해해 OTA가 일으키는 산화 스트 레스에 약하게 만든다. 결과적으로 건강한 세포가 죽어 에너지 생산이 느 려지고 노화가 가속된다. OTA는 면역 억제제이기도 해서 암과 각종 자 가면역 질환 위험도 높인다.[12]

한 연구에서 과학자들은 OTA가 쥐의 간 미토콘드리아에 끼치는 영 향을 살폈다. 쥐의 간이라니 별로 떠올리고 싶지 않겠지만 연구 결과가 매우 흥미롭고도 무섭다. 연구진은 미토콘드리아를 OTA에 노출시키자

OTA의 농도에 따라 미토콘드리아 기능이 저하되는 것을 발견했다. 우선 OTA는 에너지 생산을 감소시켰고 노출이 계속되자 전체적인 에너지 생산 시스템이 고장 났다.[13] 무서운 사실은 쥐의 OTA 제거 능력이 인간보다 훨씬 뛰어나다는 것이다. 인간은 약한 신장으로 OTA를 배출하는 얼마 되지 않는 동물이다. 쥐를 비롯한 대부분의 동물은 훨씬 강한 간으로 OTA를 배출한다. 그러한 차이가 있는데도 OTA는 쥐에 해로운 영향을 끼쳤다.

OTA는 미토콘드리아 구조에 영구적인 변화를 일으킨다. 한 연구에서는 OTA에 노출된 미토콘드리아가 부풀어 오르며 손상되었고 에너지 생산도 줄어들었다.[14] 또 다른 연구에서는 OTA가 세포자멸사를 과도하게 자극해 임신한 쥐의 태아 발달을 억제한다는 충격적인 결과가 나타났다.[15]

일부 과학자들은 미토콘드리아 마이코톡신(특히 OTA)이 만성 피로 증후군의 주요 원인이라고 믿는다. 한 연구에서 의사들은 만성 피로 증후군 환자들의 소변을 검사했다. 무려 93퍼센트가 마이코톡신에 양성 반응을 보였다. 건강한 통제집단의 경우는 0퍼센트인 것과 대조적이었다. 환자들 사이에서 OTA가 가장 흔한 마이코톡신이었고 83퍼센트의 환자에게 발견되었다.[16] 우리 모두가 만성 피로 증후군을 보이는 것은 아니지만 경미한 피로와 뇌 혼미, 기억력 감퇴, 나쁜 컨디션 같은 증상을 보이는 사람은 많다. 역시나 OTA 노출이 원인이다. 불릿프루프 웹사이트에는 OTA가 인간에게 끼치는 영향에 대한 900건 이상의 연구 결과가 올라와 있다.

안타깝게도 OTA를 비롯한 곰팡이 독소를 피하기는 어렵다. 특히 미국은 OTA 수치 규제가 다른 나라보다 약하다. 하지만 OTA 수치를 규제하는 유럽의 경우에도 허용치가 너무 높다. 정부의 '안전한' 곰팡이 독소 한도는 사람들의 건강을 위해서가 아니라 빨리 상하는 식품으로 발생하는 제조업체들의 손실을 줄여주기 위해서 정해졌다.

OTA는 하나에 불과할 뿐, 곰팡이 독소의 종류는 200가지가 넘는다. 곰팡이 독소들은 서로 강화해주는 효과가 있다. 정부가 '안전'하다고 주장한 수치의 OTA도 규제되지 않은 다른 독소들과 함께 섭취하면 전혀 안전하지 않은 것이다. 이 글을 쓰고 있는 지금, 그 필요성에도 불구하고 여러 곰팡이 독소에 대한 규제를 마련한 정부는 단 하나도 없다. 그래서 나는 직접 생산하는 제품에 대해 20가지 이상의 일반적인 곰팡이 독소 검사를 실시한다. 그나마 다행스러운 사실은 곰팡이 독소가 많은 음식을 아예 포기하지 않고 섭취를 최소화하는 것이 뇌 기능 강화를 위한 열쇠라는 점이다. 곰팡이 독소의 효과를 알아차리는 것도 중요하다.

곰팡이 독소가 끼치는 영향을 느끼게 되면 좋은 하루와 나쁜 하루의 차이가 확연해진다. 똑같은 재료로 된 식사를 했는데 어떤 때는 심각한 식곤증이 찾아오고 또 어떤 때는 활기가 넘치는 이유나, 당신이 천장에 물 얼룩이 있는 친구 집에 다녀오면 신경질적으로 변하는 이유를 알게 될 것이다.

다음은 미토콘드리아를 해치는 곰팡이 독소가 들어 있는 대표적인 식품이다.

시리얼과 곡물

2016년에 8,000가지 곡물 샘플을 조사한 결과 96퍼센트가 최소한

10가지 마이코톡신을 함유한 것으로 나타났다.[17] 또 다른 연구에서는 전세계 곡물의 25퍼센트가 OTA로 오염되었다는 사실이 밝혀졌다.[18] 곰팡이 독소가 생기지 않게 하려면 추수한 곡물을 제대로 보관해야 한다. 물론 그렇지 않은 경우가 대부분이다. 수확하자마자 말려서 습기를 제거하는 대신 올바르지 못한 환경에 저장하므로 습기가 쌓여서 곰팡이가 생긴다. 그 곡물이 우리 식탁으로 올라올 때쯤이면 아침용 시리얼 제품의 42퍼센트에 OTA가 들어 있다.

곡물의 또 다른 문제는 장비의 사용이 제대로 이루어지지 않는다는 것이다. 곰팡이가 있는 곡물을 수확한 장비로 다른 곡물을 수확하면 똑같이 오염된다. 이것은 매우 심각한 문제다. 목장주들은 곡물에 곰팡이 독소가 발생한 세계적인 사례를 추적한다. 곰팡이 때문에 가축이 병들면 수익이 줄어들기 때문이다.

목장주들은 곰팡이 있는 곡물이나 건초를 가축에게 먹이면 불임을 비롯한 생식계 질환, 심장 질환, 신경계 질환이 발생할 수 있다는 사실을 알게 되었다. 그래서 가축사육업자들은 대기업이 할 법한 방법을 선택한다. 어리거나 임신한 개체에는 곰팡이 없는 깨끗한 곡물을 먹이고 도축하기 몇 달 직전부터는 곰팡이가 든 값 싼 곡물을 먹이는 것이다. 도축되어 식탁에 오르기까지 가축들이 아플 사이가 없으므로 비용을 절약할 수 있기 때문이다.

그렇기 때문에 곡물을 피하는 것만으로는 충분하지 않다. 물론 좋은 출발점은 되겠지만 말이다. 곡물을 먹고 자란 동물도 피해야 한다. 곰팡이 독소는 오염된 곡물을 먹은 소의 우유에 축적된다.[19] 실제로 곡물 사료를 먹인 축산물은 곡물 자체보다 곰팡이 독소 함량이 더 큰데 곡물 사료를 먹은 가축의 지방에 곰팡이 독소가 축적되기 때문이다. 일반적인 돼지고기나 가금류 제품에는 OTA가 들어 있을 가능성이 높다. 내가 가금류보다는 목초를 먹인 소고기와 목초 방목 돼지고기를 권유하는 이유도 그래서다. 그렇지 않으면 매번 미토콘드리아에 해로운 독을 조금씩 섭취하게 된다.

커피

이 부분은 곰팡이 없는 커피콩을 판매하는 커피 회사 CEO의 관점에서 쓰겠다. 모든 내용을 무시해도 되고 내가 안전한 제품을 만들기 위해 엄청난 돈과 시간을 들여 실시한 연구를 너무 굳건히 믿는다고 생각할 수도 있다. 읽는 사람의 마음이지만 그래도 계속 읽었으면 한다. 내가 만든 제품을 구입하지 않더라도 당신에게 도움이 될 수 있는 유익한 정보이기 때문이다.

커피의 곰팡이 독소는 큰 문제가 된다.[20] 2003년에 발표된 연구에 따르면 친환경 커피콩의 90퍼센트 이상이 공정 이전에 오염된다.[21] 그 전에 이루어진 연구에서는 원두커피의 50퍼센트에서 곰팡이가 발견되었다.[22] 이후 많은 국가에서 서둘러 커피의 OTA 허용 수치에 대해 엄격한 한도를 정했다. 하지만 미국에는 커피에 대한 아무런 규정이 없다. 유럽과 한국, 싱가포르, 중국 등 경제적인 측면에서 실행 가능한 한계를 정해 놓은 국가들보다 뒤쳐진다. 게다가 그런 국가에서 퇴짜 맞은 커피가 미국으로 보내져 사람들이 아무것도 모르고 마신다. 미국 스페셜티 커피 협회Specialty Coffee Association of America의 전임 회장은 아프리카산 생두가 든 컨테이너 1,000개가 일본에서 퇴짜 맞은 이야기를 해주었다. 그 커피가 어떻게 되었는지 물었더니 그의 대답은 이러했다. "미국으로 보내졌지요."

일반적으로 디카페인 커피에는 카페인 커피보다도 곰팡이 독소가 많다. 부분적으로는 생산자들이 디카페인 커피에 질이 더 낮은 커피콩을 사용하기 때문이다. 카페인이 자연적인 항곰팡이 방어기제로 작용해 곰팡이 같은 유기체가 커피콩에 자라지 못하게 해주는 이유도 있다. 카페인을 제거한 커피콩은 로스팅 후 제대로 저장하지 않을 경우 생기는 곰팡이에 무방비 체제가 되는 것이다.

커피에 곰팡이 독소가 생기는 이유는 커피 산업계가 커피 열매를 수확한 후 과육과 씨앗이 부드러워지라고 정수하지 않은 물에 며칠 동안 담가 놓아 비용을 절약하기 때문이다. 그 시간 동안 제어되지 않은 발효가 일어나 곰팡이 독소가 생긴다. '워시드 커피washed coffee'라고 불리는 이 방식은 과거의 '자연식 가공법'보다는 곰팡이 독소가 덜 생기지만 여전히 미토콘드리아에는 해롭다. 로스팅 과정에서 곰팡이가 죽기는 하지만 곰팡이에 의해 만들어진 OTA는 파괴되지 않는다.[23]

한마디로 어떤 커피콩을 사는지가 대단히 중요하다. 가격이 저렴한 커피는 곰팡이가 들어 있을 가능성이 높은 질 낮은 커피콩을 사용한다. 하지만 '워시드 커피' 방식으로 만든 비싼 유기농 커피에도 곰팡이가 생긴다. 그래서 불릿프루프 커피는 발효 과정 없이 만든다. 그리고 안전한 제품으로 만들어질 수 있도록 27가지 독소 검사를 실시한다.

원래 커피를 마시면 불안과 초조함, 피로가 생기는데 불릿프루프 커피는 그런 문제가 없다고 말하는 사람이 많다. 나도 마찬가지다. OTA를 비롯한 커피의 곰팡이 독소가 에너지 생산을 억제하면 컨디션이 나빠질 수밖에 없다. 반대로 곰팡이 독소의 방해 없이 미토콘드리아에 이로운 폴리페놀을 커피로 섭취하면 미토콘드리아가 업그레이드된다!

연구소에서 검증된 제품을 이용하지 않을 경우에 커피의 곰팡이 독소를 줄일 수 있는 방법은 다음과 같다. 첫째, 싱글-에스테이트single-estate 커피를 이용한다. 한 곳에서 생산된 커피콩만을 이용한 커피다. 그런 커피가 운 좋게도 곰팡이 없는 커피콩이라면 곰팡이 커피콩과 섞일까 봐 걱정하지 않아도 된다. 아무리 맛이 좋아도 커피를 섞는 것이 좋지 않은 이유다. 둘째, 워시드 커피 방식을 이용한 커피가 좋다. 자연식 가공법보다 낫기 때문이다. 커피콩을 외부에서 자연 건조시키는 자연식 가공 커피는 가급적 멀리하는 것이 좋다. 셋째, 중앙 아메리카산 커피가 다른 원산지 제품보다 좋다. 넷째, 고도가 높은 곳일수록 커피나무가 튼튼해 곰팡이 문제가 줄어든다.

'유기농' 라벨은 아무것도 아님을 기억하라. 가장 좋은 커피는 대부분 유기농 인증에 필요한 값비싼 서류 비용을 감당할 수 없는 작은 농장에서 재배된다. 그리고 유기농 커피라도 더러운 물에 담가놓으면 일반 커피처럼 곰팡이 독소가 생긴다.

이 원칙을 따른다면 품질 좋은 커피 1파운드(약 450그램)에 20달러 정도를 더 써야 할 것이다. 그래도 곰팡이가 적은지 확신할 수는 없다. 내가 불릿프루프 공정을 만든 이유는 값비싼 커피를 잔뜩 버려야만 했던 경험

때문이었다. 다행스럽게도 앞에서 설명한 대로 깨끗한 커피를 버터와 브레인 옥테인 오일과 함께 먹으면 좀 더 오래 먹을 수 있다. 우유가 아닌 건강한 지방이 들어간 커피라서 보통 커피보다 적게 마시게 된다. 다른 커피보다는 비싸지만 섭취량은 적으므로 결국은 비용면에서 똑같아지는 셈이다. 또한 불릿프루프 커피를 아침 식사 대신 마시므로 돈이 절약된다!

말린 과일

말린 과일에는 1온스(약 30그램)당 함유된 설탕이 일반 과일보다 많고 말리는 과정에서 곰팡이 독소가 생기는 경우가 많다. 일반적으로 말린 포도와 무화과, 대추야자, 자두에는 가장 높은 수치의 곰팡이가 들어 있다. 말린 과일을 먹은 후 두통이나 피로, 단 것이 당기는 증상이 생겼다면 이제 그 이유를 알았을 것이다. 미토콘드리아 때문이다! 일부 건조 과일에는 미토콘드리아를 해치는 아황산염 같은 화학물질도 첨가되어 있다. 아황산염은 사람에 따라 폐와 간의 에너지 생산을 억제하고 글루타티온을 고갈시킬 수 있다. 특히 체내에 수은 같은 해로운 중금속이 있으면 더욱 그렇다.

와인과 맥주

또 다시 언급해서 미안하지만 이 음료들은 뇌에 힘을 주지 않는다. 지중해산 와인의 50퍼센트가 OTA에 오염되어 있다.[24] 으깨는 과정에서 포도가 오염되어 독소가 와인 속으로 들어간다. 맥주는 곡물을 통해 OTA

가 생긴다. 발효 과정이 맥주의 OTA 농도를 줄여주지만 아예 없애주지는 못한다. 하지만 미국보다 엄격한 규제 덕분에 유럽산 와인이 미국의 것보다 독소 수치가 낮기는 하다. bulletproof.com/wine에 가장 깨끗한 와인의 목록을 올려두었다. 안타깝게도 맥주는 곡물 찌꺼기와 글루텐 오염 때문에 포함되지 못했다.

초콜릿

다크 초콜릿은 커피와 마찬가지로 양날의 검이다: 폴리페놀이 풍부하지만 곰팡이 독소가 많을 수도 있다. 한 연구에서는 초콜릿 샘플의 98퍼센트에서 OTA가 발견되었고 그중에서도 가루형 다크 초콜릿에서 가장 높게 나타났다.[25] 5장에서 말한 것처럼 나는 규제가 더욱 엄격한 유럽산 초콜릿을 선호한다. 내가 직접 만드는 제품에 사용되는 초콜릿은 유럽의 수준을 초과하는 검사를 거친다. 초콜릿을 먹은 후 어딘가 이상하다면 미토콘드리아가 뭔가 말하고 있는 것일 수 있다. 85퍼센트 다크 초콜릿을 먹어서일 수도 있다. 미토콘드리아가 초콜릿에 든 설탕을 그만 먹으라고 말하는 것일 수 있다!

견과류

모든 견과류, 특히 땅콩(콩과 식물)에는 곰팡이 독소가 들어 있을 가능성이 높다. 가장 위험도가 낮은 견과류는 껍질째 구입하는 것이지만 껍질을 일일이 까야 하니 얼마나 번거로운 일인가? (겉껍질이 아닌) 속껍질이 붙어 있는 온전한 모양의 견과류를 구입하기 바란다. 제조업체들이 곰팡이 독소 함량이 더욱 높은 부서진 견과류로는 조각 내거나 자르거나 분쇄한 견과류, 버터, 밀가루, 우유 같은 제품을 만들기 때문이다. 매장에서 냉장고에 보관된 견과류를 사는 방법도 좋다.

옥수수

옥수수와 쌀, 옥수수 제품 샘플 275가지를 살펴본 연구에서 옥수수 샘플의 4분의 1이상이 유럽의 제한 수준보다 높은 OTA가 함유된 것으로 나타났다.[26] 옥수수는 오늘날 미국인의 식단에서 가장 일반적인 제품 중 하나이고 인공감미료에서 아스피린까지 거의 모든 제품에 들어가기 때문에 더욱 문제가 되는 사실이다. 물론 공장형 농장에서 사육되는 거의 모든 가축의 사료로도 사용된다. 옥수수의 곰팡이 독소가 가축에 축적되고 지방에 쌓이는 것이다.

가장 일반적인 옥수수 곰팡이는 푸사리움fusarium인데 미토콘드리아 기능을 억제하는 독소를 만든다.[27] 오랫동안 토양에 항진균제를 심하게 뿌린 결과로 곰팡이가 옥수수대가 아닌 뿌리에 살게 되어 육안으로 확인할 수 없게 되었다. 하지만 푸사리움은 식물의 뿌리에 문자 그대로 독소를 주입시켜 우리가 먹는 부분까지 포함한 전체를 오염시킨다. 헤드 스트롱 프로그램에서는 이러한 독소로부터 미토콘드리아를 지키기 위해 식단에서 옥수수 양을 줄일 것이다.

옥수수는 훌륭한 글루텐 무첨가 대용품이었다. 하지만 제초제가 토양을 죽여 옥수수가 자라는 땅이 곰팡이에 과도하게 공격적으로 반응하게 되었기 때문에 독소의 위험을 걱정하지 않고는 팝콘을 즐길 수 없게 되었다.

인공 감미료, 향미료, 첨가제

제조업체들은 보관 기간을 늘리고 맛을 살리기 위해 가공 제품에 온 갖 화학물질을 첨가한다. 애초부터 감염성 식품인 것들에서 자주 발견되는 이것들은 뇌에 해로운 영향을 끼쳐 염증과 뇌 혼미, 인지력 저하를 일으킬 가능성을 두 배로 높인다. 전반적으로 뇌 기능을 떨어뜨리므로 무슨 일이 있어도 피해야 한다.

글루탐산모노나트륨monosodium glutamate, MSG

MSG는 제조업체들이 식품에 첨가하는 모든 독소 가운데 인지 기능에 가장 큰 영향을 끼친다. MSG의 글루탐산은 흥분성 신경물질이다. 뉴런의 점화 가능성을 높인다는 뜻이다. MSG 글루탐산의 수치가 너무 높으면 뉴런이 아무런 이유도 없이 계속 급속도로 점화된다. 이것을 흥분 독성이라고 하는데 뉴런이 미토콘드리아의 에너지를 고갈시켜 유리기가 만들어지고 결국 미토콘드리아가 죽는다.

MSG를 섭취한 후에 두통이나 뇌 혼미, 심지어 편두통을 호소하는 사람들이 많다. 미토콘드리아 기능 저하를 알리는 증상이다! MSG는 미토콘드리아를 손상시킨다. 그 사실은 오래전에 밝혀졌다. 2003년에 실시된 연구에서는 MSG에 노출된 쥐들의 뇌에서 산화 스트레스가 발생했고, 결국 미토콘드리아 기능이 저하되었다. 연구자들은 그것이 만성 신경퇴화의 중요한 메커니즘이라는 사실을 발견했다.[28] 다시 말하자면 MSG는 당신을 약한 바보로 만든다. '헤드 스트롱'과는 정반대다.

미국에서는 75퍼센트 이하의 MSG 성분은 MSG로 기입하지 않아도 된다. 그래서 제조업체들은 '향신료 추출물'이나 '식물 단백질'처럼 MSG 는 들어 있지만 사람들이 잘 모르는 것을 슬그머니 사용한다. 잘 모르는 재료 이름이 있다면 MSG와 함께 검색해보라. 제조업체의 속임수를 알아 차릴 수 있다.

아스파탐

인공감미료 아스파탐은 두 개의 아미노산 혹은 단백질 빌딩블록으로 이루어진다. 그중 하나는 페닐알라닌인데 화학적 변형을 통해 메틸알코 올(목정 알코올)을 만든다. 메틸알코올은 신경독소이고 간에서 포름알데히 드로 바뀐다.[29]

포름알데히드는 미토콘드리아에 해롭다. 2015년에 실시된 연구에서 는 이것이 산화 스트레스를 일으켜 세포 에너지 생산을 크게 감소시키고 결국 세포자멸사에 이른다는 결과가 나왔다.[30]

아스파탐 또한 시냅스를 반복적으로 점화시키는 흥분성 신경독소로 알려져 있다. 3장에서 배웠듯이 뉴런에는 미토콘드리아가 가득하다. 뉴 런의 점화에 매우 많은 에너지가 필요하기 때문이다. 인공적인 화학물질 섭취로 뉴런이 계속 점화되면 미토콘드리아가 힘들어지는 동시에 독소 에 오염된다.

얼마 전 신경학자 데이비드 펄머터 박사와의 인터뷰에서 아스파탐과 기타 감미료가 장내 박테리아를 파괴하여 뇌 염증을 일으킨다는 이야기를 나누었다. 장내 박테리아는 뇌에 큰 영향을 끼칠 수 있는 데도 화학제품이 장내 박테리아에 끼치는 영향을 검사하는 것은 제조업체들의 필수적 의무로 정해져 있지 않다.

간장

주요 양념의 하나인 간장은 아스페르길루스aspergillus라는 곰팡이로 발효된다. 여러 종의 아스페르길루스에는 아포토시스를 일으키는 곰팡이 독소인 시트리닌이 들어 있다.[31] 간장에는 티라민이라고 하는 자극적인 신경전달물질도 들어 있는데 이것은 산화 스트레스와 흥분성세포독성을 일으키고 미토콘드리아를 파괴한다.[32] 그보다 더 끔찍한 일은 간장에 전신 염증과 미코콘드리아 침체를 일으킬 수 있는 자극적인 신경전달물질인 히스타민이 들어 있다는 사실이다. 간장에는 자연 발생적인 MSG가 들어 있어 티라민과 함께 편두통과 뇌 혼미, 식탐을 일으킨다. 간장에는 글루텐도 들어 있다. 글루텐 무첨가 간장이라도 티라민과 히스타민 문제는 남아 있다.

어떤 사람들에게는 히스타민 증가가 매우 큰 문제가 된다. 내가 운영하는 노화 방지 비영리 단체의 한 회원은 간장에 대한 이야기를 듣고 간장을 끊기로 했다. 일주일도 안 되어 만성 가려움증과 알레르기가 사라졌다!

맛있는 연어회를 간장에 찍어먹는 대신 소금을 뿌려 먹을 것을 권한다! 간장에 대한 반응을 한 번 시험해볼 만한 가치가 있다. 히스타민과 티라민에 내성이 있어서 간장을 섭취하고도 뒤에 음식을 향한 갈망을 느끼지 않을 수도 있다. 하지만 간장을 섭취하지 않는 편이 훨씬 낫다.

신경독소

이 화합물은 매우 적은 양으로도 뇌 기능을 떨어뜨릴 수 있는 명백한 미토콘드리아 크립토나이트다. 하버드 의대 신경학 교수 데이비드 벨린저David Bellinger 박사는 미국인이 신경독소 섭취로 잃는 IQ가 총 4,100만이나 된다고 추정한다.[33] 뇌에 독이 되는 신경독소의 가장 일반적인 근원은 다음과 같다.

불소

식수에 불소를 첨가하거나 불소 보충제를 먹는 것이 안전하다는 일반적인 믿음을 뒷받침해주는 과학적인 증거는 없다. 1950년대까지 의사들은 갑상선 기능을 저하시키는 데 불소를 처방했다. 제대로 읽은 것이 맞다. 불소는 미토콘드리아의 작동과 뉴런이 건강한 신경수초(미엘린)를 건강하게 유지하기 위해서 필요한 갑상선 호르몬을 감소시킨다. 하루에 불소를 2밀리그램만 섭취해도 갑상선 기능이 저하된다. 불소가 들어 있는 물을 마시는 사람이 하루에 섭취하는 불소가 1.6~6.6밀리그램 사이라는 사실을 생각해보자. 2015년에 실시된 연구에서는 식수에 불소가 함유된 지역에 사는 사람들이 그렇지 않은 지역에 사는 사람들보다 갑상선 기능 저하증에 걸릴 확률이 50퍼센트나 많다는 당연한 결과가 나타났다.[34] 갑상선 기능 저하는 미토콘드리아의 모양을 바꿔서 효율성을 떨어뜨린다는 사실을 기억하자!

수돗물에 불소가 함유되어 있는지 확인하고 계속 마실 것인지 결정한다. 만약 불소가 들어 있다면 필터로 걸러서 제거할 수 있지만 제대로 제거해주지 못하는 필터도 있다. 불소 제거에 특히 효과적인 정수 시스템을 찾아보자.

충치와 불소의 연관성은 미미하다. 하지만 불소가 세상에서 가장 효과적인 충치 예방책이라고 해도(사실은 아니다) 미토콘드리아를 지키기 위해서라면 그 정도는 기꺼이 포기하겠다!

유전자 변형 식품(GMO)

유전자 변형 식품을 피해야 하는 환경적인 이유는 많지만 이 책에서는 신경독소 효과에만 집중하도록 하겠다. 거의 모든 GMO에는 유기인산염이라고 알려진 농약군에 속하는 제초제 라운드업Roundup이 뿌려진다. 미국 환경보호국EPA은 유기인산염을 벌과 야생동물, 인간에 매우 유해한 것으로 분류한다. 낮은 수치에 노출되어도 태아와 아동의 신경행동 발달에 해로운 영향을 끼치는 것으로 알려져 있다. 자궁의 태아가 이러한 농약에 조금만 노출되어도 IQ가 낮아지고 학습과 기억 문제를 평생 안고 가야 한다.[36]

도대체 우리가 먹는 것을 키우고 수확하기까지 왜 이런 약품을 뿌려야 하는 걸까?

유기인산염은 신경전달물질인 아세틸콜린을 분해하는 효소를 비활성화시킨다. 5장에서 살펴보았듯 근육을 자극하고 REM 수면을 준비하려면 약간의 아세틸콜린이 필요하다. 문제는 유기인산염이 이 신경전달물질을 적당한 수치로 유지하는 우리 몸의 능력을 파괴한다는 것이다. 몸이 과도한 아세틸콜린을 제거하지 못하면 근육 긴장과 신경 과부하가 일어난다.

또한 유기인산염은 미토콘드리아에 심각한 손상을 일으킨다. 다섯 개의 미토콘드리아 복합체를 모두 변형시키고 미토콘드리아 막을 교란시키며 ATP 생산을 감소시키고 산화 세포 방어를 망가뜨리고 세포 사멸을 촉진한다.[36]

어떻게 하면 GMO 제품을 피할 수 있을까? 가장 좋은 방법은 슈퍼마켓에서 유기농 제품을 구입하고 현지의 농부와 직거래를 하는 것이다. 내가 가장 좋아하는 아보카도처럼 GMO가 절대로 없는 채소와 과일에 무엇이 있는지 온라인에도 찾아보기도 한다. 비GMO 제품을 찾는 데 돈과 노력이 많이 들어가는가? 그럴 수 있다. 하지만 GMO 식품을 먹을 때마다 유기인산염에 조금씩 노출된다는 사실만 기억하라. 미토콘드리아를 매일 독에 노출시키지 않을 수 있다는 것만으로도 돈과 시간을 투자할 가치가 충분하다!

수은

수은은 가장 독성이 심한 중금속 가운데 하나다. 이것은 미토콘드리아가 산화 스트레스를 무찌르는 데 필요한 항산화물질을 고갈시켜서[37] 염증과 세포 파괴, 미토콘드리아 역기능을 일으킨다. IQ를 떨어뜨리는 직접적인 원인이기도 하다.[38] 물의 오염으로 해산물에서 흔히 발견된다. 생선의 조직에 누적되므로 먹이사슬의 위쪽에 있는 생선일수록 수은 함유량이 많다. 옥돔, 황새치, 상어, 고등어에서 수은 농도가 높게 나타난다. 헤드 스트롱 프로그램에서는 이런 생선들을 피할 것이다. 해산물에 수은에 대응하는 셀레늄이 들어 있다는 증거도 있지만 그래도 수은 농도가 높은 어종은 피하는 것이 상책이다.

설탕

그렇다. 설탕도 흔하게 섭취되는 신경독소의 일종으로 본다. 설탕은 알츠하이머를 포함한 거의 모든 퇴행성 질환에 영향을 끼친다. 많은 의사들이 알츠하이머를 3형 당뇨라고 부르기 시작했다.

과학자들은 설탕이 뇌에 나쁘다는 사실을 1927년부터 알고 있었다. 생화학자 허버트 크랩트리Herbert Crabtree가 포도당 수치의 증가가 미토콘드리아 기능을 낮춘다는 사실을 발견하면서부터다. 이것을 크랩트리 효과라고 한다. 오늘날까지도 설탕이 뇌에 정확히 어떤 영향을 끼치는지에 대한 새로운 사실들이 밝혀지고 있다. 2013년에 〈뉴잉글랜드 의학 저널New England Journal of Medicine〉에는 당뇨 환자의 혈당 수치가 조금만 높아져도 알츠하이머 발병률이 크게 올라간다는 연구 내용이 실렸다.[39]

인슐린 저항도 알츠하이머와 관련 있다. 당뇨 전단계라고도 불리는 인슐린 저항은 인슐린에 대한 우리 몸의 민감성이 떨어진 상태를 말한다. 췌장은 당의 신진대사를 돕기 위해 인슐린을 생산한다. (설탕 과다 섭취로) 혈액에 당이 너무 많으면 그에 대한 반응으로 너무 많은 인슐린이 만들어진다. 시간이 지날수록 인슐린의 맹습은 몸이 적은 양의 인슐린에 둔감해지게 만든다. 당을 조금만 섭취해도 췌장에서는 계속 인슐린이 엄청난 양으로 휘몰아친다.

이것이 뇌와는 무슨 상관일까? 인슐린은 뉴런간의 소통을 촉진시킨다. 그런데 인슐린 저항이 일어나면 과도한 인슐린이 뇌로 몰려가고 그 홍수에 휩쓸려 중요한 메시지가 사라져버린다. 2015년 연구에서는 인슐린 저항을 보이는 사람(알츠하이머나 당뇨가 없는 사람)이 인슐린 저항을 보이지 않는 사람보다 기억력 테스트에서 낮은 점수가 나왔다. 같은 해 UCLA에서 실시한 연구에서는 6주간 당분 높은 식단을 섭취한 쥐들이 그렇지 않은 쥐들보다 미로를 빠져나가는 능력이 떨어지고 시냅스 활동이 줄어드는 모습을 보였다. 그 쥐들의 뉴런은 서로 신호를 보내지 못했다. 그래서 분명하게 생각하는 능력을 잃어버렸고 불과 6주 전에 배운 과제를 완수하지 못했다.[40]

설탕은 인간의 신경전달물질을 혼란시키고 뇌의 도파민 수용체 숫자를 감소시켜서 침울함과 분노를 일으킨다. 도파민의 효과를 느끼기가 어려워지는 도파민 저항이 생겨난다. 마약 중독자들이 보이는 신경학적인 반응과 동일한 것이다. 즉 설탕은 뇌에 마약만큼이나 강력한 영향을 끼친다!

4장에서 살펴본 것처럼 설탕이 뇌에 끼치는 가장 큰 피해는 염증일 것이다. 혈당과 인슐린 수치가 높으면 우리 몸에서 염증성 물질인 사이토카인이 분비된다. 그러면 인슐린이 염증을 일으키고 염증이 인슐린 저항을 심화시키는 악순환이 시작된다. 혈당 수치가 점점 치솟고 염증과 뇌 혼미, 기억력 감퇴, 피로도 심해진다.

모든 설탕이 뇌에 나쁘지만 그중에서도 과일, 옥수수 시럽, 용설란 즙에 들어 있는 과당이 가장 나쁘다. 과당은 산화 스트레스를 일으키고[41] 나쁜 장내 박테리아에 먹이를 제공해 염증을 악화시킨다. 또한 과당은 골격근 세포의 미토콘드리아를 파괴하고 미토콘드리아 막을 손상시키고 세포호흡과 에너지 대사를 방해한다.[42] 제철 과일을 적당히 먹으면 큰 피해는 없지만 과당의 과도한 섭취를 피하고 과일 주스와 고과당 옥수수 시럽과 용설란 즙은 아예 먹지 말아야 한다. 인지 기능의 최적화를 위해서는 과당의 하루 섭취량을 20그램 정도로 제한하는 것이 좋다.

알코올

알코올은 뇌에 여러 모로 해롭지만 무엇보다 미토콘드리아에 산화 스트레스를 일으키는 동시에 미토콘드리아의 산화 스트레스 방어를 감소시킨다. 한마디로 영웅을 약하게 만들어 악당과 맞서 싸울 수 없게 만드는 동시에 악당의 숫자를 늘리기까지 하는 것이다! 결국 세포 손상이 심해지는 악순환으로 이어진다.[43]

산화 스트레스가 심해지면 세포가 자멸사에 취약해진다. 알코올은 세포의 에너지 생산을 늦추고 세포를 약하게 만들어 사멸 가능성을 높인다. 물론 친구들과의 맥주 한두 잔도 좋지만 뇌세포를 죽이는 것 말고도 할 수 있는 일은 얼마든지 많다.

맛이 첨가된 알코올(그리고 희석 음료도)에는 고과당 옥수수 시럽이 들어간다는 사실을 기억하자. 꼭 알코올 성분 때문이 아니라도 미토콘드리아에 나쁘다. 또한 맥주와 와인은 정수하지 않은 비증류주이기 때문에 발효 부산물이 들어 있다. OTA 같은 곰팡이 독소가 들어 있다는 뜻이다.

헤드 스트롱 프로그램에서는 2주 동안 알코올을 완전히 멀리 한다. 그 후에는 (맥주가 아닌) 증류주를 마시고 맛은 좀 떨어지지만 bulletproofexec.com/wine에 수록된 독소가 적은 브랜드의 와인을 선택한다. 술을 몇 잔 마실 때 비타민 C와 글루타티온 보충제를 복용해주면 미토콘드리아를 보호할 수 있다.

코코넛 오일, 정말로 건강에 좋을까?

코코넛 오일은 버터와 마찬가지로 포화지방 농도가 높다는 이유로 한때 평판이 좋지 않았다. 하지만 이제는 코코넛 오일이 심장질환에 연관성이 없다는 사실이 밝혀졌다. 내가 코코넛 오일을 좋아하는 이유는 쉽게 구입할 수 있고 고온에서도 비교적 안정적인 (조리용으로 좋다는 뜻) 포화지방이 풍부하며 (레시피에 따라서) 맛도 좋기 때문이다. 최근에는 뇌 기능을 향상시켜주는 지방원으로 알려지게 되었다. 그렇다면 코코넛 오일은 정크푸드인가, 슈퍼푸드인가? 진실은 그 중간쯤에 있다.

코코넛 오일에는 저마다 다른 역할을 하는 11종의 지방이 들어 있다. 그중에서 4가지만이 중간사슬지방(MCT)이며 저마다 대사 효과가 다르다. 그중에서 가장 보편적인(그리고 가장 저렴한) 지방은 라우르산lauric acid인데 몸에서 어떻게 사용되는지 정확하게 밝혀지기 오래전부터 한 화학자에 의해 MCT로 분류되었다. 하지만 문제는 우리 몸이 라우르산을 긴사슬지방산(앞에서 언급했듯이 지방은 짧을수록 좋다)으로 처리한다는 것이다. 따라서 다른 MCT처럼 케톤 수치가 높아지지 않는다. 현재 라우르산을 MCT로 분류하지 말아야 한다는 목소리가 높다. 코코넛 오일에는 라우르산이 약 50퍼센트를 차지한다. 라우르산이 면역 T-세포로 하여금 염증을 일으키고 (쥐의 경우) 다발성 경화증 같은 신경퇴행성 질환을 악화시킨다는 최근의 연구 결과를 생각한다면 매우 무서운 일이다.[44] 하지만 코코넛 오일을 아예 먹지 말라는 뜻이 아니라 적당히(하루 2~3큰술), 채소와 함께 섭취해야 한다는 뜻이다. 시중에서 라우르산이 MCT 오일로 판매되고는 있지만 절대로 식단에 일부러 라우르산을 추가해서는 안 된다.

코코넛 오일에 함유된 나머지 3종의 MCT는 카프로산caproic acid, 카프릴산caprylic acid, 카프릭산capric acid이다. 카프로산은 코코넛 오일에 소량 들어 있다. 맛도 좋지 않고 배탈을 일으킬 때도 많지만 케톤 수치를 올려준다. 세 번 증류하지 않은 일반적인 MCT 오일인 경우 카프로산의 효과가 더욱 강하게 나타나 목이 타는 것 같은 느낌이 들 수 있다(화장실도 들락날락하게 된다). 카프릴산은 코코넛 오일에서 4~6퍼센트로 가장 함량이 적은 MCT다. 항균성이 있어서 장을 건강하게 해주고 그 어떤 오일보다 케톤 수치를 높여준다. 카프릭산은 코코넛 오일에 함유된 지방의 약 9퍼센트를 차지한다. 뇌의 에너지로 전환되기까지 오래 걸리고 케톤 수치도 별로 올려주지 않지만 카프릴산보다 훨씬 쉽게 이용할 수 있다.

코코넛 오일에 함유된 모든 MCT는 개별적인 오일로 증류하여 따로 병에 넣거나 섞을 수 있다. 그렇게 만든 MCT 오일 중에는 코코넛 오일보다 케톤 수치를 빨리 올려주는 것들도 있다. 하지만 문제는 저비용의 증류법이 카프로산의 흔적을 남겨 화장실을 들락날락거리게 만든다는 것이다. 일반적인 MCT 오일의 또 다른 큰 문제는 코코넛 오일과 마찬가지로 염증과 관련 있는 라우르산 함량이 높다는 것이다. 결과적으로 다른 MCT가 케톤 수치를 높여주는 효과까지 희석시킨다. 양심 없는 업체들이 잘 모르는 소비자들에게 그런 오일을 건강에 좋은 것처럼 팔고 있다.

나는 이 문제를 해결하기 위해 두 가지 오일을 만들었다. 5장에서 소개한 브레인 옥테인 오일과 XCT 오일이다. 두 가지 오일모두 미국 내에서 식품 등급을 받은 기계로 용매 없이 오로지 코코넛 오일만 사용해서 세 번 증류하여 만든다. 일반적인 MCT 오일은 용매 추출법을 이용한 팜유를 한 번만 증류해 해외에서 만든다. 결과적으로 불순물이 많아지는 데다 팜유 사용은 오랑우탄의서식지인 열대우림을 파괴한다. XCT 오일은 코코넛 오일보다 6배 강하게 증류되며 카프릭산과 카프릴산의 혼합물을 손쉽게 사용할 수 있게 해준다. 브레인 옥테인 오일만큼 케톤 수치를 올려주지 못하고 위장 문제를 일으킬 가능성이 있어 사용량에 한도가있다. 하지만 XCT 오일은 장의 생물군계를 지원하고 염증을 줄여주므로 음식 갈망과 뇌 혼미 증상이 개선될 수 있다. 제대로 된 여과 과정을 거친 카프릴산으로 만들어진 브레인 옥테인 오일은 가장 강력한 형태의 MCT이며 코코넛은 물론 그 어떤 식품에 든 지방보다도 케톤 수치를 가장 많이, 빠르게 올려준다. 카프릴산은 코코넛 오일에 함유된 지방의 5~6퍼센트를 차지하므로 필요한 양의 카프릴산을 섭취하려면 코코넛 오일을 10큰술도 넘게 먹어야 하지만 브레인 옥테인 오일은 단 1큰술이면 된다. 브레인 옥테인 오일을 만들려면 코코넛 오일이 많이 필요하지만 XCT 오일이나 일반 MCT 오일, 코코넛 오일보다 훨씬 효능이 뛰어나며 일반적인 MCT 오일이 유발하는 소화 문제없이 더욱 많은 양을 섭취할 수 있도록 해준다.

최근에 코코넛 오일을 이용한 간헐적 단식의 효과와 XCT 오일에 함유된 두 가지 MCT를 이용한 간헐적 단식의 효과를 비교한 혁신적인 연구가 이루어졌다. 단식 후 코코넛 오일을 섭취했을 때는 케톤 수치에 변화가 없었다. 코코넛 오일은 단식과 비교할 때 케톤 수치를 전혀 높여주지 않았다. 하지만 단식 후 코코넛 오일과 다른 MCT를 합쳐서 섭취하자 케톤 수치가 약간 올라갔다. 하지만 단식 후 브레인 옥테인 오일을 섭취했을 때 케톤 수치 상승폭이 가상 높았다.

브레인 옥테인 오일에 관한 가장 중요한 사실은 탄수화물을 섭취해도 케톤 수치를 올려준다는 것이다. 브레인 옥테인 오일을 어떤 음식에(커피도!) 첨가해도 사흘간의 저탄수화물 식단을 실시할 때와 똑같은 키톤 에너지를 얻을 수 있다.

코코넛 오일이 훌륭한 MCT 공급원이라는 광고에 넘어가지

마라. 사실이 아니다. 하지만 코코넛 오일은 좋은 포화지방 공급원이다. 불릿프루프 커피에 코코넛 오일이나 일반적인 MCT 오일을 넣는 사람들이 많다. 그래도 해롭지 않으며 나도 그들을 비판하고 싶지 않다. 하지만 브레인 옥테인 오일을 사용할 때와 똑같은 케톤 에너지나 뇌 기능 개선이 이루어지지 않는다는 것을 알아야 한다. 그리고 MCT가 '처참한 팬티' 문제를 일으킬 수 있다! 선택은 당신에게 달려 있다.

좋은 지방을 나쁘게 만드는 것

이 장에서 언급한 음식을 전부 꼼꼼하게 피해도 건강에 좋은 음식을 미토콘드리아에 해롭게 바꿔버리는 실수를 저지를 수 있다. 조리 방법이 문제가 될 수 있기 때문이다.

육류를 훈제하거나 튀기거나 구우면 두 가지 발암물질인 헤테로사이클릭 아민heterocyclic amine, HCA과 다환방향족탄화수소polycyclic aromatic hydrocarbon, PAH가 만들어진다. 이것들은 암만 일으키는 것이 아니다. HCA는 신경독소로 떨림을 유발한다. 한 연구에서는 보편적인 신경퇴행성 질환인 수전증 환자의 혈류에 수전증이 없는 사람보다 50퍼센트나 많은 HCA가 들어 있다는 사실이 밝혀졌다.[45]

뿐만 아니라 HCA와 PAH는 모두 미토콘드리아 기능을 억제하는 것으로 알려져 있다. HCA를 투여한 원숭이들에게서 미토콘드리아 퇴화가 나타났다.[46] 쥐에 HCA를 투여하자 미토콘드리아가 변이되고 커졌다.[47] 지금쯤 눈치챘겠지만 미토콘드리아의 경우는 크다고 절대로 좋은 것이 아니다.

마찬가지로 PHA를 투여하면 산화 스트레스와 미토콘드리아 기능 저하 및 미토콘드리아 손상이 일어난다.[48] 설상가상으로 인간의 기관지 세포에 PAH를 단 4시간 동안 주입하자 미토콘드리아가 세포자멸사를 유도해도 세포가 죽지 않았다.[49]

세포자멸사에는 재미있는 면이 있다. 당연히 건강한 세포는 죽으면 안 되지만 건강하지 못한 세포는 죽어야 한다. 산화 스트레스로 손상을 입은 세포가 세포자멸사를 거부하면 복제되어 더욱 큰 문제를 일으킨다. 현재 많은 과학자들은 그것이 암세포가 성장하는 주요 매커니즘이자 PAH가 발암물질인 이유라고 믿는다.

조리법이 일으킬 수 있는 또 다른 문제는 (곧 자세히 설명하겠지만) 중요한 단백질을 파괴한다는 것이다. 단백질이 파괴되면 '열 변성'이 일어난다. 열 변성이 일어난 단백질은 반드시 독성은 아니지만(음식이 소화될 때도 단백질 열 변성이 일어난다) 주어진 역할을 제대로 수행하지 못한다. 예를 들어 유청 난백실은 미토콘드리아가 매우 중요한 항산화물질인 글루타티온을 생산하는 것을 도와주는데 열 변성이 일어나면 이 중요한 임무를 수행하지 못한다.[50] 곡물이 들어가지 않는 제빵류 레시피가 많지만 대부분 유청 단백질이 들어가서 나는 사용하지 않는다.

하지만 가장 최악의 조리법은 재료에 들어가는 지방을 산화시켜서 파괴하는 것이다. 지방, 특히 불포화지방은 매우 예민하다. 앞에서 다룬 것처럼 열은 물론 심지어 빛에 노출되어도 쉽게 파괴된다. 이러한 문제를 일으키는 조리법에 대해 앞으로 설명하겠지만 우선은 파괴된 지방이 몸에 어떤 영향을 끼치는지부터 살펴보자.

파괴된 지방이 섭취되어도 몸은 그것을 세포막을 만드는 데 이용한다. 알다시피 뇌는 대부분 지방으로 이루어진다. 미엘린도 대부분 지방이다. 호르몬도 마찬가지다. 미토콘드리아도 제대로 작동하려면 역시 지방에 의존해야 한다. 뇌와 기타 부위의 세포막이 파괴된 지방으로 만들어지면 유연성과 기능성이 떨어진다. 뉴런의 소통이 효율적으로 이루어지지 않고 미토콘드리아도 퇴화되기 시작한다. 또한 산화된 지방은 호르몬과 신경전달물질을 교란시킨다. 글루탐산이 과도하게 많이 만들어지는 것이 거기에 속한다. 글루탐산은 MSG에 든 흥분성 신경전달물질이며 흥분독성으로 뉴런을 죽인다.

하지만 산화된 지방의 가장 큰 문제는 염증성이 강하다는 것이다. 파괴된 지방 분자가 몸 안에서 빌딩블록으로 사용될 때마다 산화 스트레스가 일어난다. 5장에서 살펴본 것처럼 고도불포화지방은 가장 쉽게 파괴되는 지방이다. 이 지방은 열이 가해지면 디카보닐dicarbonyl이라는 뇌에 특히 해로운 화합물이 만들어진다. 디카보닐은 미토콘드리아를 파괴하고 산화 스트레스를 일으킨다.[51] 또한 디카보닐은 최종당화산물advanced glycation end product, AGE의 전구체다. AGE는 앞에서 언급한 것처럼 염증을 일으키고 산화 스트레스를 악화시킨다.[52]

내가 저탄수화물, 고지방의 케토제닉 다이어트로 약 23킬로그램을 뺀 후 몸 상태가 엉망이 된 것도 그 때문일 것이다. 돼지껍데기 같은 음식을 먹고 하루 종일 아스파탐 같은 독성 화학물질을 섭취했던 것이다. 체중이 줄어드는 동안 케토시스 상태가 지속되었지만 나도 모르는 사이에 몸 안의 염증이 심해지고 있었다. 나는 염증성 식품과 화학물질이 포함된 케토시스 식단에서 이런 증상을 수없이 목격했다. 어떤 지방을 먹느냐가 그만큼 중요하다!

다행스럽게도 세포 지방의 절반은 2년마다 바뀐다. 손상된 지방은 내 세포막에서 오래전에 사라졌고 뇌의 변화가 느껴진다. 나는 여전히 지방을 많이 섭취하지만 고온으로 조리하지는 않는다. 낮은 온도나 물, 증기로 조리하고 산화 스트레스에 대응하기 위해 항산화물질이 풍부한 향신료를 많이 사용한다. 조리법에 신경 쓰면 일상의 컨디션에 엄청난 변화를 가져다 줄 수 있다.

다음은 지방 요리의 가장 큰 적들이다.

튀김

감자튀김, 닭튀김, 생선 튀김, 초코바 튀김 등 모든 튀김 음식에는 손상된 지방이 가득하다. 튀김은 음식을 산화된 지방과 변성 단백질에 푹 담그는 것이나 마찬가지다. 튀김 과정의 고온은 PAH와 HCA를 만들어 식품의 독성을 악화시킨다. 튀김이 살을 찌운다는 사실은 이미 알고 있겠지만 튀김을 피해야 하는 이유가 또 있다. 튀김은 뇌에도 해롭다! 식당에서 파는 튀긴 음식은 더욱 나쁘다. 기름을 오래 사용하면 시간이 갈수록 지방이 더욱 심하게 파괴되기 때문이다.

홍화 씨 오일과 해바라기 씨 오일

홍화 씨 오일은 고온에 가열하면 분리되지만 오일에 함유된 연약한 화합물에 산화가 일어난다. 해바라기 씨 오일도 같은 문제가 발생하는데 산화에 더욱 취약하고 발연점도 낮다. 그래서 조리하기도 전에 산화되어 있을 가능성이 높다. 두 가지 오일 모두 피한다.

식물성 오일, 대두유, 옥수수유, 트랜스 지방

이 지방들을 피해야 한다는 사실은 이미 알고 있을 것이다. 하지만 산화되기 쉬워서만은 아니다. 대두유는 염증 유전자를 발현하고 미토콘드리아 기능을 방해한다.[53] 쥐를 대상으로 한 실험에서 옥수수유는 미토콘드리아를 억제하고 대장암을 일으키는 것으로 나타났다.[54] 대신 목초를 먹인 소의 우유로 만든 버터를 사용하라!

불에 구운 고기

휴일에 BBQ 파티를 즐긴 후 머릿속이 멍해지고 숙취 증상이 나타나는 것은 술을 마셔서 그런 것만은 아니다. 고기의 맛있는 지방이 불꽃에 닿아 염증성이자 발암물질인 HCA와 PAH로 변했기 때문이다. 또한 바비큐 소스에는 당분이 많다. 불에 구운 고기를 먹지 않으면 컨디션이 한층 좋아질 것이다. 그릴에 구울 때는 포일로 덮는다!

채식주의자의 오메가3 : 건강에 좋은 지방인가?

채식주의자를 나쁘게 생각하는 마음은 전혀 없다. 나 자신도 한동안 생채식주의자였으니까. 하지만 한동안 채식을 하고 난 후 뇌 기능이 나빠졌다. 아마도 EPA와 DHA(뇌에 가장 필요한 두 가지 유형의 오메가3 지방산) 부족 때문이었을 것이다.

EPA와 DHA는 해산물과 해조류에만 들어 있다. 많은 채식주의자들이 오메가3 지방산을 알파리놀렌산alpha-linolenic acid, ALA으로 보충하려고 한다. ALA는 EPA와 EHA 모두의 전구체다. 우리 몸이 ALA를 이용해 오메가3를 만든다는 뜻이다. ALA는 아마 씨, 헴프 씨, 호박 씨를 비롯한 여러 씨앗에 들어 있다. 채식주의자들이 아마씨로 오메가3를 보충하는 이유도 그 때문이다.

하지만 문제는 우리 몸이 ALA를 이용해 EPA나 DHA를 잘 만들지 못한다는 것이다. 실제로 ALA 섭취량의 5퍼센트 미만이 EPA로 전환되고 DHA는 그것보다도 적다(0.5퍼센트). 설상가상으로 ALA가 얼마 되지도 않는 양의 EPA와 DHA로 전환될 때 철분이 사용된다. 그렇지 않아도 채식주의 식단에 부족한 철분이 더욱 부족해지는 것이다. 해롭지는 않을지라도 전환률이 너무 낮은 데다 소중한 에너지와 철분이 사용되므로 바람직하지 못하다.

이 장에서 소개한 내용은 당신을 놀라게 하려는 목적으로 쓰인 게 아니다. 음식이 뇌에 얼마나 큰 영향을 주는지 알자는 이야기다. 입안으로 들어가는 음식만큼은 우리가 전적으로 제어할 수 있으니 큰 힘을 쥔 것이다! 염증을 유발하는 독소가 든 음식을 얼마나 먹을지, 기분을 어떻게 조절할지 직접 결정할 수 있다.

매일 매끼마다 완벽한 선택을 할 필요는 없다. 염증에 나쁜 음식이라도 먹을 가치가 있을 때가 있으니까. 언제 위험을 감수할지 스스로 선택하면 된다. 다음 날 중요한 인터뷰나 프레젠테이션이 있다면 저녁 메뉴를 현명하게 결정할 수 있고, 내일의 뇌 컨디션을 스스로 조절할 수 있다는 생각만으로 힘이 솟는다. 화학물질이나 자연 독소에 오염되지 않은 항염증성 음식을 선택하기 시작하면 곧바로 뇌 기능에 변화가 느껴질 것이다. 그런 선택은 헤드 스트롱으로 가는 매우 중요한 걸음이다.

꼭 기억해야 할 세 가지

✛ 유제품 단백질, 글루텐, 트랜스 지방, 식물성 오일은 모든 사람에게 염증을 일으킨다.

✛ 곰팡이 독소는 곡물, 커피, 건조 과일, 와인, 맥주, 초콜릿, 견과류, 옥수수에 흔히 들어 있으며 미토콘드리아에 매우 해롭다.

✛ 건강한 지방이라도 고온으로 조리하면 파괴되어 몸에 해롭게 변한다.

지금 당장 실천해야 할 세 가지

✛ 인공 감미료를 사용하지 않는다. 아무리 작은 양이라도 미토콘드리아에 해롭다. 당분, 특히 과일 주스와 고과당 옥수수 시럽에 들어 있는 과당의 섭취를 줄인다.

✛ 튀긴 음식은 절대로 먹지 않는다! 튀김은 지방을 파괴해 몸에 해롭게 만든다.

✛ 유해한 농약 성분이 많은 GMO를 피하고 가능한 유기농 제품을 구입한다.

Chapter 7
독소를 피하고 해독 시스템을 개선하라

근래 들어 건강 분야에서 '해독'이라는 단어를 쉽게 들을 수 있게 되었다. 대부분은 엄청난 결과를 보장하는 (때로는 기이한) 식단 요법을 소개할 때 사용된다. 과연 해독이란 무엇일까? 그리고 우리 몸에는 어떤 독소가 있는 걸까? 해독은 여러 형태를 띨 수 있지만 제대로 이루어질 때는 모든 루틴의 필수적인 부분이다. 독소가 뇌에 끼치는 영향 때문에 해독은 뇌 기능의 최적화에 특히 중요하다. 우리 몸에는 자연적인 해독 시스템이 갖춰져 있어서 스스로 독소를 제거할 수 있다. 하지만 매일 노출되는 모든 화학성분을 우리 몸이 완전히 제거할 수 있다고 생각한다면 오산이다.

환경 곰팡이처럼 자연적인 독소부터 납 페인트 같은 인위적인 독소까지 우리는 몸이 감당할 수 없을 만큼 엄청나게 많은 유해 물질에 둘러싸여 있다. 일상생활에서의 독소 제거는 6장에서 살펴본 음식만 피한다고 되는 것이 아니다. 숨 쉬는 공기, 집 안의 구석구석, 심지어 약장 등 우리는 음식이 아닌 것을 통해서도 매일 독소에 노출되기 때문이다. 당신은 알아차리지 못할지 몰라도 독소 때문에 스트레스 받는 뇌는 알고 있을 것이다. 물론 삶의 모든 영역에는 좋은 스트레스와 나쁜 스트레스가 있다. 우리를 죽이지 못하는 것은 우리를 더 강하게 만들어준다는 말이 맞기도 하다. 정신적으로 힘든 시간에 새로운 가르침을 얻을 수 있다. 올바른 신체적 스트레스가 가해지면 근육이 강해진다. 뇌의 경우 적절한 스트레스가 미토콘드리아를 강화시키고 미토콘드리아 성장에 연료를 공급하고 손상되어 더 이상 쓸모없어진 미토콘드리아를 제거해준다. 하지만 독소가 미토콘드리아에 잘못된 스트레스를 가하면 결코 좋은 일이 생기지 않는다. 독소 스트레스는 성장이나 재생과 정반대되는 결과를 일으킨다. 건강한 미토콘드리아를 해치거나 죽인다.

알다시피 뉴런은 미토콘드리아에 에너지를 의존하므로 미토콘드리아에 이상이 생기면 뉴런에도 이상이 생긴다. 평소 가급적 독소를 피하고 이미 뇌를 해치고 있는 녹소를 해독시키면 악순환을 끝낼 수 있다.

환 경 곰 팡 이

미토콘드리아는 세포에 에너지를 주고 환경 반응에 영향을 끼치는 박테리아의 일종이다. 앞장에서 살펴본 것처럼 박테리아와 곰팡이는 태초부터 서로를 억제하는 독소를 만들어 치명적인 투쟁을 벌여왔다. 따라서 곰팡이나 그것이 만드는 독소가 미토콘드리아 기능을 방해하는 것은 당연하다.[1]

곰팡이는 독성 화학물질 또는 마이코톡신mycotoxin을 만든다. 일반적으로는 냄새나 맛이 느껴지지 않을 정도로 적은 수치지만 폐와 피부, 음식과 물을 통해서 몸 속으로 들어간다. 더욱 무서운 사실은 일부 곰팡이가 서로 시너지 효과를 내는, 즉 서로의 효과를 강화해주는 독소들을 만든다는 사실이다. 곰팡이와 미토콘드리아에 관한 대표적인 연구 보고서에 따르면 "마이코톡신에는 안전한 수치란 없다."[2] 나도 동의하는 바다. 마이코톡신을 완전히 피하는 것이 불가능하다는 사실도 인정한다. 그래서 나는 독소 노출을 최소화하되 그럴 만한 가치가 있을 때는 적은 노출을 허용한다. 편집증도 스트레스의 일종이므로 미토콘드리아에 나쁘다!

마이코톡신이 건강에 끼치는 영향은 몇 가지 요인에 좌우된다. 마이코톡신의 종류와 양과 노출 시간, 환경에 존재하는 또 다른 독소, 개인 정보(나이, 성별, 유전자 배경 등) 등이다. 식단도 독소 민감성에 중요한 역할을 한다. 특정한 비타민이 부족하거나 음식을 충분히 먹지 않는다거나 알코올을 많이 섭취하는 사람이라면[3] 이미 미토콘드리아가 약하므로 마이코톡신에 더욱 취약하다. 그런 상태에서 마이코톡신의 공격을 받으면 피해가 클 수밖에 없다.

전체의 28퍼센트가 유전적으로 곰팡이에 민감하다. 그런 사람들이 마이코톡신에 노출되면 뇌 혼미, 인지 기능 저하, 피로, 관절 통증, 메스

꺼움, 체중 증가, 만성 부비동염, 천식 등 다양한 증상이 나타날 수 있다. 나도 거기에 해당한다. 앞에서 말한 것처럼 나는 누수가 일어난 지하실이 딸린 나무집에서 살았고(70년대였다), 어릴 때 항상 패혈성 인후염에 시달렸다. 열네 살의 나이에 발진, 하루에 열 번씩 터지는 코피, 천식, 멍, 비만, 관절염을 안고 살았다. 알레르기 검사를 받으면 항상 음성으로 나왔다. 인후염을 막으려고 열여섯 살 때 편도선을 절제했지만 다음 주에 곧바로 또 인후염에 걸렸다.

내가 의사에게 "몸에 독이 퍼진 기분이에요"라고 말했던 기억이 난다. 하지만 내 환경에서 독의 근원지를 찾아보려는 의사는 한 명도 없었다. 항생제를 처방해줄 뿐이었다. 곰팡이 독소로 만든 항생제 말이다. 내가 아팠던 것도 어쩌면 당연한 일이었다! 그때의 나에게는 독소를 더하는 것이 아니라 미토콘드리아를 도와줄 방법이 필요했다.

마이코톡신에 덜 민감한 75퍼센트에 속하는 사람이라도 그 위험으로부터 완전히 자유로운 것은 아니다. 마이코톡신은 미토콘드리아 기능을 떨어뜨릴 뿐만 아니라 염증성 면역 반응을 일으킨다. 곰팡이에 자주 노출될수록 만성 염증이 되기 쉽다. 면역계가 위협에 과민성 반응을 일으켜 소량의 곰팡이 독소에도 즉각 반응하게 된다. 그것이 바로 알레르기다.

곰팡이 독소는 염증 반응을 일으킬 뿐만 아니라 세포 사이의 거리가 멀어지게 만든다. 그러면 세포막과 혈액뇌장벽의 투과성이 커진다. 이 벽들은 완전히 밀폐되어야만 하는 공간이다. 세포의 벽이 새면 체액과 혈장 같은 입자들이 원래 출입이 허용되지 않는 뇌까지 자유롭게 들락거린다.[4]

혈액뇌장벽이 뇌를 보호하듯 완전히 밀폐된 세포 연접으로 통제되는 비슷한 장벽이 장을 보호한다. 앞장에서 배운 것처럼 곰팡이 독소에 노출되면 세포 연접이 느슨해져서 이물질 입자(완전히 소화되지 않은 음식 등)가 장에서 새어나와 혈류로 들어간다. 그러면 몸이 침입자를 감지하고 염증 경보를 울려서 공격한다.

시간이 지날수록 이러한 염증 반응이 자동적으로 일어나게 된다. 몸은 침입받는 상태가 항상 계속된다고 생각해 해롭지 않은 음식과 물질까지 공격한다. 그래서 예전에는 글루텐이나 유제품을 먹어도 아무런 문제가 없었는데 이제는 조금만 먹어도 이상 증상이 생길 수 있다. 장 누수로 음식물 입자가 새어나가고 그 음식에 대한 공격이 계속되어 알레르기가 생겼기 때문이다.

나처럼 곰팡이 독소에 특히 민감한 25퍼센트의 사람들은 탄광 속의 카나리아처럼 위험 징후를 알려주는 존재다. 곰팡이에 노출되었을 때 유난히 심한 반응을 보이지만 우리가 영향을 받는다면 누구에게나 해롭다는 뜻이기 때문이다. 예를 들어보겠다. 얼마 전에 샌디에이고에서 열린 컨퍼런스에 참여했다. 하루는 크루즈에서 저녁 식사를 하기로 되어 있었다. 크루즈에 타는 순간 걸레 비슷한 냄새가 났다. 곰팡이가 있다는 확실한 신호였다. 당장 크루즈에서 내리고 싶었지만 컨퍼런스 참가자들과 대화를 나누고 싶은 마음이 커서 미토콘드리아가 입을 피해를 감당하기로 했다. 독소가 뇌에 어떤 영향을 끼치는지 알면 대부분의 독소 노출을 스스로 제어할 수 있다. 이 경우에 나는 이점이 더 많다고 생각했기에 감당하기로 한 것이었다.

다음 날 기조연설을 할 때 단어가 잘 떠오르지 않아서 애를 먹었다.

예전에는 그런 문제가 매일 발생했고 스스로 바보가 된 기분을 느꼈었다. 하지만 미토콘드리아 해킹으로 뇌를 업그레이드한 후에는 단 한 번도 일어나지 않은 일이었다. 뇌가 항상 최적의 기능을 발휘했다. 그런데 갑자기 단어가 떠오르지 않는 문제가 발생하자 당황스러웠고 티도 많이 났다. (단어가 생각나지 않는 증상은 누구라도 '정상'이 아니다. 뇌 기능이 약해졌다는 뜻이다.)

다음 날에는 심한 피로감에 시달렸다. 위경련과 설탕 갈망, 변비가 나타났다. 그 다음 날에는 얼굴에 두드러기가 나고 구내염이 생기고 수년 만에 처음으로 코피가 났다. 그날 밤에는 무려 12시간을 잤는데도(보통은 5~6시간) 다음 날 기운이 하나도 없었다. 컨디션이 엉망진창이었다. 염증 때문에 군살까지 생겼다. 그때 오랫동안 존경해온 경영 컨설턴트이자 작가인 마셜 골드스미스Marshall Goldsmith를 만나 사진을 찍었다. 그 사진을 온라인에 올렸더니 한 팔로워가 염증 때문에 갑자기 생긴 가슴에 대해 지적했다. 하하!

내가 곰팡이에 유난히 민감한 것일 수도 있지만 대부분의 사람이 원인을 알 수 없는 비슷한 증상을 겪는다. 곰팡이 독소는 먼저 뇌의 미토콘드리아를 공격하고 그 다음에는 장과 피부로 옮겨간다. 그 과정에서 당신의 기량은 심하게 떨어진다. 크루즈 다음 날 피로에 시달린 것은 나뿐만이 아니었다. 알레르기가 발동한 사람들도 있었고 피로와 나른함이 술 때문이라고 생각하는 사람들도 있었다(별로 마시지 않았는데도).

교훈을 주는 이야기라고 생각하기 바란다. 기량이 떨어지거나 평소와 다른 느낌이 든다면 반드시 이유가 있다! 뇌 장애 전문가이자 베스트셀러 작가인 다니엘 에이멘Daniel Amen은 곰팡이 독소 노출에 대한 인터뷰에서 인지 기능 손상은 절대로 정상적인 상태가 아니라고 말했다. 기억력에 문제가 생겼을 때 '늙어가는' 과정이라고 가볍게 생각하면 안 된다. 몸이 보내는 신호에 주의를 기울여야 한다. 아무리 미묘해도 문제를 미리 알리는 신호가 있을 것이다.

에이멘 박사는 곰팡이 독소가 노출 전후의 IQ 검사에 무려 15점이라는 점수 차이를 만들 정도로 뇌를 손상시킬 수 있다고 말했다. 기절초풍할 일이 아닌가? 집중력이 떨어질 때마다 노력 부족이라고 자신을 탓했던 순간을 떠올려보라. 그런데 노력이 부족해서가 아니라 독소 노출로 미토콘드리아 기능이 저하된 것이 원인이었다면?

에이멘 박사는 SPECT 뇌 스캔 기술로 곰팡이가 뇌에 끼치는 영향을 관찰한다. 그는 스캔 결과를 통해 곰팡이 노출이 뇌의 편도체에 눈에 보이는 손상을 일으킨다는 사실을 확인했다. 편도체는 공포나 분노, 불안 같은 충동적이고 반사적인 감정에 관여한다. 편도체가 손상되면 아무런 이유 없이 화가 폭발할 수 있다. 평소의 기량은 물론이고 인간관계까지 엉망이 된다. 에이멘 박사는 뇌 스캔 결과 곰팡이 독소에 노출된 것으로 나타난 사람들은 감정을 제어하지 못하는 자신에게 큰 분노를 느끼는 경우가 많다고 말한다. 뇌 손상이 원인이라는 것을 눈으로 확인하기 전까지는 말이다.

'그런 일이 나도 모르는 사이에 이루어진다니 말도 안 돼!'라고 생각할지도 모른다. 당신을 놀라게 할 만한 수치가 있다. 미국에서 누수 문제가 있는 건물이 전체의 약 50퍼센트에 이른다는 사실이다. 1970년대에 습기를 흡수하는 건식벽으로 건물을 만들기 시작한 것이 주된 이유다. 곰팡이가 생기기에 이상적인 환경이다. 곰팡이를 막으려고 페인트에 살진균제를 첨가하기 시작한 것도 문제였다. 곰팡이는 한 발 앞서 변이를 일으켜서 살진균제에 저항력을 가진 종을 만들었고 결과적으로 마이코톡신이 늘어났다.

집 안(회사, 학교 등)에 한 번 곰팡이가 생기면 빠르게 퍼져나가 사방을 오염시킨다. 옷, 가구는 물론이고 모든 것에 퍼진다. 특히 카펫은 투수성이 커서 곰팡이 독소를 빨아들인다. 곰팡이 핀 집을 떠나더라도 짐에 그대로 묻어온다.

곰팡이 독소가 뇌에 얼마나 해로운지 말해주는 증거는 잔뜩 있지만 대부분의 의사들은 의대에서 곰팡이에 대해 배우지 않으므로 환자의 곰팡이 노출 문제를 알아차리지 못한다. 그래서 마이코톡신 노출에 시달리는 사람들은 증상을 무시당하거나 병명이 잘못 진단되거나 심리 질환 치료를 받는다.

마이코톡신이 주요 원인으로 작용하는 만성 염증반응 증후군 전문가인 스콧 맥마혼Scott McMahon 박사를 운 좋게 인터뷰할 수 있었다. 맥마혼 박사에 따르면 그의 환자 가운데 절반은 다른 의사들로부터 제 정신이 아니거나 상상에 불과한 증상이라는 말을 들었다. 대다수가 우울증 치료제인 졸로프트를 처방 받았고 어떤 이들은 그냥 집으로 돌려보내졌다. 어쩌면 당연한 일이겠지만 대다수가 우울증에 걸렸고 심지어 자살 충동까지 느꼈다.

그래서 몸의 신호에 귀 기울여 마이코톡신 노출에서 자신과 뇌를 보호하는 것이 중요하다. 물론 말처럼 쉬운 일은 아니다. 다음의 방법은 곰팡이를 되도록 피하고 노출시에는 회복될 수 있도록 도와줄 것이다.

누수 피해가 있는 건물을 피하라

물을 머금은 건축 자재는 곰팡이가 자라기에 완벽한 장소다.

홍수, 부서진 파이프, 응결, 누수 등의 물 피해가 일어난 집이나 직장, 학교 건물은 곰팡이 전문가에 의해 수리가 이루어질 때까지 피하라.

벽이나 천장의 물 얼룩이나 악취만으로 있어서는 안 되는 장소인지 알 수 있다. 호텔 방에서 곰팡이 냄새가 나면 방을 바꿔달라고 한다. 학교나 정부 청사, 오래된 건물은 유지보수가 잘 되지 않아서 더욱 큰 위험이 따른다. 학교 건물의 곰팡이가 아이들의 학습 능력을 떨어뜨리는 경우가 끔찍할 정도로 많다.

누수를 예방하고 찾고 고친다

배수관과 변기, 파이프를 잘 관리해서 물이 넘치지 않도록 한다. 집 안 파이프는 전문가에게 누수 검사를 받는다. 누수는 대부분 벽이나 찬장 뒤쪽에서 일어나므로 그냥 보아서는 알 수 없다. 전문가들은 자외선 카메라로 숨겨진 누수를 찾는다.

물이 새는 곳을 찾으면 곧바로 수리하고 건조시킨다

최근에 집 사무실에서 물이 새는 곳을 발견했다. 바로 건조하고 홈바이오틱Homebiotic을 뿌렸다. 이것은 활생균probiotic bacteria의 일종으로 곰팡이 독소와 겨룬다. 피해가 발생할 때까지 기다렸다가 화학성분으로 치료하는 것보다 균형 잡힌 예방책을 쓰는 것이 훨씬 낫다. 허술한 부분이나 얼룩, 그 밖의 누수나 결로 흔적이 없는지 굽도리널, 천장, 벽 등을 살펴본다. 지붕의 유지보수를 잘하는 것도 잊으면 안 된다. 지붕을 잘 관리해야 누수 피해를 막고 값비싼 수리비도 아낄 수 있다.

안전한 조건과 건축 자재를 선택한다

집을 사거나 빌릴 때는 건축 자재와 집의 상태에 주의를 기울이고 벽의 습기 차단재에 이상이 없는지 살핀다. 새 집일수록 안전하다고 생각하겠지만 오히려 그 반대인 경우가 많다. 1970년대 이후로 사용하기 시작한 건축 자재가 특히 곰팡이 독소에 취약하기 때문이다. 빌리거나 구입할 집에서 적어도 반나절은 있어본다. 그날 밤에 잠이 잘 오는지 아침에 일어났을 때 컨디션이 어떤지 확인한다. 평소보다 나쁘거나 인지 기능이 떨어지는 증상이 나타난다면 나쁜 신호다. 이사 들어가기 전에 새 집의 곰팡이 검사를 철저하게 실시한다.

통풍이 살 되어야 한다

오래 비어 있는 건물은 공기가 습하고 정체되어 있다. 곰팡이는 공기의 흐름이 없는 습한 환경에서 자란다. 환기가 안 되어 '답답하게' 느껴지는 공간이다. 집과 사무실, 학교에 통풍이 잘 되는지 확인한다. 덥고 습한 곳에 AC(냉방), HVAC(난방, 환기, 냉방) 장치가 제대로 설치되어 있지 않으면 위험하므로 잘 살펴본다. 에어컨 덕트가 습한 공기와 만나면 응결 현상이 일어나고 곰팡이가 생길 수 있다.

곰팡이 검사를 실시한다

집을 사거나 빌릴 때는 곰팡이 전문가에게 ERM(environmental relative moldiness index(환경 상대 곰팡이 지수) 공기 검사를 받는다. 실내 곰팡이균의 위험성과 건강에 끼치는 영향을 측정하기 위해 고안된 검사다. 곰팡이 검사 업체를 통해 집 안 내부와 외부에 걸친 완전한 검사를 실시할 수 있다.

오랫동안 거주한 집이라도 곰팡이의 영향으로 의심되는 증상이 느껴진다면 곰팡이 검사를 받아보는 것이 좋다.

이사와 복수로 곰팡이를 피한다

검사 결과 곰팡이 독소가 있다고 판정되면 바로 자리를 피하고 전문가와 청소 방법을 상의한다. 곰팡이를 제대로 제거하지 않으면 곰팡이 포자가 공기를 통해 이동할 수 있다. 그 영향력이 매우 빠르고 커서 석면이나 납 페인트보다도 미토콘드리아에 해롭다. 곰팡이 때문에 집수리 공사를 시작한 후 오히려 증상이 심해졌다는 사람들을 수없이 보았다.

미토콘드리아가 아무리 건강해도 곰팡이 독소를 완전히 피하는 것보다 좋은 방법은 없다! 곰팡이 노출 증상을 겪고 있다면 병원을 찾는다. 증상이 한 사람에게만 나타나도 가족 모두가 예방책을 취하는 것이 좋다. 곰팡이는 모든 사람에게 영향을 끼친다. 사람에 따라 그 정도가 다를 뿐이다.

식단을 해독하라

헤드 스트롱 프로그램은 곰팡이가 들어 있을 가능성이 큰 음식을 피하고 몸의 해독을 도와주는 음식을 먹는다. 설탕을 줄이고 항산화물질과 폴리페놀이 풍부한 식품과 질 좋은 지방, 목초를 먹인 동물의 단백질, 유기농 식품을 먹는 것이 음식 곰팡이를 피하고 해독하는 가장 좋은 방법이다. 곰팡이 해독이 필요 없더라도 이런 식단을 추구하면 미토콘드리아가 건강해지므로 컨디션이 매우 좋아진다.

보충제로 해독하라

헤드 스트롱 프로그램 미토콘드리아 강화 보충제가 에너지 생산을 도와주겠지만 그것과는 별도로 곰팡이 독소를 최대한 빨리 몸에서 빼내야만 한다. 해독을 도와주는 활성탄과 벤토나이트 점토가 함유된 보충제를 먹으면 된다.

칸디다균을 없애라

곰팡이를 섭취하면 몸 안에서 효모균이 과잉 증식한다. 어느 정도의 효모균은 우리 몸에 항상 존재하고 지극히 건강하다는 뜻이다. 하지만 효모균의 일종인 칸디다균이 생기면 자가면역, 소화, 인지 기능에 문제가 생길 수 있다.

항진균제와 허브는 칸디다균을 없애는 효과가 뛰어나다. 포도 씨 추출물, 오레가노, 베르베린, 코코넛 오일, 브레인 옥테인 오일 모두가 효모균의 과잉 증식을 막아준다.

중금속

헤비 메탈heavy metal은 음악이건 중금속이건 80년대에만 머물렀다면 좋았을 텐데.

미토콘드리아는 납, 수은, 니켈, 우라늄, 비소, 카드뮴 같은 중금속에 매우 민감하다. 아무리 적은 양이라도 짧은 시간 동안 노출되는 것만으로 에너지 생산에 문제가 생기고 미토콘드리아가 죽는다.[5] 한 연구에서는 중금속에 단 3시간 노출된 것만으로 심한 미토콘드리아 역기능이 일어나고 48시간 노출되자 에너지 생산이 50퍼센트 감소하는 결과가 나타났다.[6] 또한 중금속 노출은 미토콘드리아 막의 투과성을 높인다.

당신은 매일 어느 정도의 중금속에 노출되고 있는지, 체내 중금속 농도가 얼마인지 잘 모를 것이다. 매년 환경으로 배출되는 수은이 약 2700톤에 이른다. 납, 비소, 카드뮴도 공기와 물, 음식, 의약품, 공업품에 들어 있다. 어디에 살건 중금속에 노출된다.

곰팡이 독소와 음식 독소와 마찬가지로 중금속에 유난히 민감한 사람들이 있다. 예를 들어 어떤 사람들은 소량의 수은에 노출되어도 병에 걸리고 또 어떤 사람들은 매일 중금속이 함유된 생선을 먹어도 별다른 증상을 보이지 않는다. 하지만 아무리 증상이 나타나지 않아도 체내 중금속은 에너지 생산을 감소시켜 제 기량을 발휘하지 못하게 만든다! 이제 그런 일을 막아 잠재력을 최대한으로 발휘해야 할 때다.

다음은 가장 보편적이고 파괴적인 중금속이다. 모두가 미토콘드리아를 해치고 인지 기능을 저하시킨다.

비소

비소는 우리 주변 어디에나 있다. 살충제와 제초제, 살진균제, 쥐약에 사용된다. 따라서 우리가 먹는 음식과 지하수로 유입될 수 있다. 비소는 오염된 물에서도 발견되므로 해산물과 해조류에서 검출되기도 한다. 비소 가스는 가정과 직장에서 쓰이는 페인트와 에나멜, 유리, 금속에도 있을 수 있다. 놀랍게도 현미에도 비소가 들어 있다. 모든 쌀에는 자연 발생적인 비소가 들어 있지만 현미에 백미보다 80배나 더 많다. 쌀은 맛은 좋지만 마음껏 먹어서 좋을 것은 없다.

비소는 발암물질로 알려졌을 뿐만 아니라 신경독소이기도 하다. 미토콘드리아 기능을 떨어뜨리고 뇌 손상, 신경 질환, 운동 신경 염증, 탈미엘린화 같은 신경 이상을 발생시킨다. 결과적으로 뇌 기능이 떨어지고 에너지 생산이 줄어든다.

카드뮴

카드뮴은 아연 생산의 부산물이다. 오랫동안 금속 코팅제와 플라스틱의 안정제, 유리 염료로 사용되었다. 독성 때문에 근래에는 사용이 줄어들었지만 곡물 같은 식품에서 여전히 발견된다. 카드뮴에 3시간만 노출되어도 미토콘드리아의 유리기 생산이 늘어나고 투과성이 높아지고 에너지 생산이 느려진다.[7]

납

미국에서는 1978년에 사용 금지되었지만 그 전까지 페인트에 흔히 사용되었다. 1978년 이전에 지어진 집에는 납 페인트 성분이 어느 정도 포함되어 있을 가능성이 높다. 납 페인트는 손상되지 않았을 때는 문제를 일으킬 가능성이 낮지만 떨어지거나 벗겨지면 인체로 (특히 어린아이들) 쉽게 흡수된다. 1978년 이전에 지어진 집에서 살고 있다면 창문과 문 등 페인트칠이 벗겨진 곳이 없는지 살펴본다. 있다면 전문가를 시켜서 제거한다.

납은 광범위한 영향을 끼치는 독소다. 한 연구에 따르면 납에 노출된 쥐들은 뇌의 모든 영역에서 미토콘드리아 기능이 저하되었다.[8] 신경전달물질에도 변화가 일어나 인지 기능 저하와 행동 이상으로 이어졌다. 돼지의 경우 납 노출로 미토콘드리아에 작은 구조가 생겼고, 그 구조 때문에 미토콘드리아가 비대해져서 역기능과 퇴화가 일어났다.[9] 인간은 납에 노출되면 아동과 성인 모두 운동 협응 이상, 뇌 손상, 발작, 경련, 학습 및 행동 이상이 나타날 수 있다.

미시건 주 플린트 같은 도시에서 보듯 납 파이프가 물을 오염시키기도 한다. 식수에 납 성분이 들어 있다고 의심된다면 곧바로 시중에서 판매하는 수돗물 테스트기로 검사해본다.

수은

6장에서 언급했듯이 수은은 가장 독성이 강하면서도 가장 일반적인 중금속이다. 바닷물에 녹아 있어 해산물에서 흔히 검출된다. 하지만 페인트와 살진균제, 온도계, 치과용 충전제, 배터리를 통해서도 수은에 노출될 수 있다.

수은 중독의 첫 번째 신호는 피로와 우울증, 무기력, 짜증, 집중력 저하, 기억력 감퇴, 두통 등이다. 결국 신경 퇴화와 떨림, 발작, 영구적 뇌 손상으로 이어질 수 있다. '모자장이만큼 정신이 나간as mad as a hatter'이라는 표현은 17세기에 프랑스에서 나왔는데 모자를 만드는 사람들이 작업 과정에서 수은에 노출되어 떨림과 병적인 분노 같은 증상을 보였기 때문이다.

나도 수은의 영향을 직접 느껴본 적이 있다. 10년 전에 처음 요가를 시작했을 때 점심으로 초밥을 먹고 요가를 하는 것이 일상이었다. 그런데 초밥을 먹는 날이면 특정한 자세의 균형을 잡기가 어려웠다. 초밥을 먹지 않는 날에는 균형 감각이 훨씬 좋아졌다. 중금속 때문인지 알아보기 위해 초밥을 먹을 때마다 수은을 해독해주는 약을 복용했더니 문제가 사라졌다. 보통은 균형 감각이 없다고 자신을 탓하거나 단순히 '컨디션'이 나빠서라고 생각하기 쉬울 것이다. 몸이 보내는 신호에 주의를 기울이는 것이 중요하다. 내 신경계는 수은이 기량을 떨어뜨린다는 경보를 보내고 있었다.

콤팩트형 형광등도 수은 노출의 일반적인 원인이다. 형광등이 깨질 때 나오는 수은 증기는 매우 해롭다. 나는 우리 아이들에게 형광등이 깨져 있는 방에 있지 말라고 가르쳤다. 당신도 그렇게 해야 한다.

┊ 의약품 ┊

놀랍게도 FDA(식품의약국)에서는 시중에서 판매되는 의약품에 대해 미토콘드리아를 해치는지의 기준을 적용하지 않는다.

550가지가 넘는 의약품을 살펴본 결과 34퍼센트가 미토콘드리아를 손상시키는 것으로 조사되었다.[10] 의약품이 끼치는 해로움의 정도는 복용량과 유전적 요소에 따라 다르지만 뇌 기능에 큰 영향을 주는 의약품이 많다는 사실은 분명하다.

그중에는 직접적으로 미토콘드리아에 해로운 것들도 있다. 미토콘드리아의 에너지 생산을 저해한다는 뜻이다. 그런가 하면 세포 손상을 초래하는 유리기를 증가시키고 유리기를 제거하는 항산화물질을 감소시키는 간접적인 영향을 미치는 의약품들도 있다.

미토콘드리아는 세포의 어느 부분보다도 의약품의 효과에 민감하다. 세포로 들어간 약 성분은 균등하게 분배되지 않는다. 미토콘드리아는 약 성분을 안쪽으로 끌어당겨서 축적시킨다. 과학자들은 약을 개발할 때 체내의 여러 부분에 끼치는 영향을 고려하지만 뇌에 끼치는 영향은 완전하게 고려하지 않는 경향이 있다. 건강해지려고 먹는 약이 결국은 몸을 해칠 수도 있는 것이다.

매우 퇴보적인 방식이 아닐 수 없다. 예를 들어 휴대폰 배터리가 전하를 유지하지 못한다고 해보자. 그것은 에너지 문제다. 그런데 당신은 문제를 해결하기 위해 배터리를 충전하는 대신 휴대폰에 앱을 잔뜩 받았다. 일시적으로 에너지를 올려줄 수 있을지는 몰라도 결국 에너지 소모가 더 심해진다. 다수의 의약품이 뇌에 이런 영향을 끼친다. 미토콘드리아를 튼튼하게 만들고 에너지 생산의 효율성을 올리는 것으로 여러 질환이 해결될 수 있다면 어떻게 하겠는가?

처방약을 전부 버리라는 말로 오해하지는 말기 바란다. 많은 사람의 목숨을 구하고 삶의 질을 높여주는 약들도 많다. 하지만 약이 뇌에 주는 영향을 알고 그 위험과 보상을 스스로 저울질해보는 것이 중요하다.

다음은 미토콘드리아에 영향을 끼치는 약들이다. 처방 받았다면 꼭 필요한지, 다른 영향은 없는지 의사에게 문의한다.

항생제

테트라사이클린tetracycline을 비롯한 일반적인 항생제는 미토콘드리아 역기능을 일으키는 것으로 밝혀졌다.[11] 미토콘드리아는 박테리아에서 진화한 것이고 항생제는 박테리아를 없애기 위해 만들어진 것이니까! 다행히 꼭 항생제를 먹어야만 할 때는 항산화물질인 글루타티온이나 그 전구체인 시스테인이 미토콘드리아를 보호해준다.[12] 우리 몸에 자연적인 방어기제가 있다는 뜻이지만 그래도 항생제를 복용할 때는 확실한 보호를 위해 따로 글루타티온을 복용할 것을 권한다.

항경련제(데파코트Depakote)

크렙스 회로를 늦춰 미토콘드리아의 에너지 생산이 효율적으로 이루어지지 못하게 만든다.

항우울제와 항정신병제

엘라빌Elavil, 프로작Prozac, 시프라밀Cipramil, 토라진Thorazine, 프로릭신Prolixin, 할돌Haldol, 리스페달Risperdal 같은 약은 모두 미토콘드리아 기능 저하와 사멸을 일으킨다.

바르비투르 계열

페노바르비탈^{Phenobarbital}은 미토콘드리아의 숫자와 크기를 감소시킨다.

고지혈증 치료제

스타틴^{Statin}은 미토콘드리아의 에너지 생산에 필요한 자연적인 항산화물질 CoQ10을 감소시킨다. 근육이 손상되는 근육병으로 이어질 수 있다. 담즙산(콜레스티라민^{Cholestyramine})은 크렙스 회로를 억제하지만 곰팡이 독소를 결합하므로 단기적으로는 사용 가치가 있을 수 있다. 또 다른 고지혈증 치료제인 시프로피브라이트^{Ciprofibrate}는 크렙스 회로를 억제해 미토콘드리아의 에너지 생산을 어렵게 만든다.

항염증제

아스피린은 크렙스 회로를 억제하고 미토콘드리아 짝풀림^{uncoupling}을 일으킨다. 아세트아미노펜^{acetaminophen}(타이레놀)은 미토콘드리아를 손상시키는 산화 스트레스를 일으킨다.

항부정맥제

아미오라돈^{Amioradone}은 미토콘드리아 기능을 억제한다.

항바이러스제

인터페론^{Interferon}은 세포 ATP 수치를 감소시키고 미토콘드리아 기능을 떨어뜨린다.

항암제

독소루비신^{doxorubicin}, 시스플라틴^{cisplatin}, 타목시펜^{tamoxifen}은 모두 미토콘드리아 기능을 떨어뜨린다.

당뇨 치료제

메트포르민^{metformin}은 세포의 에너지 효율성을 떨어뜨린다.

베타 차단제

산화 스트레스를 일으켜 미토콘드리아를 손상시킨다.

이 약들을 복용한다고 끝장인 것은 아니다. 헤드 스트롱 프로그램은 이 약들로부터 미토콘드리아를 지켜줄 것이다. 우선 지금부터 살펴볼 해독에 주의를 기울여서 처방약이 일으키는 손상에 대응하자.

해독

이 장에서 언급된 독소에 전부 노출되었어도 걱정할 것 없다. 미토콘드리아의 건강을 지킬 방법이 있다. 우리 몸에는 독소를 처리하고 제거하는 자연적인 해독 시스템이 마련되어 있다. 대단히 중요하고 복잡하고 고도로 진화된 생체 시스템이다. 해독 시스템이 없다면 인류는 지금까지 생존하지도 못했을 것이다.

해독 시스템의 가장 흥미로운 점은 사람마다 큰 차이가 있다는 사실이다. 현대 기능 의학의 아버지 제프리 블랜드Jeffrey Bland 박사는 인터뷰에서 간의 해독 시스템이 인체의 그 어떤 시스템보다 가변성이 크다고 말했다. 이를테면 의약품을 해독하는 자연적 능력은 유전에 따라 사람마다 큰 차이가 있을 수 있다. 블랜드 박사는 빠른 해독 시스템을 가진 사람이 어떤 약을 복용하면 아무런 영향도 없을 수 있지만 해독 시스템이 느린 사람이 그 약을 똑같은 양으로 복용하면 죽음에 이를 수도 있다고 설명했다.

다행스럽게도 해독 시스템의 속도를 올려주는 방법이 많다. 우선 해독 시스템의 효율적인 작동에 필요한 물질을 몸이 가지고 있어야 한다. 몸이 독소를 제대로 배출하지 못하면 독소가 뇌 지방을 비롯한 지방에 축적되어 염증이 심화되고 신경퇴화가 일어난다. 반면 영양소와 효소가 잘 갖추어지면 해독 능력이 강화된다. 헤드 스트롱 프로그램의 식단과 보충제는 몸의 해독 시스템을 최대화해준다.

해독 능력을 개선하는 또 다른 방법은 땀 분비 같은 자연적인 해독 과정을 촉진시키고 지방 세포의 분해를 도와주는 것이다. 독소는 지방에 저장되므로 지방 세포가 분해되면 그 안에 저장된 독소도 배출된다. 하지만 지방 세포에서 배출된 독소를 간과 신장이 처리해주어야만 한다. 헤드 스트롱 프로그램의 식단과 보충제는 간과 신장의 독소 처리를 도와줄 것이다.

몸의 해독 시스템을 활발하게 만드는 몇 가지 방법을 소개하겠다.

사우나에서 땀 흘리기

땀은 몸을 식히는 것 이상의 효과가 있다. 상당량의 독소도 제거해준다. 2012년에 발표된 50가지 연구에 대한 검토 보고서에서 따르면 땀은 특히 체내 중금속 농도가 높은 사람의 납과 카드뮴, 비소, 수은을 제거해주는 효과가 있다.[13]

땀을 흘리게 만드는 일이라면 모두가 자연 해독 작용에 도움이 된다. 운동도 한 방법이지만 사우나가 독소를 더 빨리 제거해줄 수 있다. 전통적인 사우나와 적외선 사우나 모두 효과적이지만[14] 나는 적외선 사우나를 선호한다. 우선 전통적인 사우나보다 뜨겁지 않다. 그리고 전통 사우나는 주변 공기를 데우지만 적외선 사우나는 적외선이 직접 체조직을 관통해 데워준다. 그래서 기절할 것 같은 느낌 없이 오래 버틸 수 있다. 또한 적외선은 미토콘드리아에 유익하다(자세한 내용은 8장에서 다룬다).

땀을 흘리면 전해질과 미네랄이 배출되므로 사우나로 해독할 때는 수분과 소금(히말라야산 핑크 소금이나 미네랄이 풍부한 천연 소금이 좋다)을 충분히 섭취해야 한다.

운동을 통한 지방 연소

운동을 하면 땀이 나고 지방 분해가 활발해져서 지방 조직에 축적된 독소가 배출된다. 하지만 지방에서 배출된 독소를 몸이 제거하지 못한다면 좋을 것이 없다. 운동이 그 문제를 어느 정도 해결해준다. 운동을 하면 혈액순환이 좋아져서 간과 신장에 많은 산소가 공급되어 독소 제거에 도움이 된다. 하지만 운동 후 뇌 혼미가 일어난다면 활성탄 같은 독소 결합 보충제를 복용해주면 좋다.

킬레이션 요법Chelation therapy

중금속 노출이 심하다면 킬레이션 요법을 시도해본다. 가장 효과적인 중금속 해독법이다. 정맥 주사로 킬레이트 화합물을 투여하면 혈액의 독소와 결합해서 체외로 배출된다. 킬레이션 요법은 납과 수은, 알루미늄, 비소, 철, 구리 제거에 효과적이지만 위험할 수도 있다. 중금속 중독으로 간과 신장이 손상되어 중금속을 제대로 해독하지 못할 경우에 그렇다. 따라서 이 방법은 의사와 상의한 후에 실시한다.

클로렐라

해조류의 일종으로 독소와 결합해서 체외로 배출시켜주는 효과가 뛰어나다. 중금속 해독 작용에도 효과적이다. 나는 참치 등 중금속 위험이 높은 생선을 먹을 때 늘 클로렐라를 챙긴다.

독소는 우리 주변 어디에나 있기에 더욱 무섭다. 적극적으로 환경 독소를 피하고 이미 체내에 축적된 것을 제거해주지 않으면 매우 해로울 수 있다. 하지만 미토콘드리아의 기능이 개선되고 염증도 줄어들어 뇌 기능이 향상되면 몸이 당신을 독소로부터 지켜줄 수 있다. 헤드 스트롱 프로그램은 건강한 뇌를 통해 신속한 해독과 효율적인 에너지 생산, 최고의 기량으로 당신을 이끌어줄 것이다.

꼭 기억해야 할 세 가지

✧ 전체의 약 25퍼센트가 유전적으로 곰팡이에 민감해 노출시 몸에 이상이 생긴다. 나머지 사람들은 그저 컨디션이 나쁜 것이라고 생각할 정도로 미묘한 영향을 받는다.

✧ 곰팡이 독소와 중금속, 일부 의약품은 미토콘드리아에 직접적인 해를 끼친다.

✧ 독소는 지방 세포에 쌓이므로 지방 연소를 도와주는 방법은 해독에도 도움이 된다.

지금 당장 실천해야 할 세 가지

✧ 집과 직장에 물이 새는 곳이 없는지 확인하고 곰팡이가 생기지 못하도록 막는다.

✧ 환경에 따라 몸의 컨디션이 어떻게 변하는지 확인한다. 많은 시간을 보내는 곳이 독소에 노출되어 있을지도 모른다.

✧ 처방약이 미토콘드리아에 어떤 영향을 끼칠 수 있는지에 대해 의사와 상담한다.

Chapter 8
빛과 공기, 냉기가 뇌에 끼치는 영향

바이오해킹은 주변과 체내 환경을 바꿔서 자신의 몸을(뇌를) 완전히 제어하는 기술이다. 환경에서 가장 중요한 요인 중 하나는 당신이 별다른 주의를 기울이지 않을지도 모르는 빛이다.

연구에 따르면 빛은 하나의 영양소이고 미토콘드리아로의 신호 전송에 중요한 역할을 담당한다. 빛은 미토콘드리아에 무엇을 언제 해야 할지 말해준다. 빛의 주파수에 따라 보내는 메시지도 다르다. 현실적으로 빛은 그냥 영양소가 아니다. 인류는 100년 동안 빛을 의학에 이용해왔으므로 약이라고도 할 수 있다.

눈에는 뇌와 심장(여성의 경우 난소도) 다음으로 미토콘드리아가 가장 많다. 그래서 눈은 미토콘드리아의 에너지 생산을 방해하는 것들에 매우 민감하다. 그런 방해 작용을 하는 주파수의 빛이 있다.

당신은 '작은 눈에 왜 그렇게 많은 미토콘드리아가 필요하지?'라고 생각할지도 모른다. 답은 간단하다. 에너지 공급과 수요 때문이다. 시각계는 전체 에너지의 최대 15퍼센트를 필요로 한다.[1]

우리 몸은 시각 정보의 처리에 엄청난 에너지를 사용한다. 눈의 미토콘드리아에 공급되는 에너지가 불안정하면 뇌 혼미와 두통이 생기고 미묘한 회색 색조를 인식하지 못하게 될 수도 있다. 그래서 회색 색조(50가지도 넘는다)를 인식하는 능력은 미토콘드리아의 독소 노출 여부를 판단하는 기준이 되기도 한다.

눈은 항상 주변 환경에 대한 방대한 양의 정보를 받아들이고 뇌가 그것을 전부 처리하고 이해하려면 많은 에너지가 필요하다. 눈이 부자연스러운 빛의 스펙트럼에 놓여 있으면 미토콘드리아가 스트레스를 받아 에너지 생산이 느려지고 유리기가 증가하고 미토콘드리아 손상이 일어난다.

결과적으로 뇌가 눈이 입수하는 빛 정보를 처리하기가 어려워진다. 그러면 정신 기능이 크게 저하된다. 미토콘드리아는 서로 소통을 하므로[2] 눈 미토콘드리아가 스트레스를 받으면 뇌와 심장 같은 부위의 미토콘드리아에도 나쁜 영향이 전해진다.

다행히 환경 속에서 노출되는 빛을 제어할 수 있다. 어떤 빛을 선택하는지에 따라 미토콘드리아 기능이 개선된다.

정크 라이트는 정크 푸드만큼 해롭다

현대인은 부자연스러운 빛의 스펙트럼, '정크 라이트'에 많이 노출된다. 인간은 자연에 손을 대 식량 공급망을 바꿔 정크 푸드를 만들어서 건강을 해친 것처럼 광원에도 손을 대 정크 라이트를 만들었다. 미토콘드리아는 진화해온 환경과 다른 그 부자연스러운 빛 속에서 쉽게 생존하지 못한다.

정크 라이트에 대해 처음 들어볼지도 모르지만, 그동안 정크 라이트의 해로움을 널리 알리려고 애쓴 사람들이 있었다. 존 오트John Ott라는 연구자는 1961년에 해로운 빛의 주파수를 발견하고 경고했다. 베스트셀러 작가 T. S. 와일리T. S. Wiley도 약 15년 전부터 저서《라이트 아웃Lights Out》에서 질 나쁜 조명이 건강에 끼치는 해로움을 이야기했다. 나는 운 좋게도 출간 직후 그녀에게 직접 책을 받았는데 내용에 완전히 매료되었다. 하지만 어떤 이유에서인지 그 책의 정보는 아직 주류가 되지 못했다.

내가 빛의 주파수와 그것이 인체에 미치는 영향을 처음 의식하게 된 것은 그 전부터였다. 10대 때 '스키피'라는 이름의 이구아나를 키웠는데 특정한 빛의 스펙트럼에 노출시켜주지 않으면 죽는다는 것을 알게 되었다. 자연광은 괜찮았지만 실내에서는 특수한 파충류 자외선에 노출시켜줘야만 했다. 그때 나는 어째서 인간은 파충류와 달리 빛에 별로 큰 영향을 받지 않는지 궁금했고 파충류보다 훨씬 진화한 동물이기 때문이라고 생각했다. 하지만 사실 인간은 이구아나와 별로 다르지 않다. 스스로 훨씬 진화했다고 '생각'하는 능력만 빼고는! 빛은 인간에게도 매우 중요하지만 불과 5년 전만 해도 빛이 얼마나 중요한지나 미토콘드리아 때문에 중요하다는 사실은 알려지지 않았었다.

인간은 세포와 미토콘드리아로 빛을 흡수하도록 진화되었다. 하지만 전기 에너지를 절약하려는 좋은 의도에서 출발해 몸이 인식하지 못하는 주파수의 빛을 섞어 인공 빛을 만들었다. 가시광선 스펙트럼(인간의 눈으로 보이는 빛의 전자기 스펙트럼)에서 붉은색 너머의 파동을 가진 적외선을 제거해버린 것이다. 적외선은 눈에 보이지 않지만 열로 느낄 수 있다. 태양 스펙트럼의 보이지 않는 부분이며 미토콘드리아를 포함해 대부분의 생명체에 꼭 필요하다.

지난 30년 동안 인류는 역사상 처음으로 자외선 A(UVA)와 자외선 B(UVB)를 완전히 피하기 시작했다. 두 가지 주파수는 모두 태양에서 나오고 생물학적인 영향력을 가진다. 하지만 우리는 자외선을 걸러 내는 창문과 차 유리, 선글라스로 이 주파수를 눈에서 차단하고 자외선 차단제를 발라 피부에서도 막는다. 이것은 온몸에 영향을 끼친다. 눈이 빛을 받아들이는 유일한 신체기관이 아니기 때문이다. 우리 몸의 가장 큰 기관인 피부 또한 세포와 미토콘드리아로 빛을 흡수한다. 우리의 할머니, 할아버지 세대는 자외선을 걸러 내주는 유리도 사용하지 않았고 어릴 때 선글라스도 끼지 않고 자외선 차단제를 바르지도 않았지만 우리 세대보다 피부암도 적고 미토콘드리아도 건강하다.

물론 UVA와 UVB를 걸러내야 하는 이유는 있다. 매우 강한 빛이기 때문에 암 위험이 걱정되는 것도 당연하다. 피부가 자외선에 과도하게 노출되면 일광화상이 나타나 암에 걸릴 수 있고 눈의 경우는 영구적인 손상이 일어날 수 있다. 실내에 있는 가구나 미술 작품의 색이 바라기도 한다!

자외선을 너무 많이 쬐면 해롭기 때문에 아예 피하는 것이 좋다고 생각하기 쉬우며 실제로 많은 현대인이 그렇게 하고 있다. 하지만 우리 몸이 제대로 기능하려면 어느 정도의 자외선이 필요하다. UVB는 체내 비타민 D를 활성화하고 잠자고 일어나는 시간을 알려주는 생체 과정인 24시간 생체 리듬의 설정을 도와준다. MIT의 연구 과학자 스테파니 세네프 Stephanie Seneff 박사는 UVB가 피부에 닿으면 비타민 D가 활성형으로 바뀐다고 설명했다. 비타민 D3 보충제를 복용하는 것만으로는 부족하다. 비타민을 활성화시키기 위해서는 실제 햇빛(또는 품질 좋은 UVB 램프)이 필요한 것이다.

백색 LED light emitting diode(발광 다이오드)나 CFL compact fluorescent light(콤팩트형 형광등) 같은 새로운 인공광에는 우리 몸과 뇌가 필요로 하는 태양의 여러 주파수가 없다. 인공광에는 자연광에서 발견되는 적외선과 자외선이 제거되고 낯선 파란빛(곧 다시 다루겠다)이 강화되어 있다. 전기 절약 효과가 있는 에너지 효율적인 조명을 만드는 기술은 큰 발전을 거듭해왔지만 아이러니하게도 그러한 혁신이 미토콘드리아에는 에너지 위기를 초래했다.

그것이 바로 정크 라이트다. 앞에서 말한 정크 푸드의 경우와 똑같다. '지방은 나쁘다'는 잘못된 고정관념은 식단에서 건강한 지방을 제거하고 몸이 감당할 수 없는 싸구려 설탕 섭취만 잔뜩 늘렸다. 정크 푸드는 먹어도 되지만 몸에 이롭지 않다. 빛의 경우에도 그렇다. 사람들은 전기 절약을 위해 몸에 필요한 빛의 주파수를 제거하고 스트레스를 일으키는 주파수를 잔뜩 늘렸다. 정크 라이트라도 앞을 보는 데는 지장이 없지만 역시나 몸에 이롭지 않다.

정크 라이트의 가장 큰 문제는 블루라이트blue light를 뿜어낸다는 것이다. 형광등에는 백열 전구나 자연광보다 블루라이트가 월등하게 많고 적외선은 적다. 형광등 아래에 있는 것을 좋아하는 사람이 없는 것도 그래서다. 근래에 가정과 도시를 점령한 백색 LED 전구는 하얀색으로 보이지만 자연광보다 블루라이트를 적어도 5배 이상 방출하고 자연광에 든 적외선은 전혀 없다.

LED의 블루라이트를 처리하려면 여분의 에너지가 많이 필요하므로 미토콘드리아는 눈 세포의 산소를 태워 유리기를 만든다. 눈의 미토콘드리아가 스트레스를 받으면 뇌를 비롯한 다른 기관의 미토콘드리아도 스트레스를 받는다.

최근의 연구 결과는 파란빛과 세포 파괴의 연관성을 뒷받침한다. 2005년에 이루어진 연구에서는 블루라이트가 "활성산소의 DNA 공격을 일으켜 세포 역기능을 초래하고 세포 노화, 노화 관련 질환, 종양 형성으로 이어질 수 있다"고 결론지었다.[3] 또 다른 연구에서는 블루라이트가 미토콘드리아의 모양을 바꿔서 스트레스 단백질을 만들어 황반변성(망막의 중심부에 위치한 황반부에 변성이 일어나 시력장애로 이어질 수 있다)을 일으킬 수 있다는 사실이 밝혀졌다.[4]

황반변성은 선진국 시력장애의 주요 원인이다. 나의 아버지를 포함해 70세 이상 인구의 3분의 1이 황반변성을 앓고 있다는 사실로 볼 때 정크 라이트는 결코 가볍게 넘길 문제가 아니다. 실내조명의 엄청난 변화와 휴대폰 화면 때문에 앞으로 황반변성은 젊은 사람들에게도 대대적으로 나타날 것이다. 이미 몇몇 연구가 정크 라이트 노출과 황반변성의 상관성을 보여준다.[5,6,7,8]

산업 조명 디자이너들은 가로등과 실내조명을 LED로 교체하는 것이 인체에 어떤 영향을 끼치는지 교육 받지 않는다. 그들은 전구 수명과 전기 소비를 고려해서 자연적 스펙트럼에 속하는 비싼 백열등을 제거하는 경제적인 결정을 내릴 뿐이다. 우리는 시간이 지날수록 그 대가를 건강으로 치러야 한다.

좋은 빛이 흡수될 때도 유리기가 생기지만 정크 라이트가 만드는 부산물과는 큰 차이가 있다. 눈이 전 영역 스펙트럼full spectrum의 빛에 노출될 때 유리기가 생기면 세포가 여분의 항산화물질을 만들어 그것을 청소한다. 미토콘드리아는 너무 많지 않은 정도의 배기가스는 스스로 청소할 수 있다.

하지만 블루라이트는 유리기가 많이 만들어지게 하는데도 항산화물질 생산을 늘리라는 청소 신호를 촉발시키지 않는다. 과도한 유리기는 세포핵으로 이동하는 대신 세포막 아래에 머물러 황반변성과 에너지 생산 감소를 일으키고 눈 바깥쪽으로는 피부 노화를 앞당긴다.

분명하게 알아두자. 밝은 LED와 형광등 아래에 앉아있으면 노화가 빨리 진행된다.

그래도 전기세를 몇 푼 아끼자고 '친환경' LED 전구를 사용하고 싶은가? LED 전구는 인체 환경에는 친절하지 않다. 인간은 정크 라이트를 흡수하게끔 진화되지 않았다. 불과 몇 백 년 전까지만 해도 우리는 블루라이트를 보지도 못했다.[9] 고대 문명에는 '파란색'이라는 단어가 없었다. 호메로스는 〈오디세이〉에서 바다를 '진한 포도주빛'이라고 묘사했다. 그리스어와 중국어, 일본어, 히브루어 등 대부분의 언어권에서 파란색은 가장 늦게 등장한 색깔이다. 이름이 없었던 만큼 옛날 사람들은 파란색을 지금의 우리와 똑같이 인식하지 못했을 것이다. 파란색은 근대의 발명품이며 뇌가 해석하기 가장 어려운 색깔이다.

해로운 파란색이 어디에 도사리고 있을까? 주요 공급원은 우리가 매일 쳐다보고 있는 첨단기기들이다. 스마트폰과 태블릿, 노트북, 전자책 단말기(그리고 주변 환경의 LED 전구)에서 나오는 정크 라이트는 눈을 거쳐서 뇌로 들어가 세포를 손상시킨다.

형광등과 LED 전구는 눈 미토콘드리아의 NAD를 감소시킨다. 2장에서 살펴본 것처럼 미토콘드리아가 크렙스 회로를 완료하고 에너지를 만들려면 NAD가 필요하다. NAD가 줄어들면 세포의 에너지가 감소해 온갖 문제가 생길 수 있다. 시간이 지날수록 눈의 모양이 바뀌어 근시가 된다. 근시는 뇌를 피곤하게 만든다. 그리고 정크 라이트가 눈을 약하게 만들어 결국 안경을 써야 한다.

빛은 잠자고 일어나는 시간을 알려주는 생체 리듬도 조절한다. 식물과 동물, 곰팡이, 심지어 박테리아는 모두가 24시간 생체 주기를 가진다. 눈에는 자는 시간을 제어하는 특수한 빛 센서가 있다. 그 센서는 파란색 스펙트럼에 위치하는 480나노미터의 주파수로 활성화된다. 휴대폰과 TV, 노트북, 집 안의 LED 전구는 모두 동일한 빛의 주파수를 낸다. 그 주파수가 눈에 닿으면 세포 속의 미토콘드리아 1만 개가 대가를 치러야만 한다. 미토콘드리아의 에너지 생산이 느려지고 유리기가 증가하고 머금은 물의 구조가 바뀐다. 염증이 발생하고 숙면을 취하기도 어려워진다. 결과적으로 온몸이 스트레스를 받아 염증이 더욱 심해진다. 모두가 잘못된 빛 때문인 것이다.

밤에 인공광에 노출되면 생체 리듬에도 나쁜 영향이 간다. 햇빛에 노출되면 '기분을 좋게 해주는' 신경전달물질인 세로토닌이 분비된다. 몸은 세로토닌을 분해해서 수면을 도와주는 멜라토닌으로 만든다. 즉 낮에 햇빛을 충분히 받지 못하면 멜라토닌이 부족해 밤에 숙면을 취하기 어려워진다. 잠이 아예 오지 않을 수도 있지만 그보다 진정한 휴식이 이루어지는 깊은 수면 단계로 들어가기가 어려워진다. 멜라토닌 수치가 낮으면 암에 걸릴 위험도 높아진다!

많은 사람들이 밤 11시에 잠들어 아침 7시에 일어난다는 이유로 잠을 충분히 잔다고 생각한다. 그런데 왜 에너지가 부족할까? 정말로 중요한 것은 수면의 양이 아니라 질이다. 해가 진 후 인공광에 노출되면 멜라토닌 생산이 줄어들어 숙면이 어려워지고 체중도 증가한다.[10] 한마디로 수면 부족과 체중 증가는 모두 미토콘드리아의 효율성을 떨어뜨린다.

정크 라이트의 해로운 영향을 줄이는 두 가지 방법이 있다. 앞으로 두 개의 소제목을 통해 자세히 알아보기로 하자. 첫 번째는 블루라이트 노출을 줄이는 것이다. 두 번째는 질 좋은 광원 노출을 늘려서 블루라이트의 해로움을 최소화하는 방법이다. 햇빛을 쬐는 것이 가장 좋지만 하루종일 사무실에서 일하거나 나처럼 태평양 북서부의 열대우림 지역에 사는 사람이라면 야외에서 많은 시간을 보내기가 어렵다. 그래도 걱정할 필요는 없다. 햇빛을 많이 쬐지 못해도 건강한 삶을 살 수 있다. 헤드 스트롱 프로그램이 그 방법을 알려줄 것이다.

붉은빛이 좋다

태양이 하루에 얼마나 다양한 색깔을 거치는지 생각해보자. 떠오를 때는 붉은빛이 도는 분홍색이다. 한낮으로 향하면서 파란색으로 바뀐다 (자외선이 강하고 눈에 보이지 않는 적외선이 균형을 맞춘다). 해질 무렵이 되면 아름다운 주황색과 붉은색 계열로 바뀐다. 이러한 빛의 리듬은 포유류가 등장하기 훨씬 전부터 지구상에 존재했다. 인간이 그러한 생체 리듬에 맞춰 살아가도록 진화한 것도 당연하다.

우리의 미토콘드리아가 된 박테리아는 바다에서 헤엄치며 낮 동안 계속 햇빛을 받았다. 지금 미토콘드리아는 우리와 똑같은 생체 리듬으로 살아가고 있다! 아침에 일어나 음식을 먹고 음식이 충분할 때 에너지를 만들고 햇빛이 없는 서늘한 밤에 자면서 회복한다.

미토콘드리아는 하루 종일 적외선을 쬐어야만 하고 하루의 시작과 끝에 블루라이트를 적게 받아야 한다. 야외에서 시간을 보낼 때 눈과 눈의 미토콘드리아는 전 영역 스펙트럼의 빛에 노출된다. 하지만 현대인은 야외에서 햇빛을 받는 시간이 별로 없고 미토콘드리아가 그 대가를 치르고 있다. 실내에서는 적외선도 자외선도 없는 파란빛만 잔뜩 받는다. 미토콘드리아가 혼란에 빠져 제 기능을 하지 못하는 것도 당연하다.

물 전문가이자 워싱턴 대학교 생체공학과 교수인 제럴드 폴락Gerald Pollack은 적외선이 인체의(그리고 식물의) 수분을 미토콘드리아에 도움 되는 생물학적으로 유용한 EZ 워터로 바꾼다는 사실을 발견했다. EZ 워터는 항상 세포에 충분히 공급되어야 하지만 식품과 환경, 정크 라이트의 독소 때문에 물의 구조가 변형된다. 결국 체내 염증과 에너지 부족으로 이어진다.

절대로 가볍게 볼 문제가 아니다. 우리 몸은 70퍼센트가 물로 이루어진다는 사실을 기억하자. 빛이 그 물을 바꿀 수 있다면 당신도 바꿀 수 있다는 뜻이다. 우리는 좋은 물이 존재한다는 사실을 직관적으로 알고 있다. 해독주스 요법을 실시하면 비록 당분은 많지만 식물에서 EZ 워터가 충분히 공급되어 컨디션이 좋아진다. 신선한 코코넛 워터를 마셔도 같은 이유에서 상쾌해진다. 사람들이 식품 에너지가 없는 오이를 굳이 먹으려는 이유도 마찬가지다. 모두가 생리적으로 유용한 EZ 워터의 훌륭한 공급원이기 때문이다. 적외선에 노출되면 몸에 EZ 워터가 많이 만들어진다. 세포에 연료가 공급되어 에너지 생산도 크게 늘어난다.

이 모든 이유에서 자연광 노출은 뇌 건강에 필수적이다. 햇빛을 받을 기회가 적어지고 주변 환경의 빛이 정크 라이트로 바뀌어 속상하지만 자연광 주기를 모방하는 신기술이 많다. 불릿프루프 커피 매장과 불릿프루프 본사에는 직원과 소비자들의 에너지를 북돋워주는 맞춤 조명이 설치되어 있다. 나는 집에서 아침마다 10분간 자외선 태양 램프를 사용하고 책상 위에는 붉은 LED 조명을 설치해 일할 때 쓰는 여러 디지털 기기에서 나오는 과도한 파란빛과 균형을 맞춘다.

하루 종일 사무실에 있어야 하는 사람이라면 조명에 투자를 해서 붉은색 LED 전구를 가까이 두고 가능하다면 할로겐 조명으로 교체하고 낮에 자연광을 쬐는 것을 권한다. 피부가 자연광에 직접 닿아야만 효과가 있으므로 소매를 걷어 올린다. 나는 집에서 일하기 때문에 한 술 더 떠서 전화회의 때 팀원들 모르게 알몸으로 UV 태양 램프에 앞에 서 있기도 한다. 영상 통화가 아니므로 상관없다!

적외선 사우나도 건강에 좋은 빛 노출을 늘리는 방법이다. 7장에서 적외선 사우나가 몸의 해독 작용을 도와준다고 설명했다. 나는 수년 동안 적외선 사우나를 해오고 있는데 처음에는 곰팡이 독소와 수은 해독을 위해서 시작했다. 적외선이 눈과 EZ 워터 생성에도 좋다는 사실을 아는 지금은 매일 적외선 사우나를 한다. 일주일에 한 번만 해도 효과가 있다.

빛과 피부

인체의 주요 구조 단백질인 콜라겐은 미토콘드리아와 직접적인 관계가 있다. 연구에 따르면 콜라겐의 변형은 미토콘드리아에 영향을 끼친다.[11] 둘의 관계에 대해 계속 연구가 이루어져야 하지만 건강한 콜라겐을 생성해주는 방법이 미토콘드리아에도 이롭다는 사실은 맞는 듯하다.

붉은빛이 콜라겐과 미토콘드리아의 성장을 모두 도와준다는 사실은 이미 많은 증거로 뒷받침된다. 실제로 붉은빛 노출은 콜라겐 합성을 일으킨다. 건강한 피부를 원하는 사람에게는(누구나 그렇지 않을까?) 매우 좋은 일이다. 나는 180세까지 사는 것이 목표지만 늙어 보이고 싶지는 않다. 그래서 붉은빛에 몸을 노출시키고 불릿프루프 커피에 콜라겐 단백질 파우더를 넣어 마심으로써 콜라겐이 생성되도록 한다. 또한 4만 개의 적외선 LED 전구가 달린 불릿프루프 랩의 바이오해킹 도구인 RED차저로 콜라겐과 미토콘드리아를 재충전한다. 집에서 활용할 수 있는 간단한 전략을 헤드 스트롱 프로그램에서 소개하겠다.

시 각 크 립 토 나 이 트

에너지 생산을 높여 뇌 기능을 최적화하는 간단한 방법 두 가지는 정크 라이트 노출을 줄이고 적외선 조명 같은 질 좋은 빛의 노출은 늘리는 것이다. 환경에서 시각 크립토나이트를 줄이는 것도 또 다른 간단한 해킹법이다. 야간 운전, 더운 날 야외에서 겪는 강한 눈부심과 빛 대비처럼 뇌가 평소보다 정보 처리를 힘들어하는 시각 자극이 있다. 뇌가 스트레스를 받아 두통과 짜증, 집중력 저하로 이어진다. 전날 숙면을 취했는데도 낮에 피로함이 느껴지는 이유이기도 하다.

뇌는 편안한 상태에서 최적의 기능을 발휘할 수 있으므로 시각 크립토나이트를 줄여야 한다. 내가 시각 크립토나이트의 영향을 몸소 깨달은 것은 꿈에 그리던 일자리를 손에 넣은 2009년이었다. 실리콘 밸리의 샌드 힐 로드에 있는 유명 벤처 캐피탈 기업 트리니티 벤처스Trinity Ventures의 사내기업가Entrepreneur in-Residence로 취직한 것이었다. 벤처 캐피탈리스트라는 직업에 대해 처음 알게 된 12세 때부터 꿈꿔온 일이었다. 제2의 페이스북이나 구글이 될지 모르는 스타트업을 발굴하는 것만큼 재미있는 일이 어디 있을까? 매일 능력 발휘를 할 준비를 갖춘 채 잔뜩 의욕에 차서 출근을 했다.

하지만 맨 아래 직급이라 형광등 조명이 켜진 창문도 없는 사무실에서 일해야 했다. 반짝이는 반사 스크린과 LED 조명이 달린 새 애플 컴퓨터로 업무를 처리했다. 그렇게 밝은 컴퓨터는 처음 써보는 것이었다. 며칠 만에 엄청난 피로에 시달렸다. 특히 하루 중 가장 생산적으로 일해야 하는 시간에 그랬다. 뇌의 움직임이 느려졌고 평소의 바이오해킹 기법들도 아무런 도움이 되지 않았다. 밖에 나가 30분씩 햇빛을 쬐는 방법만이 효과가 있었다.

한 달 후 컴퓨터 화면이 피로의 주범이라는 사실을 깨달았다. 눈부심방지 화면으로 바꾸자 에너지가 돌아오기 시작했다. 밝기와 대비 설정도 조절하고 컴퓨터 화면의 색깔을 제어해주는 f.lux라는 소프트웨어를 설치하고 내 브레인마크인 주황색 선글라스를 착용해 블루라이트를 차단했다. 이렇게 작은 조치만으로 하루 종일 훨씬 활기가 넘쳤다. 딱 한 번이지만 U2 보컬 보노로 오해받은 적도 있었다.

주황색 선글라스는 멋져 보이기도 하지만(나는 그렇게 믿고 싶으니 비난하지 말아주기 바란다) 무엇보다 뇌를 보호해준다. 내 친구 헬렌 얼렌Helen Irlen은 세계적인 시각 교육자이자 연구자다. 헬렌은 20년도 전에 정부 지원으로 아동과 성인의 학습 장애를 도와주는 방법을 연구했다. 연구 과정에서 그녀는 학습 장애가 없는 사람이라도 다수가(약 48퍼센트로 추정) 시각 정보 처리 장애가 있다는 사실을 발견했다. 그 장애는 그녀의 이름을 따서 얼렌 증후군이라고 불리게 되었다.

얼렌 증후군이 있으면 (지면과 전자책 단말기 모두) 페이지의 대비 때문에 오랫동안 글을 읽지 못한다. 야간 운전시에도 맞은편 자동차의 전조등 불빛 때문에 피로를 느낀다. 이렇게 일반적인 행동에도 피로해지는 이유는 뇌가 잘 다루지 못하는 빛의 주파수를 걸러내느라 많은 에너지를 필요로 하기 때문이다. 뇌는 만성 스트레스 상태가 되어 집중이 어려워지고 기능도 떨어진다. 얼렌 증후군의 증상에는 두통, 눈의 피로, 읽기의 어려움, 피로, 깊이 지각 이상, 현기증, 집중력 저하 등이 있다.

얼렌은 뇌에 스트레스를 주는 특정한 빛의 주파수를 차단하는 맞춤 색깔 렌즈를 사용하라고 권한다. 나도 얼렌 증후군을 진단 받고 주황색과 장미색, 회색이 추가된 안경을 맞추었더니 뇌 기능이 향상되었다. 멋진 주황색 맞춤 안경을 쓰니 너무도 오랜만에 뇌의 전원이 켜진 듯한 느낌이었다. 곧바로 집중력이 올라갔고 아무리 산만한 환경에서도 상상 이상의 능력을 발휘할 수 있었다.

이 안경은 기량 발휘에 엄청난 차이를 만들기에 비행기를 탈 때나(비행기에도 정크 라이트가 많다) LED나 형광색 조명이 있는 곳에서는 꼭 착용한다. 얼렌 증후군이 의심되는 사람이라면 전문가를 찾아 검사를 받아보자. 나는 얼렌 증후군 전문가 자격증이 있어 친구와 고객들을 검사해줄 수 있다. 집중력이 떨어지는 이유가 빛의 색깔 때문이라는 사실을 알면 엄청난 변화가 생길 것이다.

얼렌 증후군이 없는 사람이라도 실내에서 블루라이트를 차단해주는 선글라스를 쓰면 눈의 피로가 줄어들고 집중력이 높아진다. 인류의 절반이 얼렌 증후군을 가졌는데도 모른다는 사실을 기억하자. LED 조명이 직장마다 기본이 되고 컴퓨터 화면 앞에서 보내는 시간이 점점 늘어나 문제를 악화시키고 있다.

이제 실내에서 선글라스를 착용하는 것은 할리우드 스타뿐만이 아니다. 멋을 내려는 이유만이 아니니까!

공기도 중요하다

산소가 미토콘드리아의 에너지 생산에 중요하다는 사실을 알고 있을 것이다. 산소가 공급되지 않으면 인간이 얼마 버티지 못하고 죽는 이유도 그래서다. 조금만 숨을 참으려고 해도 죽을 것 같은 기분이 든다. 이 모두가 미토콘드리아가 주도권을 쥐고 있으며 산소 공급이 부족하면 정말로 위험해지기 때문이다.

우리는 산소를 들이마심으로써 산소를 얻는다. 호흡은 우리가 가장 당연시하는 행위지만 유일하게 자발적인 동시에 비자발적인 생체 기능이다. 호흡은 생각할 필요도 없이 저절로 일어난다. 하지만 속도를 높이거나 늦추거나 아예 멈춤으로써 의도적으로 호흡을 바꿀 수도 있다. 호흡은 완벽한 바이오해킹 기회를 제공한다. 너무도 간단한 생리 기능이지만 업그레이드하여 기량을 개선하는 가장 쉬운 방법 중 하나이기도 하다.

이렇게 생각하자. 가스 연소로 움직이는 엔진을 고성능의 레이스 카 엔진으로 바꿔주는 도구들은 엔진에 다량의 산소를 공급하는 메커니즘을 사용한다. 터보차저와 슈퍼차저는 공기 압축을 이용해 엔진에 더욱 많은 공기를 공급함으로써 고옥탄 가솔린을 연소시킬 수 있을 만큼 공기가 충분하도록 해준다. 마찬가지로 우리 몸을 비효율적인 기계에서 고성능 기계로 바꾸려면 미토콘드리아에 충분한 산소를 공급해야 한다.

하지만 우리 몸을 급속 충전하는 것은 산소를 꿀꺽꿀꺽 마시는 것처럼 간단하지가 않다. 아이러니하게도 체내 산소량을 늘리는 방법 중 하나가 단시간 동안 산소 섭취량을 제한하는 것이다. 이렇게 하면 일시적으로 미토콘드리아가 스트레스를 받아(좋은 스트레스의 보기) 더 강해지거나 죽는다. 약한 것은 제거하고 강한 것은 훈련시키는 것은 세포 생존의 훌륭한 알고리즘이다.

단시간 동안 산소 섭취량을 제한하면 평소에 산소가 더욱 효율적으로 사용되도록 만들 수 있다. 더욱 흥미로운 사실은 단시간의 산소 섭취량 제한이(저산소증이라고 한다) 뉴런 성장을 돕는 매우 중요한 뇌 호르몬 BDNF(뇌 유래 신경영양인자)의 분비를 증가시킨다는 것이다.[12] 인체의 산소 운반 능력이 개선되면 세포 에너지가 늘어나 여행이나 환경 변화, 스트레스 등 산소 섭취량이 제한되는 상황에서 회복력이 커진다. 다시 말해서 산소 활용 능력을 훈련하는 것이다. 나는 그 훈련을 꾸준히 한다.

산소 효율성이 커지면 환경 변화에 대한 적응력도 커진다. 현대인은 조상들처럼 호흡만으로는 충분한 산소를 얻지 못한다. 대기 산소 함량이 수세기 전보다 줄어들었기 때문이다. 더욱 걱정스러운 일은 2003년 이후로 산소 수치의 감소 정도가 이산화탄소 수치의 증가보다 훨씬 크다는 점이다.[13] 교통체증 심한 도심에서 공기가 나쁘다고 느껴본 경험은 다들 있을 것이다. 하지만 최근 연구에 따르면 피트니스 센터를 포함한 실내의 공기가 나쁜 경우도 흔하다.

2014년에 실내 피트니스 센터들의 공기 질을 분석한 연구[14]에서는 피트니스 센터에서 운동하는 것이 두려워질 정도로 끔찍한 결과가 나왔다. 포름알데히드를 비롯한 유해 화합물뿐만 아니라 이산화탄소 수치도 정도를 넘었다. 어쩌면 당연한 일인지도 모른다. 제대로 된 환기 장치 없이 한 공간에서 많은 사람이 함께 운동하면 그들이 내뱉는 이산화탄소가 공기 중에 축적될 수밖에 없다. 건물주들이 외부의 신선한 공기로 난방을 하는 대신 공기를 재활용하는 경우에도 그렇다. 그런 공기가 인체에 어떤 영향을 끼치는지 모르고 말이다.

그 연구에서는 실내 사이클링 공간의 이산화탄소 수치가 가장 높게 나타났다. 사이클링 공간에서 측정된 이산화탄소 수치는 독성이라고 말할 정도는 아니었지만 결코 무해한 것도 아니었다. 공기 중의 과도한 이산화탄소는 호흡을 어렵게 만들고 몸이 축 쳐지는 상태나 현기증을 유발하기도 한다. 환경 속 이산화탄소 수치가 높을수록 산소는 적다. 결국 사이클링을 하는 사람들은 똑같은 공기를 들이마시면서 제한된 적은 양의 산소를 가지고 경쟁한다.

이런 일은 피트니스 센터에서만 일어나는 것이 아니다. 사람이 많고 공기 순환이 제대로 이루어지지 않는 실내는 어디든 산소가 적고 이산화탄소는 너무 많다. 하지만 적은 산소를 가지고도 몸이 효율적으로 움직이도록 훈련하면 그런 환경에서도 기량이 떨어지지 않을 수 있다.

운동선수들은 예전부터 이 해킹법을 사용했다. 프로 선수와 올림픽 선수들이 고도 높은 곳에서 훈련하는 것도 그 때문이다. 몸의 효율성이 높아져서 해수면으로 돌아오면 신체 기능이 한층 향상되어 있다. 이 훈련이 올림픽 금메달과 은메달의 차이를 만든다면 멍한 뇌와 명료하고 확실한 의사결정이라는 차이도 만들어줄 것이다. 물론 산속에 살지 않고도 똑같은 장점을 취할 수 있다면 말이다. 몸이 해발 고도 15,000피트에서 움직일 준비를 갖춰놓으면 실제로 해수면 높이를 떠나지 않고도 큰 효과를 볼 수 있다.

나는 해발 고도 5,000피트인 앨버커키에서 캘리포니아로 이사 갔을 때 그 현상을 직접 경험했다. 공기 밀도가 너무 높아서 사이클링 할 때 숨 쉬기가 어려운 것처럼 느껴졌지만 오히려 신체 기능은 평소보다 나아진 것을 알 수 있었다. 하지만 6주 후에는 몸이 새 환경에 적응해버려서 속도 경쟁력이 사라졌다.

고도가 높은 곳에서 시간을 보내면 신체 기능에 도움이 되지만 실용적인 방법은 아니다. 하지만 고고도 지역으로 떠나지 않아도 똑같은 효과를 얻는 방법이 있다. 그중 하나는 간헐적 저산소 훈련이다. 에어 마스크를 착용한 채로 적은 산소(저산소)로 호흡했다가 다시 정상적으로 호흡했다가를 반복하면 된다. 몸이 저산소에 적응해 효율적으로 혈관에 산소를 전달한다. 운동 능력을 개선해주는 것은 물론이고 약한 미토콘드리아는 줄이고 강한 미토콘드리아는 성장시켜서 몸의 회복력도 올려준다.

불릿프루프 랩에서는 거대한 산소 주머니에 연결된 특수 운동용 자전거를 사용한다. 90초 동안 산소가 없는 공기를 들이마셔야만 산소를 사용할 수 있도록 되어 있다. 간헐적 저산소 훈련법인데 매우 효과적이지만 비용이 많이 든다(하지만 콜로라도로 이사하는 것보다는 훨씬 저렴하다!). 다행히 공짜로 간헐적 저산소 훈련의 효과를 얻는 방법이 있다. 숨만 쉬면 된다.

극한의 온도를 견디는 것으로 20개의 기네스 세계 신기록을 보유하고 있는 윔 호프Wim Hof는 반바지와 운동화 차림만으로 에베레스트 산과 킬리만자로 산을 올랐다. 그는 일명 '아이스맨'으로 유명한데 수트도 입지 않고 빙하 사이에서 수영하는 그의 모습을 TV에서 봤을지도 모르겠다. 그는 단시간 동안 세포에 산소를 폭발적으로 공급해 산소 사용이 더욱 효율적으로 이루어지도록 훈련하는 호흡법을 개발했다.

그 방법은 다음과 같다. 우선 편안하게 앉아서 눈을 감는다. 폐를 자유롭게 확장할 수 있는 자세로 앉아야 한다. 윔은 아침에 일어나자마자 공복 상태에서 하는 것을 추천한다. 약간의 압박감이 느껴질 때까지 숨을 깊게 들이마신다. 잠시 숨을 멈추었다가 완전히 내쉰다. 이때 공기를 최대한 밀어낸다. 할 수 있을 때까지 숨을 내쉬면서 참는다. 15회 반복한다.

그 나음에는 코로 숨을 들이마시고 입으로 내쉰다. 풍선을 부는 것처럼 짧고 강하게 한다. 내쉴 때는 배를 당기고 들이마실 때는 팽창시킨다. 몸이 산소로 흠뻑 적셔진 느낌이 들 때까지 규칙적인 속도로 약 30회 반복한다. 약간 어지럽거나 따끔하거나 전기 에너지가 온몸을 휩싸는 느낌이 들 수도 있다. 몸의 어느 부분에 에너지가 넘치고 또 어느 부분에 부족한지, 두 개의 극단 사이에 어디가 막혀 있는지 알아본다. 호흡을 계속

하면서 막힌 부분에 공기를 보낸다.

그 다음에는 한 번 숨을 크게 들이마셔서 폐를 최대한 채우고 그 안의 공기를 전부 빼낸다. 이때 최대한 숨을 참으면서 산소가 온몸으로 퍼지는 것을 느낀다. 더 이상 참을 수 없을 때 숨을 완전히 들이마시면서 가슴이 팽창하는 것을 느낀다. 다시 참으면서 필요한 곳에 에너지를 보낸다.

윔은 불릿프루프 컨퍼런스 무대에서 직접 이 호흡법을 보여주었다. 보너스로 한 가지 더 알려준다면 폐의 공기를 빼내면서 숨을 참을 때 팔 굽혀 펴기를 가능한 만큼 한 후에 다시 숨을 쉰다. 나는 20개까지 가능했다! 불가능해 보이지만 할 수 있다. 단시간 동안 저산소 상태를 만들어주면 몸이 저산소 환경에 잘 대처하게 된다.

온라인에서 윔에 대해 찾아보고 그의 호흡법이 소개된 영상을 참고하기 바란다. 윔의 호흡법은 기계적으로 공기에서 산소를 걸러내는 것보다는 효과가 덜하지만 무료이고 언제 어디서나 실시할 수 있어 좋다. 윔은 내가 절대 할 수 없는 일들을 할 수 있다! 그의 호흡법은 몸이 순간적인 산소 공급에 적응하여 호흡을 통한 에너지 생산 방법과 조화를 이루도록 해준다. 낮은 온도에서의 회복력도 높여준다. 하지만 낮은 온도가 미토콘드리아에 이롭다는 증거가 있다.

브레인 프리즈 brain freeze의 효과

저온 열생성cold thermogenesis은 저온을 이용해 몸에 열을 생성시키는 한냉요법의 일종이다. 오래전부터 다양한 한냉요법이 사용되어왔다. 고대 로마인은 '냉욕장 목욕'을 했고 북유럽에서는 겨울에 호수의 얼음을 깨고 수영을 즐겼다. 얼음 찜질도 한냉 요법의 일종이다. 샤워할 때 30초 동안 찬물로 마무리하는 것도 마찬가지다!

찬물이나 얼음으로 체온을 낮추면 몸은 열을 생성하지 않으면 안 되는 상태가 된다. 이것을 열 발생이라고 한다. 지방을 연소시키고 근육에서 글리코겐(포도당의 주요한 저장 형태)을 태우는 단백질이 배출되도록 자극하는 과정이다. 근육에서 글리코겐이 대폭 감소하면 우리 몸은 테스토스테론과 성장 호르몬 생산을 늘리라는 신호를 받는다. 이것은 다수의 긍정적인 효과로 이어진다. 염증이 줄어들고 인슐린 민감성이 커지고 세포 자멸사로 약하고 손상된 세포가 죽어 새롭고 건강한 세포를 위한 공간이 만들어진다.

한냉요법이 갑상선과 미토콘드리아 기능을 개선해준다는 증거도 있다. 쥐를 대상으로 한 연구에서 저온 노출은 갑상선 기능을 개선해주었고[15] 인간을 대상으로 한 연구에서는 에너지 소비를 늘리고 지방 감소를 도와준다는 결과가 나왔다.[16] 또한 한냉요법은 신경전달물질인 노르에피네프린의 분비를 자극한다.[17] 노르에피네프린은 통증을 완화시켜주고 최고의 항산화물질인 글루타티온을 생산하라는 신호를 보낸다.[18]

몇 해 전 바이오해커들 사이에서는 한냉요법 중에서도 얼음 목욕 열풍이 불었다. 나도 따라 하다가 1도 동상을 입었다. 하지만 얼음 목욕을 위해 꼭 얼음을 사용할 필요는 없다. 약 15도의 찬물도 미토콘드리아에 좋은 자극이 된다. 말만 들어도 고통스러울 것 같지만 30초만 견디면 그

후로는 매우 기분이 좋아진다.

한냉요법은 미주신경vagus nerve에도 자극을 준다.[19] '헤매고 돌아다닌다'라는 뜻의 라틴어 vagus에서 나온 미주 신경은 뇌줄기에서 시작해 온몸을 돌아다니면서 뇌를 위장과 소화관은 물론 폐, 심장, 비장, 창자, 간, 신장과 연결한다. 또한 말과 눈 맞춤, 표정, 청각 등에 관여하는 신경들과도 이어준다.

미주신경의 주요 임무는 몸 안에서 일어나는 일을 모니터링하고 뇌에 보고하는 것이다. 투쟁-도피 반응을 진정시키는 부교감 신경의 중요한 구성 요소이기도 하다. 미주신경 활동의 강도를 미주신경 긴장도라고 하는데, 미주신경 긴장도가 높으면 스트레스 이후에 더욱 신속하게 안정을 취할 수 있다.

이것은 당신의 기량에도 매우 중요한 측면을 차지한다. 투쟁-도피 반응이 집중력에 영향을 준다는 사실을 잘 알 것이다. 내면의 래브라도가 짜증낼 때마다 빠르게 진정시킬 수 있다면 얼마나 큰 변화가 생길지 생각해보라. (3부에서 살펴볼 예정인데) 녀석의 짜증을 멈추는 것이 첫 단계지만 신속하게 진정시키는 것도 중요하다. 삶에서 스트레스 요인을 전부 없애는 것은 불가능하다. 따라서 없앨 수 없는 스트레스 요인에 대한 몸의 반응을 해킹해야 한다.

미주신경 긴장도는 그밖에도 여러 가지 방법으로 신체 기능에 영향을 준다. 미주신경 긴장도가 높은 사람일수록 혈중 포도당 수치가 건강하고 에너지가 안정적이다.[20] 미주신경 긴장도가 낮은 사람은 만성 염증의 가능성이 높다. 미주신경은 내면의 래브라도를 진정시켜줄 뿐만 아니라 면역 반응이 발동된 후에 염증성 단백질의 생산 스위치를 꺼준다. 미주신경 긴장도가 낮으면 염증 스위치를 빨리 끌 수 없어서 만성 염증으로 이어진다.

한냉요법을 시도해볼 것을 권하지만 주의할 점이 있다. 냉기 노출을 조금씩 단계적으로 늘리는 안전한 방법을 따라야 한다는 것이다. 우선 찬물에 얼굴을 몇 분 동안 담그는 것으로 시작한다. 가능하다고 생각될 때 피부를 얼어붙게 만들지 않는 소프트젤 아이스팩을 사용하는 것으로 옮겨간다. 그 다음에 한 시간의 얼음 목욕을 시도한다. 몸이 너무 빨리 냉기에 압도당하면 열 발생에 역효과가 일어나므로 조심해야 한다. 중국의 전통 의학에서는 그런 식의 한냉요법이 오히려 몸을 약하게 만든다고 말한다.

나는 얼음물에 얼굴을 5~10분 동안 담그는 것으로 시작했다. 컨디션도 좋아졌고 에너지가 늘어난 것이 눈에 보였다. 원래는 몸이 얼음 노출에 과민반응하지 않도록 그 방법을 30일 동안 실시해야 했지만 2주 만에 성급하게 다음 단계로 넘어갔다. 기능성 티셔츠를 입은 상태로 30~45분 동안 얼음팩을 몸에 올려놓는 단계로 넘어가버렸다. 기능성 셔츠는 혈액이 급하게 몰려와 나중에 멍이 생기는 것을 막기 위함이었다.

침대에 누워 얼음 넣은 지퍼백을 가슴과 배, 어깨에 올려놓고 냉기는 잊은 채로 편안하게 있으려고 했다. 5분 후 기분이 무척 좋아졌다. 몸의 떨림도 전혀 없었다. 하지만 늦은 시각이어서 깜짝 졸고 말았다. 45분 후 깨어나 얼음을 치우고 잠자리에 들었다. 다음 날 일어나자마자 뭔가가 잘못되었음을 알 수 있었다. 통증이 심했다. 몸의 약 15퍼센트가 몽둥이에 두드려 맞은 기분이었다.

거울을 보니 얼음을 올려놓았던 곳이 정말로 두드려 맞은 것처럼 붉게 부풀어 올라 있었다. (응급실 의사인 아내에 따르면) 얼음을 너무 오래 올려놓아 전신의 15퍼센트에 1도 동상을 입은 것이었다. 내가 바이오해킹으로 부상을 입은 적은 그때가 처음이 아니었고 마지막도 아닐 것이다. 내 실수를 참고해 조심스럽게 시도하기 바란다. 아침에 1분 동안 찬물 샤워를 하는 것은 저온 열 발생을 일으키는 자극으로 충분하다. 얼음물에 얼굴을 담그는 것도 마찬가지다. 나는 그 단계를 좀 더 오래 했어야 했다. 염증이 줄어들고 미토콘드리아가 튼튼해지고 체중도 약간 빠질 수 있다!

빛과 공기, 온도는 지구상의 생명체에 필수적인 구성 요소다. 바이오해킹의 좋은 점은 기본 요소들을 이용해 능력을 개선하고 에너지와 브레인 파워를 최적화할 수 있다는 것이다. 정크 라이트 노출을 제한하고 질 좋은 빛 노출은 늘리고 시각 크립토나이트를 줄이고 산소 효율성을 강화하고 한냉요법으로 긍정적인 세포 변화를 자극하는 안전하고 효과적인 프로토콜을 통해 그 어느 때보다 숙면을 취하고 에너지가 늘어날 것이다. 체중 감소와 피부 개선은 덤이다.

꼭 기억해야 할 세 가지

✛ LED와 CFL 전구에는 미토콘드리아에 해로운 블루라이트가 많이 들어 있다.

✛ 빛의 특정 주파수를 처리하지 못하는 얼렌 증후군이 있는 사람이 전체의 절반에 이른다. 독서나 야간 운전시 피로를 느끼는 원인일 수도 있다.

✛ 일시적으로 적은 산소에 노출되면 몸이 산소를 더욱 효율적으로 사용하게 할 수 있다.

지금 당장 실천해야 할 세 가지

✛ 붉은색 LED 조명을 구비해 각종 화면으로 받는 블루라이트의 영향을 줄인다.

✛ 쇼핑몰이나 놀이공원 등 정크 라이트가 많은 실내에서 선글라스를 착용한다.

✛ 샤워 마지막에 30초 동안 찬물로 마무리한다.

Chapter 9
푹 자고 짧게 명상하고 적게 운동하라

아무리 뇌 기능을 최적화해주는 방법이 있어도 여유 시간과 에너지를 전부 쏟아 부어야만 한다면 별로 기쁘지 않을 것이다. 하지만 이 책에서 소개하는 미토콘드리아 정보는 에너지 효율성을 올리는 방법뿐만 아니라 시간과 에너지를 절약하는 쪽으로 몸과 소통하는 방법도 알려준다. 헤드 스트롱 프로그램은 미토콘드리아 기능을 개선하는 동시에 매주 여분의 시간과 에너지를 만들어주는 바이오해킹이 포함된다.

미토콘드리아에 이로운 방법을 실천하면 수면의 질이 개선되고 명상 효과가 높아지고 적은 운동으로 큰 효과를 볼 수 있다. 그 덕분에 늘어나는 여유 시간에 하고 싶은 일을 할 수 있다. 미토콘드리아도 고마워할 것이다!

숙면을 취하라

푹 자고 일어났을 때의 기분이 어떤지 알것이다. 하지만 왜 그런 기분이 드는지 아는가? 몸과 마음이 휴식을 취했기 때문이라고 생각하겠지만 정확한 답은 아니다. 자는 동안 몸은 휴식을 취할지라도 뇌는 매우 바쁘다. 당신이 꿈나라에 가 있는 동안 뇌는 또 다음 날 당신을 위해 제대로 일할 수 있도록 청소부 모드에 돌입한다. 글림프 시스템, 즉 뇌의 해독 시스템은 밤에 유지보수 업무를 수행한다. '뇌 세척'이라고 생각하면 된다.

림프액 시스템은 들어보았을 것이다. 림프라는 액체를 이용해 독소와 세포 노폐물을 몸 밖으로 배출하는 것 말이다. 펌프(심장)에 의존해 혈액을 순환시키는 순환계와 달리 림프액 시스템에는 펌프가 없고 근육 움직임과 EZ 워터를 통해 림프액이 자유롭게 흐르도록 만든다. 수십 년 동안 연구자들은 뇌를 청소하는 림프액 시스템이 존재하지 않는다고 생각했다. 혈액뇌장벽이 몸 안에서 돌아다니는 체액으로부터 뇌를 보호하기 때문이다. 그러다 2012년에 연구자들이 글림프 시스템을 발견했다. 뇌 조직을 통해 투명한 뇌척수액을 내보내 뇌의 세포 노폐물과 신경독소를 씻어내 순환계로 이동시키는 시스템이다. 노폐물은 간으로 이동해 처리된다.[1]

좀 더 최근인 2015년에 이르러 또 다른 연구진이 글림프 시스템뿐만 아니라 뇌에 숨겨진 림프관이 있다는 것을 발견했다. 영상 기술이 더욱 발전한 덕분에 그 림프관을 볼 수 있게 되었고 림프액 시스템의 세척 활동이 뇌에 이롭다는 사실이 밝혀졌다.[2] 이 림프관은 오랫동안 과학자들을 교묘하게 피해 다녔는데 그것을 찾으려는 과정에서 글림프 시스템이 발견된 것이었다. 뇌에 정상적인 림프 경로가 있다는 것을 알았다면 굳이 살펴보려고도 하지 않았을 것이다.

글림프 시스템은 우리가 잠자는 동안 매우 활발하게 활동한다. 뇌에 세척액을 순환시키려면 많은 에너지가 필요하기 때문이다.[3] 만약 글림프 시스템이 낮에 일한다면 우리에게는 업무를 처리하거나 아이들을 돌볼 에너지가 남아 있지 않을 것이다. 뇌는 현명하게도 우리가 밤에 휴식을 취할 때까지 기다렸다가 에너지를 정리한다. 생각이나 일, 행동에 사용되지 않는데도 밤에 에너지 생산이 줄어드는 것은 이 때문이다. 뇌는 그 에너지를 청소에 쓴다.

흥미롭게도 잠자는 동안 뇌세포는 크기가 60퍼센트까지 줄어든다. 그래서 체액이 뇌조직 사이를 순환하기가 쉬워진다.[4] 세척 후에 평소의 크기로 돌아온다. 줄어들고 커지고 힘차게 움직이는 것(뇌를 말하는 것이니 음란한 생각은 하지 말길) 모두가 미토콘드리아의 에너지로 가능하다.

미토콘드리아가 효율적으로 작동하면 뇌의 유지보수 시스템이 적은 시간에 많은 세척 업무를 수행할 수 있다. 미토콘드리아의 기능이 뛰어날 수록 글림프 시스템도 제대로 작동하고 수면의 질도 높아지는 상호적인 관계다. 수면의 질이 높아질수록 뇌 세척이 잘 이루어지니 미토콘드리아도 더 건강해진다.

내가 미토콘드리아 기능 향상을 위해 활용한 해킹법은 모두가 숙면에 도움을 주었고 수면의 질이 개선되자 미토콘드리아도 더욱 건강해졌다. 낮에 활기차게 활동하고 싶다면 밤에 잠을 잘 자야 한다.

하지만 잠에는 '많을수록 좋다'는 말이 해당되지 않는다. 6시간만 자고도 완전한 재충전이 이루어진 개운한 상태로 일어나 높은 기량을 펼칠 수 있다면 어떨지 생각해보자. 매일 여유 시간이 늘어난다. 살아 있을 시간이 늘어나는 것과 같다. 나는 예전에 착한 학생처럼 매일 꼭 8시간씩 자려고 했지만 만성 염증과 미토콘드리아 기능 저하 때문에 항상 기진맥진했다. 지금은 6시간씩 자는데도(수면 추적 시스템에 의하면 1,284일 동안 하루 평균 6시간 2분씩 잤다!) 예전보다 더욱 활기차다. 잠에는 양보다 질이 중요하다.

잠은 여러 이유에서 뇌에 중요하다. 자는 동안 신경발생과 미토콘드리아 성장을 자극하는 성장 호르몬의 분비가 늘어난다.[5] 또한 잠은 뇌세포들의 연결을 강화하고 경험을 처리하고 새 정보를 굳혀 기억력을 개선해준다. 2014년에 쥐를 대상으로 한 연구에서 숙면이 새로운 학습에 끼치는 영향을 살펴보았다. 쥐들에게 단순한 과제를 가르치고 한 시간 동안 연습하게 했다. 그러고 나서 두 개의 집단으로 나누었다. 한 집단은 7시간의 수면을 취했고 한 집단은 억지로 깨어 있게 했다. 수면을 취한 집단은 뇌의 수상돌기가 크게 성장하는 모습을 보였다(앞에서 살펴보았듯이 수상돌기는 뉴런 간에 정보가 전달되도록 해주는 뿌리 같은 구조다). 잠을 자지 못한 쥐들은 수상돌기가 덜 만들어졌다.[6] 새로운 수상돌기가 만든 회로를 통해 쥐가 익힌 새로운 기술이 뇌에 새겨졌다. 그 회로가 없으면 새로 습득한 기술과 정보에 접근하기가 훨씬 어려울 것이다.

숙면은 혈당을 안정적으로 유지해 에너지 수치에도 영향을 준다. 오랫동안 숙면을 취하지 못하면 혈당 조절 능력이 40퍼센트 감소한다.[7] 다시 말하자면 오랜 기간 동안 잠을 제대로 자지 못하면 인슐린 저항이 생기고 에너지의 생산과 활용이 효율적으로 이루어지지 못한다. 밤을 새우거나 숙면을 취하지 못한 다음 날 탄수화물 갈망과 감정 기복의 형태로 직접 경험해보았을 것이다. 잠을 제대로 자지 못하면 체중 증가와 비만 위험도 높아진다. 이것은 만성 염증을 비롯한 위험한 파급 효과로 이어져서 미토콘드리아 에너지 생산이 줄어든다.[8]

코골이를 비롯한 모든 것이 미토콘드리아에서 시작된다. 연구에 따르면 미토콘드리아 기능 저하는 수면 무호흡을 비롯한 여러 일반적인 수면 장애[9]를 일으킨다. 수면 장애는 건강에 심각한 위협을 초래할 수 있다. 코골이를 하는 사람은 숙면을 취하는 사람보다 당뇨, 비만, 고혈압 위험이 거의 두 배나 높다. 코골이 하는 사람이 아침에 일어나 극심한 피로를 느끼거나 제대로 잠들지 못하면 이러한 질환에 걸릴 위험이 70~80퍼센트까지 높아진다.[10] 숙면을 취하지 못해 혈당 조절이 제대로 이루어지지 않기 때문일까, 미토콘드리아 역기능 때문에 숙면을 취하지 못해서 혈당이 제대로 조절되지 못하기 때문일까? 두 가지 모두인 것이 분명하다.

헤드 스트롱 프로그램은 모든 측면에서 미토콘드리아 기능을 향상시킴으로써 회복적인 숙면, 안정적인 혈당 수치, 신경발생률과 에너지 증가 같은 효과가 나타나도록 고안되었다. 이 모든 효과는 수면의 질이 개선되어 생기는 것임을 기억하자. 수면의 질이 나아지면 지금보다 적게 자고도 에너지는 늘어난다. 올바른 빛 노출과 저녁 습관 관리로 휴식을 돕는 것을 포함해서 수면의 질을 개선하는 방법에 대해 살펴보도록 하자. 하지만 숙면을 위해 지금 당장 할 수 있는 가장 좋은 방법은 스트레스를 줄이는 것이다.

미토콘드리아를 진정시키고
행복하고 균형 잡히게 만들어주는 명상

지금쯤 당신도 헤드 스트롱 프로그램이 왜 음식과 환경의 독소와 정크 라이트, 시각 크립토나이트 등 뇌에 스트레스를 주는 생리적 요인을 제거하도록 설계되었는지 알 것이다. 어떻게 보면 이런 것들은 다루기가 쉬운 스트레스 요인이다. 하지만 심리적 스트레스는 단순명료하지가 않은 데다 수면에 엄청난 해를 끼친다. 누구나 스트레스 수치가 다르지만 내가 아는 정신적, 정서적 스트레스의 가장 좋은 해결책은 바로 오래전부터 내려오는 명상이다. 아니, 바이오해킹을 위해 현대적으로 개조된 명상이다.

명상에 대해 회의적인 사람들이 많지만 명상은 단순한 트렌드가 아니다. 명상이 뇌에 이롭다는 사실을 증명하는 새로운 연구 결과가 거의 매일 나온다. 나는 실리콘 밸리에서 일하기 시작한 후로 명상에 대한 사람들의 접근법이 크게 달라지는 것을 목격했다. 20년 전까지만 해도 명상을 하는 임원들은 소수에 불과했다. 명상이 매우 효과적인 스트레스 관리 도구로 인정받는 지금은 명상을 하지 않는 임원들을 찾아보기가 힘들 정도다. 아리아나 허핑턴Arianna Huffington(허핑턴 포스트 창립자_옮긴이주)을 비롯한 여러 유명한 임원들이 명상으로 수면과 수행 능력을 개선한다는 사실을 공개적으로 밝혔다. 구글은 수많은 직원들에게 명상 교실을 제공할 정도다.

명상의 효과가 과학적으로 증명된 것은 비교적 근래의 일일지 몰라도 명상 자체는 그렇지 않다. 인간은 수천 년 전부터 문화와 종교의 맥락에서 명상을 해왔다. 하지만 명상은 종교와 상관없이 누구나 할 수 있다. 누구나 매일 10분만 명상을 한다면 더욱 건강하고 행복하고 친절해질 것이다. 그 이유는 명상이 자기의식을 높여주기 때문이다. 또한 에너지가 충분하면 자신의 존재와 생각, 행동에 주의를 기울이기가 쉬워진다. 의식이 있으면 제어할 수 있다.

연구에 따르면 명상은 뇌의 구조를 바꿔준다.[11] 근력 훈련처럼 생각해보자. 근력 운동을 하면 근육이 튼튼해지고 자리 잡히는 것이 눈에 보인다. 마찬가지로 명상 수련에도 눈에 보이는 결과가 따른다. 뇌의 바깥층 주름이 늘어나는 것이다. 이것은 인간뿐만 아니라 모든 종에게 지능과 밀접한 관련이 있는 특징이다.[12] 뇌에 주름이 많을수록 뉴런이 접근할 수 있는 표면이 늘어나서 정보 처리가 쉬워진다. 따라서 뉴런간의 소통이 빠르고 신속해진다. 노화에 따라 자연스럽게 주름이 평평해지는데 명상을 하면 그 과정이 느려진다.[13]

명상은 복잡한 사고와 신체적 자각, 집중, 문제 해결과 관련 있는 뇌의 영역인 피질cortex과 섬insula을 두껍게 만들어준다. 역시 노화에 따라 얇아지는 부위다.[14] 명상은 스트레스 호르몬 코르티솔과 아드레날린 수치를 크게 감소시키고 체내 염증을 줄이고 내면의 래브라도를 진정시켜 압박적인 상황에서도 집중력과 안정적 정서를 지켜준다. 기본적으로 명상은 명료하고 침착하고 새로운 것을 효과적으로 배우고 친절할 수 있도록 해준다. 명상이 인간관계를 개선해주고 인생 목표 달성을 도와준다는 연구 결과도 놀라운 일이 아니다.[15]

하지만 명상이 미토콘드리아에 긍정적인 영향을 주지 않는다면 이야기를 꺼내지도 않았을 것이다. 2013년에 하버드 의대가 실시한 연구에 따르면 횡격막 호흡, 보디 스캔, 만트라 반복, 마음 챙김 명상을 비롯한 '이완 반응'을 단 20분 동안 실시한 사람들이 고혈압, 불임, 우울증 증상이 줄어드는 효과를 경험했다. 그 이유는 '미토콘드리아 에너지 생산과 활용이 개선되어 미토콘드리아 회복력이 촉진되었기 때문'이었다. 초보자보다 명상을 규칙적으로 하는 사람들에게서 더 큰 효과가 나타났지만 단 한 번의 명상만으로도 눈에 띄는 차이가 있었다. 우리의 세포를 움직이는 작은 고대의 박테리아가 마치 명상에 귀 기울이고 반응하기라도 하는 것처럼!

명상이 뇌에 측정 가능한 영향을 끼친다는 사실은 이미 증명되었지만 다른 방법으로 생체 작용을 개선해주는 메커니즘에 대해서는 아직도 연구가 진행 중이다. 하지만 미토콘드리아가 명상에 영향을 받는 모든 신체 시스템의 조절에 관여한다는 것은 확실하다. 주변 환경을 감지하면서 에너지 생산을 조절하는 미토콘드리아가 명상에 반응한다고 말한다면 너무 앞서 나간 것일까? 하지만 나는 그것이 명상이 여러 가지 긍정적인 영향을 끼치는 이유를 가장 잘 설명해주는 말이라고 생각한다. 많은 사람들이 불편해하는 명상의 영적인 의미를 피해가는 설명이기도 하다. 명상을 신적인 존재와 연결시키는 데 이의가 있는 사람이라도 스트레스를 제어하면 미토콘드리아 기능이 개선된다는 사실에는 토를 달 수 없을 테니까 말이다. 누구나 두 가지 혜택을 누릴 수 있다!

물론 명상이 쉽다면 지금 모두가 스트레스 없는 삶을 살고 있을 것이다. 종교인들이 동굴이나 수도원에서 수천 년 동안 명상법을 터득하려고 애쓸 필요도 없었을 것이다. 간단해 보이지만 매일 가만히 앉아서 마음을 차분하게 진정시키려면 엄청난 시간과 노력이 필요하다. 나는 오랫동안 여러 형태의 명상을 수련했는데 그 이유는 다음과 같다.

어릴 때는 100만 달러가 생기면 행복할 것이라고 생각해서 오로지 그것을 목표로 삼았다. 결국 26세의 나이에 600만 달러를 벌었다. 그러자 1,000만 달러가 있으면 행복할 것이라는 생각이 들었다. 끊임없이 자신을 몰아붙였고 결국 28세에 모든 것을 잃었다. 돈이 있을 때도 행복하지 않았다. 스트레스가 넘쳤고 몸이 그 대가를 치러야 했다.

그때 깨달았다. 생각과 추론으로는 행복으로 가는 길을 계산할 수 없으며 돈으로도 살 수 없다는 사실을. 그래서 문제를 해킹하기로 했다. 해킹은 내가 가진 유일한 도구였으니까.

얼마 남지 않은 돈을 털어서 다음과 같은 일을 했다. 명상을 처음 만든 대가들에게 직접 배우려고 티베트로 떠났고 네팔에서 열흘간의 불교 침묵 명상 피정에 참여했다. 실리콘 밸리의 거물 친구들과 함께 힌두교에서 영감을 얻어 탄생한 아트 오브 리빙Art of Living 호흡 명상을 5년 간 수련했다. 기술 기업 CEO들이 온라인으로 예약할 수 있게 되기도 훨씬 전에 페루의 정글에서 전통적인 아야와스카ayahuasca 의식을 체험했다. 상급 수준의 요가와 프라나야마pranayama 호흡법을 배웠다. 애리조나 주 세도나의 사막에 있는 동굴에서 홀로 며칠 동안 단식을 했다. 머리에 전극을 연결해 명상시 뇌파를 측정했다. 쉬운 일은 하나도 없었지만 모두가 건강에 이로웠고 많은 정보를 얻었다.

내가 다양한 형태의 명상에서 알아차린 한 가지 공통분모는 외부적인 피드백이 있으면 효과가 커진다는 사실이었다. 혼자 운동하는 것과 트레이너와 함께 하는 것의 차이라고 생각하면 쉽다. 운동할 때 코칭이나 격려를 해주는 사람이 옆에 있으면 진전 속도가 빨라진다. 뇌에 '근육', 아니 미토콘드리아를 키울 때도 마찬가지다.

지금 당장 명상 지도자를 찾으라는 이야기냐고? 아니다. 아무리 유능한 명상 스승이라도 무엇이 맞고 틀린지 실시간으로 말해줄 수는 없다. 행동을 관찰하는 것이 먼저이기 때문에 피드백이 몇 초는 지연된다. 신경계나 미토콘드리아의 관점에서 몇 초는 몇 백 년이나 마찬가지다.

그래서 나는 실시간 피드백을 제공하는 기술을 접목시킨 명상이 가장 효과적이라고 생각한다. 신속한 피드백은 뭐든 명상을 개선시켜줄 수 있지만 내가 생각하는 가장 효과적인 도구는 EEG(뇌파) 뉴로피드백이다. 전문가가 두피의 정해진 지점에 센서를 부착하는 방식이다. 센서들이 뇌파를 모니터링 하여 컴퓨터에 보낸다. (뇌파는 뉴런이 서로 소통하는 전기 펄스이며 두피에서 쉽게 감지된다.) 그러면 컴퓨터가 뇌파를 소리나 이미지로 변환하여 명상하는 동안 뇌에서 이루어지는 일을 시각적 혹은 청각적으로 나타내준다.

생각과 느낌, 감성은 모두가 뇌파에 영향을 끼치고 뇌파는 끊임없이 변화한다. 뇌파에 문제가 있으면 ADHD, 불안증, 우울증, 분노, 조울증 등 온갖 정서 및 신경 질환이 생길 수 있다. 반대로 이런 증상들이 뇌파에 이상을 일으키는 원인이 되기도 한다. 어느 쪽이건 뉴로피드백은 1초당 수천 번씩 신호를 잡아내 뇌파를 속사포처럼 들여다볼 수 있게 해준다. 그 결과가 실시간으로 화면에 나타나므로 단시간에 명상을 완벽하게 다듬을 수 있다. 그래서 이미 숙련된 명상가라도 매우 짧은 시간에 이전과는 다른 수준의 인식을 얻을 수 있다. 뉴로피드백을 이용한 명상은 불빛 없는 캄캄한 어둠 속에서 구불구불한 길을 지나는 것이 아니라 불빛이 환하게 비추어진 2차선 고속도로를 지나는 것과 같다. 두 길은 모두 목적지에 이르게 해주지만 하나는 진전이 느리고 중간에 길을 잃어버릴 수도 있고 훨씬 많은 시간이 소요된다.

뉴로피드백을 시도하려면 직접 기기를 구입하거나 개인 전문가나 클리닉을 찾아가면 된다. 수많은 뉴로피드백 전문가와 수백 가지 유형의 기술이 존재한다. 대단히 효과적일 수도 있고(유능한 뉴로피드백 전문가는 정신건강에 엄청난 도움을 줄 수 있다) 대단히 위험할 수도 있다(경험이나 정보가 부족한 전문가의 경우 불안증과 수면 장애를 유발시킬 수 있다). 건강 관리에 관한 모든 결정이 그러하듯 잘 알아보고 믿을 수 있는 전문가를 찾아야 한다.

뉴로피드백의 가장 큰 위험은 수많은 사람들의 뇌파에서 수집한 데이터를 기준으로 '정상적인 뇌'의 평균 반응을 계산하는 모델이 많다는 점이다. 그 기준으로 사람들의 뇌를 훈련시키는 것이다. 따라서 평균 이하의 뇌를 가진 사람이라면 엄청난 혜택을 얻을 수 있다. 하지만 탁월한 수준의 뇌를 가진 사람에게는 오히려 해롭다. 고등학교 시스템과 똑같다. 가장 낮은 수준의 학생들에게 맞춰진 수업은 F를 받는 학생의 성적을 C로 끌어올려줄 수 있다. 하지만 A를 받는 학생에게는 전혀 도전이 되지 않으므로 잠재력을 펼치지 못하게 만든다.

나는 1997년에 집에 기기를 마련하고 뉴로피드백을 실험하기 시작했다. 그와 동시에 여러 클리닉에서 훈련도 받았는데 한 곳에서의 경험이 내 인지 기능에 부정적인 영향을 끼쳤다. 그 효과를 되돌리고 평소 상태로 돌아가기까지 집의 뉴로피드백 장치로 2주간 애를 써야만 했다. 뉴로피드백 기술은 끊임없이 발전을 거듭하고 있다. 불릿프루프 웹사이트에 안전하고 저렴한 뉴로피드백 기기 정보가 계속 업데이트된다. 제한적인 기능을 갖춘 300달러짜리 입문용에서 클리닉 수준의 기능을 갖춘 5,000달러짜리까지 다양하다.

한 단계 나아가고 싶다면 머릿속을 비우려고 노력하는 전통적인 명상이 아닌 이로운 특정 상태에 집중하게 도와주는 기술을 활용할 수도 있다. 내가 집에서 사용하는 HEGhemoencephalography(혈류 뉴로피드백)는 '인간 뇌' 전전두엽피질로 유입되는 혈액의 양을 늘리는 데 집중하는 피드백이다. 이마에 띠 같은 센서를 착용한 후 집중하거나 행복한 생각을 떠올린다. 제대로 하면 이 전두엽으로 혈액이 몰리고 센서가 혈류 변화를 감지해 피드백을 제공한다. 연습하면 전전두엽 피질로의 혈액 흐름이 늘어나 스트레스가 심한 상황일 때도 '인간 뇌'를 자주 사용할 수 있게 된다. 특히 ADHD 환자들에게 효과적인 뉴로피드백이다.

하지만 내가 시도해본 가장 극단적인(그리고 가장 효과적인) 뉴로피드백은 40 이어스 오브 젠40 Years of Zen이다. 지난 5년 동안 100명 이상의 고객과 이 프로그램을 실시했다. 테니스 장과 투명 제트기는 없지만 영화〈엑스맨〉에 나오는 자비에 교수의 영재 학교처럼 생긴 시애틀의 250만 달러짜리 시설에서만 이용 가능하다. 수십 년 동안 명상을 수련한 젠 수행자와 똑같은 마음 상태로 들어가게 해주는 5일간의 집중 프로그램이다.

이 프로그램은 첨단 기기의 의존해서 뇌에 지시를 하는 것이 아니라 명상 기법들을 합쳐서 마음 상태를 확인하고 바꾼다. 핵심은 뉴로피드백 증강 리셋Neurofeedback Augmented Reset 기법인데 뇌가 어떤 사건에 자동적, 무의식적으로 반응한다는 사실을 알려주고 자동 스위치를 끄게 해준다. 또 다른 레트로프레이밍Retroframing 기법은 뉴로피드백의 안내를 받아 자신이 원하는 자동적이고 잠재의식적인 반응을 만들어내도록 해준다. 뇌의 전압(미토콘드리아가 동력 공급)을 올려주고 시냅스 발화 속도를 올려주는 방법도 있다. 모두가 10년 전까지만 해도 상상조차 할 수 없는 일들이었다. 신호 처리 기술이 이렇게까지 발달하지 않았고 젠 명상에 대한 신경학적인 지식도 부족했다.

이 프로그램은 내 인지 기능을 크게 바꿔놓았다. 나는 10주, 약 70일 동안 전극을 머리에 붙이고 뇌와 뉴런의 미토콘드리아를 훈련시켰다. 그 훈련이 준 혜택이 아니었다면 나는 지금 이 책을 쓰지도, 고성장 기업을 경영하고 있지도 못할 것이다. 40 이어즈 오브 젠의 효과에 대한 믿음과 함께 새로운 수준까지 뇌를 몰아붙이기 위해서 얼마 전에는 새로운 맞춤 장비와 소프트웨어 제작비를 모금했다. 이만큼 나에게 큰 변화를 준 것은 없었다. 게다가 효과의 수량화도 가능하다. 내 뇌파는 뉴로피드백을 처음 시작했을 때보다 높이(진폭)가 4배나 커졌고 수치로 확인할 수 있을 정도로 훨씬 체계적이고 효율적으로 변했다.

노련한 명상가라도 40 이어즈 오브 젠 뉴로피드백으로 큰 효과를 얻을 수 있다. 〈뉴욕 타임스〉 베스트셀러 《비범한 정신의 코드를 해킹하다 The Code of the Extraodinary Mind》의 저자이자 세계 최대 명상 웹사이트 마인드밸리Mindvalley의 CEO인 비셴 락히아니Vishen Lakhiani도 나와 함께 훈련을 받았다. 25년 동안 명상을 가르쳐온 그는 그렇게 효과적인 형태의 명상을 경험해본 적이 없다고 말했다. 그의 책에서는 한 챕터에 걸쳐서 뉴로피드백의 경험을 이야기한다.

테크니션과 코치, 신경학자로 이루어진 팀에게 세 가지 첨단 장비로 일주일간 받는 뇌 훈련의 단점이라면 당연히 비용이다. 현재 나는 이 집중적인 뇌 훈련을 좀 더 많은 사람이 이용할 수 있도록 만들고자 노력하고 있다. 전국의 고등학교에서 사용되게 하고 싶다. 뉴로피드백으로 청소년들의 정신 기능을 강화해준다면 많은 문제가 줄어들고 보다 나은 세상이 될 것이다. 지금 전 세계의 학생들이 저렴한 가격으로 뇌 훈련을 이용하게 만들려는 계획을 추진 중이다.

40 이어즈 오브 젠 프로그램은 아직 모든 사람이 이용할 수는 없는 극단적인 형태의 뉴로피드백이다. 명상 기법과 뉴로피드백 기술을 합쳐지면 어떤 일이 가능한지의 보기로서만 접해보았을 것이다. 하지만 긍정적인 효과를 얻을 수 있는 간단하고 저렴한 신경계 피드백도 있다. 그중 하나가 심박변이도heart rate variability, HRV 훈련이다. 스마트폰과 온라인으로 구입 가능한 심박수 센서만 있으면 된다. 내가 우리 아이들이 네 살일 때 가르쳐주었을 정도로 간단하다!

HRV 훈련은 스마트폰 앱의 도움을 받는 느린 심호흡으로 시작한다. 그런 다음에 괴상할 수도 있는 방법을 잘 따라 하면 앱에서 초록색 불과 벨소리가 나온다. 괴상한 방법이란 심박수의 간격을 바꾸는 것인데 부교감 신경계를 활성화시켜서 몸의 스트레스 반응을 통제할 수 있다. 기술의 도움 없이 명상 수련만으로 가능해지려면 몇 년은 걸린다. 하지만 센서와 즉각적인 피드백이 있으면 몇 주 만에 배울 수 있다.

스트레스 반응을 통제하고 투쟁-도피 반응을 진정시킬 때의 효과는 엄청나다. HRV를 규칙적으로 연습하면 에너지가 늘어나고 스트레스는 줄어든다. 나는 임원들을 코칭할 때와 연설 무대에 올라가기 전에 활용한다!

뉴로피드백이 너무 부담스럽게 느껴진다면 신경 쓰지 않아도 된다. 헤드 스트롱 프로그램에는 첨단 기술과 상관없는, 고대로부터 전해지는 중국 기의학의 현존하는 대가 12인 중 한 명이 만든 미토콘드리아 명상이 들어간다.

뇌를 위한 운동

심리적 스트레스를 줄여 수면과 심신 기능을 개선하는 것도 중요하지만 운동으로 세포에 스트레스를 주는 것도 세포 상태를 개선하는 효과적인 방법이다. 운동이 미토콘드리아를 건강하게 해준다는 것은 오래전부터 알려진 사실이지만 운동과 미토파지(약한 미토콘드리아 죽이기)와 신경발생(새로운 뉴런 생성), 미토제네시스mitogenesis(새로운 미토콘드리아 생성)의 흥미로운 연결고리에 대해서는 지금도 연구가 계속되고 있다.

운동은 신진대사와 미토제네시스의 조절을 도와주는 중요한 단백질 PGG-1 알파peroxisome proliferator activated receptor-gamma coactivator-1 alpha(과산화소체 증식 활성화 수용체-감마공활성인자-1 알파)를 분비시킨다. (한냉요법도 PGG-1 알파를 생성한다. 새로운 미토콘드리아가 만들어지는 것도 그 때문이다.)[16] 하지만 수면과 마찬가지로 운동은 양보다 질이 중요하다. 러닝머신에서 더 오래 달린다고 되는 것이 아니다. 이 단백질이 분비되려면 고강도 인터벌 운동high intensity interval training, HIIT을 해야 한다.[17] HIIT의 좋은 점에 대해서는 잠시 후에 살펴보자.

운동할 때 FNDC5fibronectin type III domain-containing protein 5라는 단백질도 분비된다. 이 단백질의 일부는 혈관으로 들어가서 신경발생이 일어나는 해마의 뇌 유래 신경영양인자BDNF 수치를 증가시킨다. 앞에서 살펴본 것처럼 BDNF는 새로운 뉴런의 생장과 분화를 도와주는 단백질로, 신경발생에 가장 중요한 물질 가운데 하나다. 하버드 대학교의 존 J. 레이티John J. Ratey 박사는 2008년에 처음으로 BDNF를 "기적의 성장제"라고 불렀다. 뉴런에 BDNF를 공급하면 학습을 도와주는 새로운 수상돌기가 저절로 자란다.[18] BDNF는 내 바이오해킹의 주요 목표물이기도 하다. 신경발생과 신경 보호, 신경 재생, 세포 부활, 신경가소성, 새로운 기억의 형성과 보유를 자극하기 때문이다.[19]

BDNF와 운동의 관계는 알려진 지가 좀 되었지만 2013년에 이르러서야 PGG-1과 BDNF의 연관성이 발견되었다. PGG-1 알파는 FNDC5 생산을 증가시켜서 BDNF가 늘어나게 한다.[20] 새로운 뉴런과 새로운 미토콘드리아의 생성이 서로 관계있는 것은 당연한 일일 것이다. 하지만 운동처럼 누구나 쉽게 활용할 수 있는 방법이 뇌세포와 그 동력원인 미토콘드리아를 만들어준다니 정말로 굉장한 사실이다.

노스웨스턴 대학교 연구진은 운동과 뇌 기능의 또 다른 흥미로운 연관성을 발견했다. 그 연구에 따르면 운동은 신경발생률을 감소시키는 단백질인 뼈형성 단백질bone morphogenetic protein, BMP의 활동을 줄인다. 그와 동시에 운동은 BMP의 영향을 상쇄시켜서 신경발생률을 높여주는 단백질 노긴noggin(작은 술잔, 소량의 술, 머리를 속되게 이르는 '대가리'의 뜻을 가진 단어_옮긴이주) (진짜 이름이 맞다)의 수치를 올려준다.[21]

운동은 몸매 관리에만 좋은 것이 아니라 가장 강한 미토콘드리아의 생존을 도와준다. 운동이 mTOR 단백질 수치를 낮춤으로써 약하고 기능 이상이 있고 변형된 세포를 골라 죽이거나 더 강하게 만들어주기 때문이다. 강한 자만이 살아남는 것이다! 손상된 미토콘드리아가 사라지고 약한 미토콘드리아는 강해져 에너지 생산이 크게 늘어난다. 연구에 따르면 강한 미토콘드리아만 남으면 신경퇴행성 질환의 위험이 줄어들고 파킨슨 환자에게 신경보호 효과도 있다.[22]

운동이 혈당 수치를 낮추고 인슐린 민감성을 높여준다는 사실은 이미 알 것이다. 날씬한 몸매도 유지할 수 있을 뿐만 아니라 에너지 수치가 안정적으로 유지되어 '기분 좋은' 신경전달물질 엔도르핀이 증가해 우울증을 물리쳐준다. 실제로 규칙적인 운동이 우울증에 항우울제와 적어도 똑같은 효과를 준다는 사실이 밝혀졌다.[23] 마지막으로 운동은 혈액순환을 개선해 체내 염증을 줄이고 뇌를 비롯한 조직으로 많은 산소가 들어가도록 해준다. 그러면 미토콘드리아가 에너지를 더 빨리 만들 수 있다. 또한 간에 혈액 공급이 늘어나면 신경독소가 쉽게 제거된다.

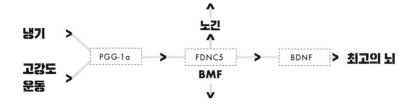

새로운 뉴런과 미토콘드리아가 만들어지고 독소가 줄어들고 미토콘드리아 기능 이상이 줄어든다. 에너지가 안정적이 되고 우울증도 줄어든다. 지금 당장 운동을 하고 싶지 않은가? 하지만 모든 운동이 똑같지 않다는 사실을 기억하라. 어떤 운동인지에 따라 정신적(신체적) 효과가 조금씩 다르므로 균형 잡힌 계획으로 최대 효과를 이끌어내야 한다. 뇌에 가장 좋은 운동이 무엇인지 간단히 알아보자.

기능적 움직임

운동이 주는 효과를 누리기 위해 꼭 헬스장에 다니거나 비싼 사이클링 수업을 들을 필요는 없다. 그저 몸을 움직이기만 하면 된다. 산책이나 요가, 등산, 자전거 타기, 줄넘기, 놀이터에서 아이들과 함께 놀기 같은 활동 모두가 뇌를 개선하고 신경발생을 자극한다.

연구에 따르면 일상적인 움직임이 적은 횟수의 운동보다 뇌에 좋다.[24] 하루 종일 책상에 앉아 있는 것이 뇌에 나쁜 것도 그 때문이다. 사무실에서 일하고 자가용으로 출퇴근한다면 자리에서 일어나 움직이는 시간을 일부러 만들어야 한다. 흔히 운동이라고 생각되지 않는 움직임 말이다. 실내를 그냥 걸어 다니는 것도 괜찮다.

실제로 걷기는 뇌에 특히 좋다. 한 연구에서는 일 년 동안 일주일에 3회씩 40분씩 걸은 건강한 성인의 해마가 커지는 결과가 나왔다.[25] 뇌의 해마에서 신경발생이 이루어진다는 사실로 볼 때 산책이 신경발생률을 높여주었으리라고 짐작할 수 있다.

요가도 뇌 기능을 촉진해주는 움직임이다. 일리노이 대학교 연구진은 실험 참가자들에게 하타hatha 요가를 단 1회 실시한 후 작업 기억 테스트를 진행한 결과 점수가 높아졌음을 발견했다. 요가가 새로운 정보의 집중과 흡수, 기억을 도와준다는 사실을 알려준다. 모든 운동이 마찬가지라고 생각할지 모르지만 참가자들이 동일한 시간 동안 격렬한 유산소 운동을 실시한 직후보다 요가를 한 후의 테스트 결과가 훨씬 좋았다.[26] 또 다른 연구에서는 요가가 노인 환자들의 해마를 성장시켜준다는 결과가 나왔다.[27] 또한 요가가 스트레스 해소로 뇌를 비롯한 체내 염증을 줄여준다는 사실도 확인되었다.

요가의 또 다른 효과는 교차-측면 움직임이 포함된다는 것이다. 이것은 팔다리의 한쪽을 몸의 중심선에 교차시키는 움직임을 말하는데 뇌의 모든 부분에 혈액 공급을 늘리고 시냅스 연결 숫자도 증가시킨다.[28] 또한 뇌의 우측 해마와 좌측 해마가 함께 움직이게 만든다. 현재 요가를 난독증 치료에 활용하는 가능성에 대한 연구가 이루어지고 있다.[29]

저항 운동

저항 운동은 이름에서 알 수 있듯 움직임에 저항하는 힘을 밀어붙이는 운동이다. 웨이트 리프팅, 케틀벨, 맨몸 근력 운동 등이 포함된다. 일반적으로 저항 운동은 짧고 강도가 높은데 이런 단시간의 폭발적인 스트레스는 몸과 뇌에 이롭다.

저항 운동은 당연히 근육을 강하게 만들어주지만 뇌 기능을 향상시켜서 몸의 움직임을 개선해주는 놀라운 효과도 있다. 최근 연구에서 15명의 남성에게 14주 동안 웨이트 리프팅을 하게 했다. 14주 후 그들은 근육의 힘이 강해졌지만 흥미롭게도 뇌에서 근육으로 전기 신호를 보내는 능력인 신경 구동neural drive도 더욱 빨라지고 강해졌다.[30] 그러면 몸의 움직임을 더욱 정확하게 제어할 수 있다.

저항 운동은 몸의 해독 작용도 도와준다. 앞에서 신체의 움직임을 통하여 온몸에 림프액을 퍼 올려 세포 노폐물을 처리하는 림프액 시스템에 대해 이야기했다. 한 연구에서는 10~15분의 짧은 근육 수축이 림프액의 흐름을 300~600퍼센트 늘려준다는 사실이 밝혀졌다.[31] 운동시 세포 내의 수분이 움직여 EZ 워터가 많이 만들어지고 그 EZ 워터가 미토콘드리아와 림프액의 흐름을 도와주기 때문일 것이다.

가장 중요한 것은 저항 운동이 정신 건강에 큰 도움을 준다는 사실이다. 임의적인 통제 연구에 대한 2010년 보고서에서는 근력 훈련이 불안증과 피로를 줄이고 기억력 및 인지 기능을 개선하고 행복감을 올려준다는 사실이 밝혀졌다. 이 모든 것이 저항 운동을 통한 엔도르핀 분비와 신경발생률과 미토제네시스, 미토파지 증가 덕분이다.[32] 또한 저항 운동은 테스토스테론 분비를 증가시키고 성장 호르몬을 200~700퍼센트 늘려 뉴런 생성을 돕는다.[33]

저항 운동의 가장 큰 장애물은 아예 하지 않거나 너무 심하게 하는 사람이 대부분이라는 것이다. 저항 운동이 근육과 미토콘드리아에 스트레스를 준다는 사실을 기억하자. 좋은 일이지만 스트레스가 매일 있으면 안 된다. 회복할 시간이 필요하다. 회복 시간에 몸은 운동으로 일어난 뇌의 변화를 통합시킨다. 다시 말하자면 휴식을 취하는 동안 새로운 뉴런과 미토콘드리아가 만들어지고 고장 난 미토콘드리아는 회복되거나 죽는다.

우리 몸은 음식과 환경 독소, 정크 라이트 때문에 이미 과도한 스트레스 상태에 놓여 있다. 운동은 순간적으로 몸을 약하게 하지만 장기적으로는 더 강하게 해준다. 하지만 과도한 운동으로 지나친 스트레스를 주면 몸이 약해져서 운동 효과를 거둘 수 없다. 과도한 운동은 현대인의 큰 문제다. 과도한 운동으로 가장 먼저 생기는 일은 코르티솔 수치가 올라간다는 것이다. 코르티솔이 증가하면 BDNF는 감소한다.[34]

강력 추천하는 책 《과학적인 근력운동과 보디빌딩Body by Science》의 저자 더그 맥거프Doug McGuff 박사는 저항 운동을 일주일에서 열흘에 한 번씩만 하라고 권한다. 그의 연구에 따르면 자주 하는 것보다 훨씬 효과적이며 시간도 절약된다. 하지만 정말 열심히 해야만 한다. 고강도 운동으로 미토콘드리아에 스트레스를 준 다음에 휴식으로 회복시킨다.

2주 헤드 스트롱 프로그램에서는 일주일에 한 번 저항 운동을 할 것이다. 평소 몸을 자주 움직이고 일주일에 한 번 고강도 운동을 해주어 뇌 기능을 최적화시킨다.

지구력 운동

흔히 유산소 운동이라고 하는 지구력 운동은 폐의 산소로 에너지를 생산한다. 달리기, 자전거 타기, 수영 등 숨차게 만드는 모든 움직임은 유산소 시스템에 스트레스를 주고 지구력을 시험하여 여러 이로움을 준다.

저항 운동과 지구력 운동은 모두 BDNF를 증가시키지만 저항 운동은 운동 직후 단시간 동안에만 그렇다.[35] 반면 지구력 운동은 BDNF 수치를 영구적으로 상승시켜주는 듯하다. 12명의 남성을 대상으로 한 임의 통제 연구에서 3개월 간 매일 사이클링을 하자 휴식시 BDNF 수치가 약 4배 높아졌다.[36]

지구력 운동은 엔도르핀을 분비시키는 가장 좋은 방법 중 하나이고[37] 기분에도 긍정적인 영향을 끼치는 것으로 확인되었다. 지구력 운동 후에 쾌감runner's high이 느껴지는 이유도 알 수 있다. 어느 연구에서는 10일 동안 파워 워킹을 하는 것만으로 우울증 증상이 크게 개선된다는 결과가 나왔다.[38] 지구력 운동 후 창의력이 절정에 이른다는 연구 결과도 있다.[39]

대부분의 사람들은 한 번에 30~40분씩 일주일에 3~4번은 유산소 운동을 해야만 효과를 볼 수 있다고 생각한다. 하지만 여러 가지로 바쁘게 생활하다 보면 꾸준히 하기가 어려울 수밖에 없다. 저항 운동 같은 다른 운동에 투자할 시간도 없어진다. 하지만 저항 운동과 지구력 운동을 합쳐서 두 가지 효과를 누리게 해주는 운동이 있다.

고강도 인터벌 운동(HIIT)

HIIT는 격렬한 고강도 운동 사이에 짧은 휴식을 취하는 운동 방법이다. 예를 들어 60초 전력 질주, 30초 걷기, 60초 팔굽혀펴기, 30초 걷기

등으로 이루어진다. HIIT는 효율적이다. 1시간 동안 러닝머신을 하고 또 1시간 동안 근력 운동을 하지 않아도 된다. HIIT는 짧은 시간 내에 할 수 있는 훌륭한 운동이다.

HIIT는 근육과 심혈관계에 극도의 스트레스를 준 후 '적극적인 휴식'으로 회복시킨다. 적극적인 휴식 동안 높은 심박수가 유지되어 유산소 운동의 효과를 누릴 수 있다. 두 가지 운동 방식의 행복한 결합이며 저항 운동과 유산소 운동을 따로 하는 것보다 효과적이다. 연구에 따르면 HIIT는 저항 운동이나 유산소 운동보다 성장 호르몬 분비를 증가시키는 효과가[40] 최대 10배나 높다.[41]

인터벌 운동은 심장에도 좋다. 유산소 운동의 가장 좋은 측정 방법은 박출률이다. 박출률은 심장이 수축할 때마다 분출되는 혈액의 양을 말한다. 안타깝게도 대부분의 중간 강도 유산소 운동은 박출률을 감소시킨다. 400미터 전력 질주 같은 인터벌 달리기 운동이 박출률을 높이는 가장 효과적인 방법이다. 400미터를 전력 질주한 후 1분 동안 휴식을 취한다. 더 이상 달릴 수 없을 때까지 하면 된다.

2016 불릿프루프 컨퍼런스에서 HIIT에 한 가지 업그레이드가 이루어졌다. 바로 전력 질주를 한 후 90초 동안 앉거나 등을 대고 눕는 것이다. 이렇게 하면 신경계가 더욱 신속하게 평정 상태로 돌아갈 수 있어서 전력 질주의 효과가 커진다. 이상하게 보일 수도 있지만 운동을 마치고 나면 실제로 차이가 느껴진다. 놀랍게도 이 업그레이드의 출처는 그 유명한 《화성에서 온 남자 금성에서 온 여자Men are from Mars, women are from Venus》를 쓴 존 그레이John Gray다. 그는 집필 작업을 위해 영양과 운동에

대한 연구를 하다가 그 사실을 발견했고 컨퍼런스의 무대에 올라 모두에게 알려주었다.

2주 헤드 스트롱 프로그램에서 간단하고 신속한 인터벌 운동을 하면 심혈관계 건강과 정신 기능이 크게 향상될 것이다.

운동과 물

운동과 물의 관계 하면 곧바로 수화hydration의 역할이 떠오를 것이다. 물론 수화도 중요하지만 운동이 세포의 수분에 커다란 영향을 끼친다는 사실이 더 중요하다.

우리는 EZ 워터가 미토콘드리아에 중요하다는 사실을 이미 알고 있다. 운동의 자연스러운 결과로써 물 분자가 흔들리게 되면 EZ 워터가 만들어진다. 하지만 이 '흔들린' 물로 혜택을 보는 것은 미토콘드리아만이 아니다. 모든 세포막은 물 속에 떠 있는 작은 지방 방울로 이루어진다. 작은 지방 방울들이 흔들리면서 압전 효과가 일어나 스트레스에 대한 반응으로 전하를 만든다.[42,43] 압전 효과에 의해 EZ 워터가 만들어져서 세포가 더욱 효율적으로 제 기능을 할 수 있게 된다.

모든 운동이 세포 내 수분을 어느 정도 흔들어주지만 그중에서도 고진동 운동이 가장 효과적이다. 나는 그 효과를 위해(그리고 체내 염증으로 인한 뱃살과 가슴을 최대한 줄이기 위해) 불릿프루프 랩에서 두 가지 장비를 사용한다. 하나는 우주에서 오랜 시간을 보낸 NASA 우주비행사들의 회복을 도와주는 주파수로 알려진 1초당 30회로 전신에 진동을 전달해주는 불릿프루프 바이브Bulletproof Vibe다.

불릿프루프 바이브는 림프액의 순환을 도와준다. 체내 독소가 제거되면 미토콘드리아 기능이 향상되고 뇌 기능도 마찬가지다. 불릿프루프 바이브에 몇 분만 서 있으면 어릴 때 엄마가 소형 트램펄린 위에서 들었다 내렸다 해주던 것처럼 별다른 수고를 들이지 않고도 많은 양의 진동이 전달된다. 소형 트램펄린 위에서 뛰면 세포막에 압전 효과가 일어나고 림프액이 뇌 기능을 방해하는 독소를 세척해준다. 미니 트램펄린은 중고로 10달러에 구입할 수 있다. 줄넘기와 점핑 잭(팔 벌려 뛰기)으로도 같은 효과가 나타난다. 소형 트램펄린보다 심혈관계 지구력이 많이 필요하지만 말이다. 적은 노력으로 더 많이 점프하면 EZ 워터가 더 빨리 만들어진다. 세포 내 수분의 변화는 눈으로 확인할 수 없지만 삐져나온 옆구리 살이 신기하게도 줄어든 것이 보인다.

내가 사용하는 또 다른 기술은 앳머스페릭 셀 트레이너Atmospheric Cell Trainer, ACT라는 것이다. 전투기 조종석과 덮개로 이루어진 큰 장비가 필요하다. 조종석에 앉아 있는 동안 거대한 터빈이 기압을 에베레스트 산 수준(해발 6,700미터)으로 올렸다가 해수면 수준으로 돌아오게 한다. 매우 빠른 시간 동안 일어나는 변화라서 전신 세포가 한꺼번에 팽창했다가 수축되어 그 어떤 운동과도 비교되지 않는 거대한 압전 효과가 일어난다. 이러한 세포 '운동'은 줄기세포를 증가시킨다고도 알려져 있다.

ACT는 불릿프루프 랩이나 고급 스포츠 훈련 시설에서 이용할 수 있다. 그것이 불가능하다면 비교적 저렴한 해킹법도 있다. 대기 기압의 변화를 음파라고 한다. 나는 오래전부터 '소리 요법' 장치(귀 안이 아닌 몸에 부착하는 것)에 관심이 있었고 큰 효과를 경험하기도 했다. 바이오해킹 중에서도 혁신 가능성이 많은 영역이다. 아직 과학적으로 충분히 확인되지 않았지만 관심을 기울일 가치가 있다.

음파 진동이 세포 내의 물 구조를 개선시키는지 확실하지는 않다. 어쨌든 나는 적외선 사우나에 소리 요법 시스템을 설치해놓았다. 사우나 좌석에 '음향 변환기'가 탑재되어 소리 요법 음악을 재생하면 뼛속까지 느껴진다. 몇 백 달러에 구입해 홈 시어터로 사용할 수 있지만 가장 좋은 선택권은 의자 등받이나 웨어러블 조끼 형태로 뇌파를 곧바로 몸에 전달하는 서브팩SubPac이다.

소리 요법을 추천하는 것이 위험한 일이라는 것을 잘 알고 있다. 진동이 EZ 워터를 많이 생성한다는 것은 확실하지만 소리 요법이 EZ 워터를 세포로 이동시킨다는 것을 확인해주는 구체적인 증거는 없기 때문이다. 하지만 나는 그 효과를 직접 경험했고 특히 소형 트램펄린을 활용하지 않는 사람이라면 고려해볼 만한 바이오해킹법이라고 생각한다. 이 책을 쓰는 동안에도 서브팩을 사용했다!

끈석거리는 물 vs EZ 워터

물이 세포 안에서 작용하는 원리에 대해서는 여전히 연구가 이루어지고 있다. 2015년에 독일의 연구진은 유리기가 미토콘드리아 내의 물을 끈적거리게 만들고 자외선 노출이 그것을 원상태로 돌려준다는 사실을 발견했다. 풀처럼 걸쭉한 물 위를 배가 지난다고 생각해보자. 안에 머금은 물이 끈적거리면 미토콘드리아도 비슷한 상황에 처한다. 에너지 생산이 어려워져서 기능이 떨어진다.

연구진은 이것이 매우 혁신적인 개념이며 "의학의 모든 분야에 광범위한 영향을 끼칠 것"이라고 말했다.[44] 나 또한 그렇게 생각한다. 이 연구 결과는 미토콘드리아가 제대로 작동하려면 우리 몸에서 올바른 구조의 물이 만들어져야 한다는 사실을 보여준다. 미토콘드리아가 만드는 유리기가 줄어들어야 한다는 뜻이다. 만성 염증이 있으면 미토콘드리아가 유리기를 많이 만든다. 유리기는 제대로 작동하지 않는 미토콘드리아에서 나오는 배기가스와도 같다. 그러면 세포의 물이 끈적거려서 에너지 생산이 어려워진다. 결국 유리기가 많아지고 에너지가 줄어들어 뇌 혼미와 근육통, 뇌 성능 저하라는 굴레에 갇히고 만다.

레이저와 빛 요법은 유리기 생산과 염증을 줄여 물의 점성을 없앨 수 있다. 특정한 식품과 보충제 또한 같은 효과를 낸다. 이 방법들을 함께 활용하면 큰 변화가 일어날 수 있다. 내 경우가 그랬다.

멜 라 닌 과 물

최신 연구에서는 운동이(빛도!) 예전에는 상상도 하지 못한 방식으로 뇌에 영향을 끼친다는 사실이 확인된다. 안 질환을 연구하던 멕시코 연구진은 눈의 특정 부위에 호흡을 통해 들어오는 것보다 훨씬 많은 산소가 있을 수 있는 이유를 찾고자 했다. 결국 그들은 피부를 짙게 만들어주는 색소이자 눈과 뇌에도 들어 있는 멜라닌으로 초점을 옮겼다. 연구진은 햇빛이나 기계적 진동에 노출되면 멜라닌이 물을 분해하여 그 산소와 전자가 미토콘드리아의 에너지 생산에 사용되게 해준다는 사실을 발견했다.[45] 이것은 거의 모든 사람이 알지 못하는 새로운 과학이고 더 많은 연구가 필요하지만 흥미로운 의미가 담겨 있다.

멜라닌은 미토콘드리아에 매우 중요하다. 멜라닌은 어디에서 얻어질까? 폴리페놀이 결합해 생긴다! 폴리페놀을 많이 섭취하면 멜라닌이 많이 만들어지고 미토콘드리아가 사용할 수 있는 산소와 전자도 늘어난다. 햇빛을 적당히 쬐고 운동으로 세포 내 수분을 흔들어주면 된다.

물론 폴리페놀에 대해 이야기하려면 최고의 폴리페놀 공급원인 커피에 대한 이야기를 해야 한다. 커피에는 폴리페놀 말고도 멜라닌과 그와 비슷한 화합물인 멜라노이드가 들어 있다. EZ 워터와 멜라닌에 관한 새로운 연구 결과는 내가 오랫동안 의아했던 부분을 설명해줄지도 모른다. EZ 워터는 물을 흔들거나 섞을 때 생기는데 압전 효과를 만드는 지방 방울이 있을 때 한결 수월하게 만들어진다. 그래서 나는 불릿프루프 커피에 내가 아는 것 이상의 효능이 들어 있다고 생각한다.

처음 불릿프루프 커피를 개발했을 때는 커피와 버터, 브레인 옥테인 오일을 (단순히 젓는 것이 아닌) 혼합하는 것이 중요한 이유를 알지 못했다. 이 조합이 커피뿐 아니라 초콜릿이나 바닐라빈 같은 그보다 카페인이 적은 짙은 색 음료와도 잘 맞지만 밝은 색의 음료로는 왜 효과가 떨어지는지도 알지 못했다. 마지막으로 블랙커피와 버터, 브레인 옥테인 오일을 따로 섭취할 경우 똑같은 효과가 나오지 않는 이유도 설명할 수 없었다. 멜라닌과 EZ 워터를 연구하는 과학자들의 주장을 믿는다면 지방과 물을 기계적으로 섞는 행위를 통해 EZ 워터가 만들어지기 때문이라는 것이 수수께끼의 답인지도 모른다. EZ 워터와 커피의 지방과 폴리페놀, 멜라닌, 멜라노이드를 혼합[46]함으로써 커피를 마시기도 전에 산소와 전자가 만들어져서 커피에 영향을 준 것일 수 있다.

나는 티베트에서 가진 것의 전부를 야크의 등에 실을 수 있을 정도로 가난한 유목민들이 오로지 야크버터차를 마시기 위해 휴대용 배터리에 연결된 믹서를 가지고 다니는 모습을 보았다. 그때는 도무지 이해할 수가 없었다. 그런데 섞는 것이 불릿프루프 커피의 효능 비결 중 하나라는 사실을 깨달았다! 이 글을 쓰는 지금 그 효과를 측정해 가설을 증명할 수 있을지 제럴드 폴락 박사와 함께 알아보고 있다. 사실이건 아니건 블랙커피와 버터, 브레인 옥테인 오일을 따로 섭취하는 것과 완전히 섞어서 먹는 것이 다른 이유가 분명히 있을 것이다. 나는 그 이유가 다른 여러 가지에 대한 답과 마찬가지로 미토콘드리아 속에 있다고 믿는다.

지금까지 뇌 기능을 최적화해주는 방아쇠를 당기는 것들에 대해 살펴보았으니 이제는 행동에 옮겨야 할 때다! 헤드 스트롱 프로그램은 뇌의 미토콘드리아에 연료를 공급하고 에너지를 제한하는 환경 독소를 해독하고 빛 노출과 호흡, 운동, 수면을 최대화하는 방법을 알려줄 뿐만 아니라 그 효과들이 쌓여 단시간에 가장 큰 성과로 나타날 수 있도록 해줄 것이다. 앞으로 2주의 시간은 당신의 인생을 바꿔줄 수 있다. 준비되었는가? 시작해보자.

꼭 기억해야 할 세 가지

✚ 수면은 양보다 질이 중요하다.

✚ 명상은 뇌의 구조를 좋은 쪽으로 바꿔준다.

✚ 강도 높은 운동을 하고 난 후에는 적어도 며칠간의 휴식이 필

요하다.

지금 당장 실천해야 할 세 가지

✚ 트램펄린이나 팔 벌려 뛰기로 세포 내 수분을 흔들어 EZ 워터

가 많이 만들어지게 한다.

✚ 뇌의 뉴런 사이에 경로가 만들어지고 새로운 기억이 굳어지도

록 수면 시간을 늘린다. 수면의 질을 높이는 방법은 나중에 배

울 것이다.

✚ 5초간 숨을 쉬었다가 5초간 참고 5초간 내쉬고 5초간 참는다.

연속 5회 실시한다.

PART 03

헤드
스트롱
2주
프로그램

뇌에 에너지를 공급하는 미토콘드리아를 직접 제어할 수 있다는 사실을 이제 잘 알았을 것이다. 매우 흥분되는 사실이 아닐 수 없다. 빛 노출, 호흡, 온도 요법, 운동, 수면 습관, 음식 등 미토콘드리아를 움직이는 환경, 식단, 생활 방식의 요인 가운데 다수가 전적으로 당신에게 달려 있다. 당신은 뇌의 에너지 생산에 영향을 끼치는 수많은 일을 매일 한다. 그중에서 몇 가지만이라도 개선시킨다면 강력한 변화가 생길 수 있다.

하지만 스파이더맨 삼촌의 말처럼 "큰 힘엔 큰 책임이 따른다." 당신은 미토콘드리아에 힘을 불어넣는 선택을 할 수 있듯이 에너지 생산이 느려지게 만들어 피로와 기억력 감퇴, 집중력 저하, 감정 기복 같은 증상이 일어나게 할 수도 있다. 자신도 모르는 사이에 이미 그런 선택을 하고 있을지도 모른다. 그런 선택이 계속되면 잠재적 기량을 완전히 발휘해 공동체와 가족, 세상에 기여하는 삶을 살지 못한다.

에너지를 늘리는 것은 물론이고 에너지 생산을 늦추는 일을 멈춘다면 드디어 당신은 제 기량을 발휘할 수 있는 모든 힘을 쥐게 된다. 자신이 살아 있는 시간을 최대한 활용하고 사랑하는 사람들을 위해 최대한 기여할 수 있다는 걸 알면 신체적으로도 정신적으로도 정말 기분이 좋아진다. 앞으로 2주 안에 그런 기분 좋은 삶이 펼쳐질 것이다.

헤드 스트롱 2주 프로그램을 실시하는 동안 미토콘드리아에 연료를 공급하고 평소의 기분과 능력에 큰 영향을 끼치는 작은 습관을 만들어갈 것이다. 뇌가 최대 잠재력에 도달하면 그 힘과 에너지를 어떻게 쓸지는 당신의 선택이다. 현명한 선택을 하리라고 믿는다.

Chapter 10
뇌에 연료를 공급하는 식단

앞으로 2주 동안 지구상에서 가장 건강하고 뇌에 좋은 음식을 먹을 것이다. 그 시간 동안 몸이 스스로 케톤을 만들어 미토콘드리아를 최고속 기어로 바꿔주는 상태로 들어간다. 일반적으로 그 상태에 진입하려면 탄수화물을 거의 섭취하지 않아야 하고 적어도 4일이 걸린다. 하지만 헤드스트롱 레시피는 브레인 옥테인 오일로 케토시스 상태에 들어가게 해준다. 앞에서 소개했듯이 브레인 옥테인 오일은 코코넛 오일에 5~6퍼센트밖에 들어 있지 않은 성분을 농축 형태로 증류한 것으로 더욱 강력한 에너지원을 공급한다. 코코넛 오일이 약한 맥주라면 브레인 옥테인 오일은 보드카나 에버클리어 같은 도수 높은 알코올인 셈이다. 몸이 케톤을 직접 만들 필요 없이 체외에서 공급해준다.

브레인 옥테인 오일을 사용하기 싫은 사람은 고지방, 저탄수화물 식단을 실시하면 된다. 그럴 경우에는 앞으로 소개되는 레시피에서 탄수화물을 빼고 단백질을 50퍼센트 줄이면 된다. 최대한의 효과를 보려면 혈액에 항상 케톤이 조금은 있어야 한다. 케톤 스트립으로 혈액 검사를 실시해 케톤을 측정할 수 있는데 적어도 옅은 분홍색이 나와야 한다. 매일 혈중 케톤이 최소 0.5을 유지해야 한다.

탄수화물을 아예 섭취하지 않으면 누구나 잠시 동안 케토시스 상태가 될 수 있다. 하지만 오래 유지되기는 힘들다. 내가 탄수화물을 섭취해도 케토시스 상태를 강화해주는 브레인 옥테인 오일을 만든 것도 그 때문이다. 하지만 헤드 스트롱 프로그램의 모든 레시피는 케톤 수치를 더욱 높여주는 특정 재료를 사용한다. 코코넛 오일만으로는 불가능하지만 원한다면 헤드 스트롱 레시피의 오일을 코코넛 오일로 대체해도 된다.

레시피를 섞어 자신의 라이프스타일에 맞는 일상 메뉴로 만들어도 좋다. 각 카테고리(아침, 점심, 저녁, 선택적 디저트와 간식)에서 하나씩 고르면 된다. 칼로리나 지방을 계산하거나 너무 많이 먹는 것은 아닌지 스트레스 받을 필요는 없다. 몸의 신호에 귀 기울여라. 배고프면 더 먹어라. 배부르면 그만 먹는다. 칼로리는 에너지 측정에 사용되므로 몸과 뇌가 최고 동력으로 움직이려면 에너지가 많이 필요하다. 헤드 스트롱 레시피에 풍부한 건강한 지방이 뇌에 연료를 공급하고 포만감을 유지해줄 것이다.

기억해야 할 것이 몇 가지 있다. 첫째, 평소 설탕과 가공식품을 많이 섭취한 사람이라면 영양가 풍부한 완전식품으로 바꾸고 난 후 잠시 동안 금단 현상이 일어날 수 있다. 프로그램을 시작하고 처음 며칠 동안 피로가 느껴져도 놀라지 말기 바란다. 몸이 그동안 중독된 물질을 포기하려고 투쟁하는 것이니까. 조만간 지나가고 몸과 마음이 더욱 강하고 깨끗해질 것이다. 또한 일반적으로 미토콘드리아를 개선해주는 보충제는 피로 회복에도 도움을 준다.

그동안 저지방 식단을 실시해온 사람이라면 헤드 스트롱 프로그램의 고지방 식단, 특히 브레인 옥테인 오일에 익숙해지는 데 시간이 좀 걸릴 수 있다. 브레인 옥테인 오일보다 효과는 낮지만 비슷한 MCT 오일을 대신 사용하면 케톤이 그렇게 많이 생성되지 않는 데다 '처참한 팬티'를 경험해야 할 수도 있다. 따라서 처음에 양을 신중하게 조절해야 한다. 헤드 스트롱 레시피에 들어가는 브레인 옥테인 오일의 양은 초보자들을 위한 일반적인 지침이다. 나는 집에서 그보다 더 많은 양을 사용한다. 처음에는 천천히 시작하고 몸의 반응을 보면서 늘려 나가면 된다.

헤드 스트롱 프로그램을 시작하기 전에 쇼핑에 전력을 쏟아 건강에 좋은 식재료를 구입해두자. 현지 농장이나 파머스 마켓은 좋은 농산물과 초지 방목 동물성 제품을 구입하기에 안성맞춤이다. 그런 곳을 이용할 여건이 되지 않는다면 집 근처 슈퍼마켓에서 되도록 유기농, 현지 농산물(레시피에 따로 명시되어 있지 않아도 항상 유기농 재료를 쓰려고 노력한다), 목초를 먹인 육류를 구입한다. 나는 원하는 것을 구하기가 더 쉬워서 온라인으로 장을 볼 때가 많다. 미토콘드리아의 독소 노출을 줄이려면 유기농과 현지 농산물을 사용해야 한다.

다음은 2주를 위한 쇼핑 목록이다.

단백질	지방
◦ 젤라틴(단백질이 2배 많은 불릿프루프 콜라젤라틴을 사용해도 좋다)	◦ 브레인 옥테인 오일
◦ 목초 베이컨(품질에는 인색해지지 말자!)	◦ 목초 기 버터
◦ 목초 사육 양고기 다짐육	◦ 목초 버터
◦ 목초 사육 소고기 또는 초지 방목 돼지고기 다짐육	◦ 지방을 제거하지 않고 BPA와 구아검이 없는 코코넛 밀크
◦ 들소 또는 목초 사육 소고기 다짐육	◦ 코코넛 크림
◦ 자연산 연어	◦ 올리브 오일
◦ 자연산 알래스카 연어 또는 붉은 연어 냉훈 제품	◦ 아보카도
◦ 자연산 관자	

허브와 향신료	채소
○ 바다 소금(히말라야 핑크 소금이 더 좋다)	○ 콜리플라워
○ 하드우드에서 추출한 자일리톨이나 스테비아	○ 브로콜리
○ 바닐라 추출물	○ 붉은 피망
○ 세이지	○ 릭
○ 펜넬 씨	○ 아스파라거스
○ 카엔 파우더	○ 당근
○ 오레가노	○ 브로콜리 새싹
○ 로즈마리	○ 아이스버그 상추
○ 민트	○ 주키니 호박
○ 고수	○ 오이
○ 바질	○ 로메인 상추
○ 생강	○ 셀러리
○ 샬롯	○ 태국 고추
○ 커민	○ 레몬그래스
○ 고수 씨	
○ 태국 바질	
○ 강황	

과일

- 냉동 블루베리(곰팡이가 적은 유기농 브랜드를 고른다)
- 코코넛 가루
- 토마토
- 레몬
- 라임
- 블랙베리
- 라즈베리

견과류

- 피스타치오
- 아몬드 버터
- 피스타치오 버터

기타

- 업그레이드 불릿프루프 커피 (품질 좋은 커피콩이 필요하다. 유기농 커피콩에도 곰팡이가 있을 수 있으므로 유기농만으로는 충분하지 않다. 싱글 에스테이트, 워시드 방식, 중앙아메리카산 제품으로 곰팡이 위험을 최소화한다.)
- 목초 사육 소의 업그레이드 콜라겐
- 마차 그린 티 파우더
- 흰쌀
- 글루텐과 곡물이 첨가되지 않은 빵 또는 크래커
- 85퍼센트 다크 초콜릿
- 애플 사이다 식초

아침

헤드 스트롱 프로그램을 실시하는 동안 매일 다음의 메뉴 중 하나로 아침을 먹는다.

리퀴드 에너지 브렉퍼스트 Liquid Energy Breakfast :
콜라겐을 넣은 업그레이드 불릿프루프 커피

1인분

하루 종일 기운이 넘치고 머리를 맑게 해주는 아침식사가 꼭 고형의 음식이어야 하는 법은 없다! 이 레시피는 케톤 수치를 증가시켜 기존의 스무디가 분자 하나당 36개의 전자를 만들었다면 147개의 전자가 만들어지도록 해준다.

재료　업그레이드 불릿프루프 커피 1-2컵
　　　　목초를 먹인 소의 우유로 만든 무염 버터 1-2큰술
　　　　브레인 옥테인 오일 1-2큰술
　　　　업그레이드 콜라겐 프로틴 1큰술

스테비아 또는 자일리톨(선택)

1 프렌치 프레스나 골드 필터 드립 같은 금속 필터를 이용해 커
    피를 뽑는다.
2 예열한 믹서에(믹서에 뜨거운 물을 몇 분간 넣어두면 된다)
    커피를 붓는다. 버터와 오일, 콜라겐 프로틴을 넣는다. 맨 위
    에 거품층이 생길 때까지 최소한 20초 동안 갈아준다. 원한다
    면 스테비아를 넣는다.

몇 시간 후 피로나 설탕 갈망이 느껴지면 범인은 커피콩의 곰팡이일 가능
성이 높다. 불릿프루프 커피콩을 사용하거나 앞에서 설명한 원칙에 따라
곰팡이가 최대한 적은 커피콩을 찾는다.

브레인 선라이즈 Brain Sunrise :

1인분

일주일 중 어떤 날이라도 빠르고 쉽게 준비할 수 있는 아침식
사. 브레인 옥테인 오일이 미토콘드리아를 위해 케톤을 생성

해주고 아보카도와 베이컨, 계란으로 건강한 지방을 많이 섭취하므로 세포막과 미엘린에 좋다. 지방이 포만감을 주고 계란이 중요한 신경전달물질 아세틸콜린을 분비시켜 밤에 푹 자고 뇌가 개운한 상태로 기상할 수 있도록 해준다.

재료 초지 방목 베이컨 2-3장

    초지 방목 계란 1-2개

    애플 사이다 식초 2큰술

    유기농 아보카도 2분의 1개

    브레인 옥테인 오일 1큰술

    히말라야 핑크 소금, 신선한 허브

1 오븐을 160도로 예열한다.

2 로스팅 팬이나 베이킹 시트에 베이컨을 올려놓고 약 10분 간 굽는다. 중간에 한 번 뒤집어준다. 베이컨 지방은 따로 담아둔다. (가스레인지에 베이컨을 구울 경우에는 약불로 서서히 굽는다. 태우면 지방이 손상된다!)

3 애플 사이다 식초를 넣은 물에 수란을 만든다. (팁: 계란을 깨뜨리기 전에 물을 저어서 계란이 팬 가운데에 머물도록 한다.)

4 아보카도를 초승달 모양으로 잘라 접시에 포물선 모양으로 놓고 가장자리에 베이컨을 놓는다. 그 아래에 수란을 놓아 지평선 너머로 떠오르려고 하는 태양을 표현한다.

5   베이컨 지방 1큰술과 오일을 섞는다. 에너지가 농축된 이 소
스를 음식 위에 뿌려준다. (남은 베이컨 지방은 냉장고에 보관
해 나중에 사용한다.) 소금과 신선한 허브로 마무리한다. 폴리
페놀이 풍부한 블랙커피나 녹차, 무설탕 핫 초콜릿과 함께 먹
으면 이것이 바로 진정한 굿모닝이다!

브로콜리를 곁들인 훈제 연어 스크램블드 에그
Smoked Salmon Scrambled Eggs with Shaved Broccoli :

2~3인분

건강한 지방, 특히 연어의 오메가3가 풍부한 아침식사. 연어
가 아세틸콜린, GABA, 도파민, 세로토닌을 생성하고 계란도
추가로 아세틸콜린이 생성을 돕는다. 브로콜리로 폴리페놀을
섭취하고 레몬의 톡 쏘는 맛으로 더욱 힘차게 아침을 시작하
게 해준다.

재료   유기농 브로콜리 1개
1개 분량의 레몬즙

브레인 옥테인 오일 2큰술

초지 방목 계란 2개

목초 기 버터 혹은 코코넛 오일 1큰술

바다 소금

딜 8분의 1작은술(선택)

자연산 훈제 연어 4조각(알래스카 자연산 또는 붉은 연어가 좋다)

1   브로콜리의 꽃 부분을 통째로 잘라낸다. 필러를 이용해 브로콜리 줄기의 단단한 부분을 벗긴다. 채칼 또는 필러로 브로콜리를 잘게 자른다(구부러진 모양이어도 괜찮다). 채소 파스타라고 생각한다. 꽃 부분을 모두 반으로 썬다. 브로콜리(꽃 부분과 줄기)를 물이 조금 담긴 냄비에 넣고 밝은 초록색이 되도록 살짝만 데친다. 찬물로 헹군 후 체에 받쳐놓는다. 채친 브로콜리를 접시 가운데에 놓고 꽃 부분은 사이드로 놓는다.

2   작은 보울에 레몬즙과 오일을 섞고 옆으로 치워둔다.

3   다른 보울에 계란을 깨뜨린다. 스테인리스 스틸 혹은 무쇠 프라이팬을 중간 불에 올린다. 버터를 넣는다. 계란을 풀고 소금과 딜을 넣은 후 재빨리 프라이팬에 붓는다. 원하는 정도로 익을 때까지 계란을 계속 저어준다.

4   채친 브로콜리 줄기 부분에 스크램블드 에그를 올리고 연어를 그 위에 놓는다. 레몬즙과 브레인 옥테인 오일 섞은 것을 연어

와 계란, 브로콜리에 뿌린다. 브로콜리 대신 데친 아스파라거스를 사용해도 된다.

블루베리 언-치즈케이크Blueberry Un-cheesecake :

4인분

이렇게 뇌에 좋은 디저트라면 망설일 이유가 없다. 아침 대용으로 먹자! 이탈리아어를 아는 사람이라면 판나 코타panna cotta (이탈리아식 스위트 푸딩 _ 옮긴이 주)라고 할 것이다. 일반 치즈케이크와 달리 영양 면을 걱정할 필요가 없는데도 풍부한 크림은 그대로다. 또한 블루베리에 폴리페놀이 들어 있고 아보카도와 버터, 코코넛 오일, 브레인 옥테인 오일로 건강한 지방을 많이 섭취할 수 있다. 원한다면 디저트로 먹어도 된다!

재료　생과 또는 냉동 블루베리 1컵
지방을 제거하지 않고 BPA와 구아검이 없는 코코넛 밀크 4컵
자일리톨이나 스테비아 최대 4큰술
불릿프루프 콜라젤라틴 2큰술 또는 젤라틴 1큰술

바닐라 추출물 2작은술

목초 무염 버터 4큰술

브레인 옥테인 오일 1스푼

코코넛 가루 2컵

유기농 아보카도 2분의 1개(선택)

1   블루베리를 깊은 그릇에 넣는다. 냄비에 코코넛 밀크 1컵, 자일리톨이나 스테비아, 젤라틴을 넣고 젤라틴이 녹을 때까지 중불로 가열한다.

2   남은 코코넛 밀크 3컵을 바닐라 추출물, 버터, 오일과 함께 믹서에 넣는다. 완전히 갈아준 다음 뜨거운 코코넛 밀크/젤라틴 혼합물과 코코넛 가루를 추가한다. 잘 섞이도록 갈아준다. (원한다면 아보카도도 넣고 또 갈아준다.) 믹서의 내용물을 블루베리에 붓고 냉장고에 한 시간 동안 넣어놓는다. 위에 블루베리를 더 올려준다.

3   급할 경우에는 잘 굳을 때까지 15분 동안 냉동시키고 냉동 블루베리를 사용하면 된다.

4   블루베리를 담은 작은 종이컵에 믹서의 혼합물을 붓고 냉장고에 넣어두면 저녁 식사 파티의 인기 디저트나 아이들이 좋아하는 뇌에 좋은 간식으로 변신시킬 수 있다. 이렇게 작은 컵에 만들면 그 무엇보다 맛있고 건강한 젤라틴을 '원샷'할 수 있다.

다음 메뉴 중에서 골라 매일 점심으로 먹는다.

목초 사육 소고기 혹은 초지 방목 돼지고기와 구운 채소 요리
Grass-fed Beef or Pastured Pork and Roast-veggie Feast :

4인분

꼬챙이에 꽂아 불에 직접 구운 야생 멧돼지와 유기농 채소를 먹는 중세 시대의 왕이 되었다고 상상해보자. 상상하기가 어려울지도 모르지만 이 요리는 중세 시대 왕의 식사만큼이나 냄새가 좋고 훨씬 간단하다. 돼지고기가 아세틸콜린을 분비시키고 채소는 폴리페놀을 공급해준다. 독소가 생기지 않도록 낮은 온도로 오래 요리하는 것이 포인트. 군침 돌게 맛있고 에너지 넘치는 요리가 탄생한다.

재료   유기농 토마토 1바구니(약 340그램)

중간 크기 릭 2개

약 0.5센티미터로 어슷썰기한 유기농 아스파라거스 1단(약 450그램)

목초 기 버터

목초 사육 돼지고기나 소고기 다짐육 약 900그램

펜넬 씨 2분의 1작은술

붉은 피망 2분의 1개(잘게 잘라서)

세이지 1작은술

바다 소금 1과 2분의 1작은술 이상

브레인 옥테인 오일 2-4큰술

1 오븐을 약 180도로 예열한다.

2 토마토와 릭은 잘게 다지고 아스파라거스는 끝부분을 잘라낸다. 로스팅 팬에 기 버터를 칠하고 (아까운 재료가 낭비되지 않도록 깊이 있는 팬을 사용) 채소를 넣고 기 버터를 추가해 오븐에서 20분간 굽는다. 채소가 구워지는 동안 돼지고기 다짐육과 펜넬 씨, 피망, 세이지, 소금을 섞는다. 다짐육을 패티 모양으로 빚는다. 또 다른 로스팅 팬에 기 버터를 칠한다.

3 30분 후 오븐을 160도로 줄이고 채소를 안에 놓아둔다. 패티를 오븐에 넣고 (패티 크기에 따라) 35-45분 동안 굽는다.

4 고기를 완전히 익힌다. 채소는 가장자리가 갈색으로 변하기 시작하면 꺼낸다. (자신의 코를 믿어라. 적당히 구워진 채소는 황

홀한 냄새를 풍기니까.) 소금으로 간한다. 먹기 전에 브레인 옥테인 오일을 뿌리면 케톤 생성이 증가하고 맛도 더 좋아진다. 곁들이는 채소는 신선한 펜넬과 방울다다기양배추로 대체해도 된다.

오이 과카몰리가 들어간 양고기 햄버거

Lamb Burgers with Cucumber Guacamole :

4-6인분

건강한 지방과 폴리페놀은 물론 오이 과카몰리의 EZ 워터까지 풍부한 요리다. 양고기는 아세틸콜린과 GABA, 세로토닌의 분비를 촉진시킨다. 브레인 옥테인 오일이 과카몰리에 부드러운 느낌을 더해 놀라운 식감과 맛을 신사하고 케톤을 생성한다. 이 요리를 먹고 나면 차분함과 포만감이 느껴지고 집중력이 커질 것이다. 햄버거가 뇌에 좋을지 누가 알았겠는가.

햄버거 재료

유기농 아이스버그 상추 1통

유기농 당근 3개

유기농 노란색 또는 초록색 주키니 호박

말린 오레가노 2작은술

말린 로즈마리 1작은술

강황 2작은술

바다 소금

양고기 다짐육 약 900그램

목초 기 버터

유기농 브로콜리 새싹 2분의 1컵

불릿프루프 과카몰리 재료

잘 익은 아보카도 4개(껍질 벗긴 후 숟가락으로 떠서 준비)

브레인 옥테인 오일 2-4큰술

바다 소금 2작은술

애플 사이다 식초 또는 라임즙 1-3작은술

아스코르브산 한 꼬집(과카몰리의 초록색을 지켜준다!)

오이 2분의 1개 또는 미니 오이 1개(껍질 벗겨서)

고수 또는 원하는 허브 다진 것 4분 1컵

1   '햄버거 빵'으로 사용할 아이스버그 상추를 뜯는다. 스파이럴
     라이저를 이용해 당근을 국수 모양으로 뽑는다. 시간이 없으
     면 강판에 갈아준다. 주키니 호박은 두꺼운 성냥개비 모양으

로 잘라 찜기에 올려놓는다. 햄버거가 거의 완성될 때까지 기다렸다가 익힌다.

2   햄버거: 커다란 보울에 양고기 다짐육과 오레가노와 로즈마리, 강황, 소금을 섞는다. 햄버거 패티 8장을 만든다. 무쇠팬에 기 버터를 넣고 뚜껑을 닫아 패티를 익힌다. 중불로 한 면에 약 4분씩 굽는다. (강불을 피해야만 조리 과정에서 양고기의 질이 떨어지는 것을 막을 수 있다. 태우거나 캐러멜화되면 미토콘드리아를 파괴하는 헤테로사이클릭 아민heterocyclic amine과 AGE가 만들어진다.) 팬의 육즙은 그대로 둔다.

3   호박은 중간 정도로 익혀 식감이 살아 있도록 찐다. 금방 되므로 계속 주의를 기울이고 있어야 한다.

4   과카몰리: 아보카도, 오일, 소금, 식초, 아스코르브산, 오이를 푸드 프로세서나 믹서에 넣고 크림 상태가 되도록 갈아준다. 고수나 원하는 허브(전체의 20퍼센트가 고수에서 비누 맛을 느낀다. 유전이다)를 넣고 저어준다.

5   마무리: 햄버거 패티를 상추에 놓고 건강한 과카몰리를 올려 준다. 그 위에 브로콜리 새싹과 국수 모양의 당근을 올리고 상추를 덮어서 완성한다. 접시에 놓고 찐 호박을 곁들인다. 마지막으로 팬에 남은 육즙(충분히 남아 있을 것이다)을 호박에 뿌려준다. 이 육즙에는 뇌에 에너지를 주는 지방이 들어 있다.

그린 마인드, 클리어 마인드 마차 보울

Green Mind, Clear Mind Matcha Bowl :

1인분

요리를 하고 싶지 않거나 아침 식사로 아직 배가 부르지만 남은 하루를 위해 뇌에 신속하게 에너지를 공급해줄 때 안성맞춤이다. 폴리페놀이 풍부하고 뼈 국물보다 콜라겐도 훨씬 많이 들어 있다!

재료   잘 익은 유기농 아보카도 1개

유기농 미니 오이 1개, 또는 유기농 오이 2분의 1개

(껍질 벗겨서 준비)

코코넛 크림 2분의 1컵

마차 그린 티 파우더 1작은술

브레인 옥테인 오일 1-2큰술

민트 잎 5장

불릿프루프 콜라겐 2큰술

스테비아

피스타치오 4분의 1컵 혹은 원하는 만큼!

코코넛 가루

장식용 민트 줄기

1   아보카도, 오이, 코코넛 크림, 마차 가루, 오일, 민트 잎을 믹
     서로 갈아준다. 콜라겐을 넣고 잘 섞일 정도로만 갈아준다(너
     무 심하게 갈면 콜라겐의 질이 떨어진다). 스테비아를 넣어 섞
     는다.

2   혼합물을 보울에 붓고 피스타치오와 코코넛 가루를 위에 뿌린
     다. 피스타치오는 폴리페놀이 풍부하므로 오래되거나 변색되
     지 않은 한(곰팡이 위험이 높으므로) 원하는 만큼 넣는다. 민
     트 줄기로 장식한다. 티스푼으로 질감과 색깔과 맛을 천천히
     음미하면서 먹는다. 마음 챙김을 통한 먹기로 에너지의 뚜렷
     한 변화를 느껴가면서 먹는다.

저녁

다음 메뉴 중에서 골라 매일 저녁으로 먹는다.

신선한 블랙베리와 브레인 라이스 곁들인 고수-라임-연어 구이

Grilled Cilantro-Lime Wild Salmon and Fresh Blackberries with Brain Rice :

4인분

지구상에서 뇌에 가장 많은 에너지를 공급해주는 식사다. 연어의 오메가3, 블랙베리의 폴리페놀, 쌀의 적당한 탄수화물이 밤새 에너지를 지속해주고 숙면을 취해 뇌 세척이 제대로 이루어지도록 해준다. 연어는 아세틸콜린과 GABA, 도파민, 세로토닌 분비를 촉진시키고 DHA와 EPA 지방산까지 들어 있다. 정말로 영양이 대단하다! 무엇보다 맛까지 좋다.

연어 구이 재료

품질 좋은 올리브 오일 2큰술

라임즙

브레인 옥테인 오일 2큰술

잘게 썬 유기농 고수 2큰술

바다 소금

껍질이 붙어 있는 자연산 연어 4조각(각각 약 230그램), 껍질에 살짝 칼자국 내서 준비(약 900그램짜리 2조각도 가능)

브레인 라이스 재료

흰쌀 2-3컵

브레인 옥테인 오일 1-2큰술

목초 무염 버터 혹은 기 버터 4큰술

유기농 브로콜리 1개(줄기가 붙어 있도록 길쭉하게 잘라둔다)

잘게 썬 유기농 바질 한 줌(사용하기 직전에 손질)

파스타치오 한 줌 또는 원하는 만큼!

유기농 블랙베리 생과 1컵

바다 소금

레몬 1개(웨지 모양으로 잘라서 준비)

1   연어: 중-강불로 그릴을 가열한다. 올리브 오일, 라임즙, 브레인 옥테인 오일, 고수를 섞고 바다 소금으로 간한다. 그 혼합물을 연어에 비비듯 발라준다. 연어가 타지 않도록 불을 중불-약불로 줄인다. 껍질 부분이 아래로 가도록 그릴에 연어를 올리

고 미디엄 레어 상태로 (두께에 따라) 6-12분 동안 익힌다.

2   브레인 라이스: 오일을 넣어 쌀을 익힌다. 케톤 생성을 증가시
    키고 탄수화물의 흡수율을 낮춰준다. 또한 쌀의 녹말에서 장내
    미생물의 생장을 돕는 프리바이오틱스prebiotic가 만들어진다!

3   중간 크기의 냄비를 중불에 올리고 기 버터 2스푼을 넣는다.
    익힌 쌀을 넣고 저어준다. 소금으로 간한다. 자주 저어주면서
    1-5분 동안 익힌다. 남은 버터 2스푼을 넣고 1분 더 익혀준다.
    연어가 구워지는 동안 뚜껑을 닫아 온기를 유지한다.

4   마무리: 익히지 않은 브로콜리를 2큰술 분량으로 따로 잘게
    썰어둔다. 나머지 브로콜리는 쪄서 익힌다. 익힌 쌀 위에 올린
    다. 그 위에는 바질과 생 브로콜리(효소 작용을 위해), 피스타
    치오를 올린다. 연어와 블랙베리, 레몬 웨지를 접시에 놓고 쌀
    과 함께 낸다.

해킹 타코 Hack-your-own Tacos :

4-6인분

미토콘드리아의 유리기를 제거하고 뇌 에너지를 올려주는 폴

리페놀과 항산화성분이 풍부하고 맛도 좋은 타코 요리다. 우리 아이들은 이 헤드 스트롱 타코를 저녁으로 먹는 것을 좋아한다. 당신도 그렇게 될 것이다.

재료   들소 또는 목초 사육 소고기 다짐육 약 900그램

목초 무염 버터 또는 기 버터 2큰술

1개분 라임즙

카옌 파우더 1-3작은술

오레가노 1작은술

커민 가루 1작은술

바다 소금

유기농 당근 3-4개

유기농 로메인 상추잎 16장

유기농 브로콜리 새싹 또는 원하는 새싹 1컵

유기농 고수 2분의 1단

불릿프루프 과카몰리(288페이지 참고)

1   두꺼운 팬을 중-약불에 올리고 고기를 굽는다. 태우지 말고 천천히 잘 익혀야 한다. 육즙은 따로 보관해 나중에 사용한다. (들소 육즙은 풍미가 좋고 지방이 풍부하다. 냉장고에 며칠 동안 보관할 수 있다.) 버터와 라임즙, 카옌, 오레가노, 커민, 소금을 넣고 약불에서 잘 섞어준다.

2　당근을 강판에 갈고 상추잎은 잘 씻어서 물기를 제거한다. 당
근과 상추를 브로콜리 새싹과 고수, 과카몰리와 함께 테이블
에 뷔페식으로 놓는다. 각자 앞접시를 사용해 상추 타코를 만
들어 먹는다.

태국풍 코코넛 양고기 카레 Coconut-lamb Curry, Thai Style :

2-4인분

폴리페놀과 항산화물질, 건강한 지방이 풍부한 풍미도 좋고
다양하게 변화도 줄 수 있는 요리법이다. 양고기가 아세틸콜
린과 GABA, 세로토닌 분비를 촉진해 저녁 식사 후 숙면을
취하게 도와준다.

카레 재료

씨를 제거한 태국 고추(프릭키누) 중간 맵기로 2개, 아주 매운
것 5개

레몬그래스 1줄기(하얀색 부분만)

껍질 벗겨서 슬라이스한 셜롯 1개(깍뚝 썰기)

2.5센티미터 크기 생강 1조각

커민 가루 1작은술

고수 가루 1작은술

붉은 피망 1개

라임즙 1개분

고수 1단

태국 바질 잎 한 줌(보통 바질도 가능)

베이스와 고기

목초 기 버터 2큰술

뼈를 제거한 목초 사육 양고기 다리나 어깨 약 450그램(4센티
미터 정도로 잘라서)

지방을 제거하지 않고 BPA와 구아검이 없는 코코넛 밀크 약
425그램짜리 1캔

브레인 옥테인 오일 1작은술

방목한 닭으로 만든 치킨 스톡 또는 채소 스톡 2분의 1컵

유기농 브로콜리 3-4줄기(중간 크기로 잘라서)

유기농 콜리플라워 2분의 1개(중간 크기로 잘라서)

히말라야 핑크 소금 또는 바다 소금

브레인 라이스 2컵(선택 293페이지 참고)

1   카레: 카레 재료를 전부 프로 프로세서나 믹서로 부드럽게 갈

아준다. 소형 믹서를 사용할 때는 잘 갈리도록 코코넛 밀크를
약간 넣는다.

2   베이스와 고기: 큰 냄비에 기 버터 1큰술을 넣는다. 양고기를
넣고 가장자리의 색깔이 변할 때까지 살짝 익힌다. 고기는 옆
으로 치워둔다. 같은 팬에 카레를 넣는다(양고기와 기 버터에
서 풍미 좋은 육즙이 만들어졌을 것이다). 남은 기 버터를 넣
고 중불에서 3-4분 익힌다. 코코넛 밀크 절반을 넣고 10분간
끓인다. 카레가 되직해지기 시작한다.

3   소스가 끓는 동안 다른 큰 냄비를 중불에 올리고 오일을 넣는
다. 살짝 익힌 양고기를 넣고 전체가 갈색으로 변할 때까지,
타지 않도록 조심하면서 미디엄 레어 상태로 7-8분간 익힌다.
양고기를 카레 팬에 넣고 남은 코코넛 밀크와 치킨 스톡, 브
로콜리, 콜리플라워도 넣는다. 3-4분간 끓이고 소금으로 간한
다. 탄수화물을 섭취하는 날에는 브레인 라이스와 함께, 저탄
수인 날에는 채소와 함께 카레를 먹는다.

콜리 라이스를 곁들인 베이컨-생강 관자

Bacon-ginger Scallops with Cauli Rice :

2-4인분

오메가3, 폴리페놀, 항산화물질, 맛있는 지방 등 뇌가 필요로 하는 것들이 전부 들어 있다. 탄수화물이 좀 더 필요하다고 생각되면 콜리 라이스를 흰쌀로 대신해도 된다. 브레인 옥테인 오일이 들어가므로 케톤 생성에는 문제가 없다!

베이컨-생강 관자 재료

목초 버터 또는 기 버터 3큰술

레몬그래스 10줄기(8개는 큰 이쑤시개처럼 사용)

2.5센티미터 크기의 생강(껍질 벗겨서 다짐)

자연산 관자 450그램(힘줄 손질 후 물기 제거, 헹굴 필요 없음)

얇은 베이컨 8장

강황 가루 1작은술

콜리 라이스 재료

유기농 콜리플라워 1개

목초 무염 버터 2큰술

브레인 옥테인 오일 2큰술

바다 소금

샐러드 재료

유기농 로메인 상추 1통

브로콜리 새싹 1컵

유기농 샐러리 4줄기(슬라이스해서 준비)

1   베이컨-생강 관자: 오븐을 160도로 예열한다. 버터와 잘게 썬 레몬그래스 2줄기(흰 부분만), 생강을 중간 냄비에 넣는다. 약불에 올리고 자주 섞어주면서 맛이 우러나올 때까지 20-30분간 익힌다. 내용물이 끓지 않도록 한다! 맛이 잘 우러나온 후 냄비를 불에서 내린다. 작은 보울에 관자를 넣고 냄비의 내용물을 붓는다. 베이컨으로 관자를 두르고 레몬그래스 줄기로 고정시킨다. 베이킹 시트에 관자를 올리고 강황 가루를 뿌린 후 오븐에 넣는다. 자주 확인하면서 베이컨이 바삭해질 때까지 8-15분간 굽는다. 관자의 크기에 따라 오븐에 굽는 시간이 달라진다. 먹을 때 불편하지 않도록 레몬그래스 이쑤시개를 제거한 후 낸다.

2   콜리 라이스: 콜리플라워를 강판 혹은 푸드 프로세서를 이용해 쌀과 비슷한 질감으로 갈아준다. 크고 깊은 팬을 중불에 올

리고 버터를 넣는다. 버터가 녹으면 쌀 모양의 콜리플라워를 넣는다. 찜기 효과로 잘 익으므로 팬이 가득 차도 괜찮다.

주의: 콜리플라워가 갈색으로 변하면 안 된다. 자주 저어주면서 5-10분간 부드럽게 익힌다. 깊이가 있는 더치 오븐(무쇠솥)을 사용하면 재료가 튀지 않아서 좋다. 콜리플라워가 다 익으면 불을 끄고 오일을 뿌린 후 소금으로 간한다.

3 관자 요리, 브로콜리 새싹과 셀러리를 뿌린 로메인 샐러드와 함께 낸다.

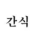

간식

헤드 스트롱 프로그램의 식사는 포만감이 커서 간식이 많이 필요하지는 않다. 하지만 식사 사이에 간식이 필요한 경우를 대비해 몇 가지 간단한 옵션을 소개한다. 낮에 기운이 빠질 때 먹어주면 빠르게 정신 에너지를 충전할 수 있다.

85퍼센트 다크 초콜릿 약 30그램

블루베리 언-치즈케이크 약간 (p283페이지 참조)

헤드 스트롱 퀵 바이트 Mary's Gone Crackers

곡물이 들어 있지 않은 크래커나 빵에 다음의 토핑을 하나 이상 올린다: 목초 버터 1큰술, 자연산 훈제 연어 슬라이스 1개, 으깬 아보카도 4분의 1개.

디저트

아침과 점심, 저녁에 맛있는 지방을 먹고도 디저트까지 먹을 수 있다. 디저트는 선택 사항이지만 자는 동안 에너지가 충분해서 글림프 시스템이 제대로 작동되도록 자기 전에 한 가지 디저트를 적어도 조금은 먹는 것이 좋다. 뇌에 좋은 일이라는 생각으로 디저트를 먹은 것이 언제인가? 이제는 그것이 새로운 기준이다.

브레인 셰이크Brain Shake :

1인분

폴리페놀이 풍부한 부드러운 고지방 스무디로 숙면에 필요한 에너지를 공급해준다!

재료   지방을 제거하지 않고 BPA와 구아검이 없는 코코넛 밀크 2와 2분의 1컵
아몬드 버터 혹은 피스타치오 버터 2큰술(폴리페놀 추가)
브레인 옥테인 오일 2큰술

유기농 아보카도 1개

라즈베리 2분의 1컵 또는 불릿프루프 핫 초콜릿 믹스 3큰술

불릿프루프 콜라겐 프로틴 2스쿱

실론 시나몬 2분의 1작은술

미토콘드리아 기능 향상 보충제 언페어 어드밴티지Unfair
Advantage 1앰플(선택)

스테비아 또는 자일리톨

얼음(선택)

섞고 붓고 마신다!(정말 간단해서 좋지 않은가?)

쓰리-베리 젤라또3-Berry Gelato :

4인분

염증을 줄여주고 항산화물질이 풍부한 디저트다.

재료   유기농 블루베리 약 450그램

유기농 라즈베리 약 450그램

유기농 블랙베리 약 450그램

지방을 제거하지 않고 BPA와 구아검이 없는 코코넛 밀크 약

425그램짜리 1캔(잘 섞어서 사용)

브레인 옥테인 오일 3큰술

목초 계란 노른자 2개

바닐라 추출물 8분의 1작은술

자일리톨 최대 3스푼(선택)

톡 쏘는 맛을 위해 아스코르브산 최대 2그램(선택)

1   블루베리, 라즈베리, 블랙베리, 코코넛 밀크, 오일, 노른자, 바
     닐라를 믹서로 부드럽게 갈아준다. 자일리톨이나 아스코르브
     산을 넣기 전에 먼저 맛을 본다. 유기농 베리류는 단맛과 신
     맛이 더욱 강하다. (과일마다 차이가 많이 나므로) 이 상태로
     마음에 들면 그냥 두고 신맛이나 단맛이 부족하면 자일리톨이
     나 아스코르브산을 첨가한다.

2   얼음틀에 붓고(실리콘 재질이 좋다) 냉동실에 3시간 동안 넣
     어둔다(아이스크림 제조기를 사용해도 된다). 3시간 후 얼음
     을 믹서에 넣고 부드럽게 살짝 갈아준다. 아이스크림 상태로
     네 개의 보울에 옮겨 담고 먹는다.

3   참고: 아스코르브산은 비타민 C다. 비타민 C 캡슐을 두어 개
     덜어 넣어도 된다.

라즈베리 초콜릿 푸딩Raspberry Chocolate Pudding :

2-4인분

큰 호사를 누리는 듯한 기분을 주는 디저트. 이것도 미토콘드
리아를 자극해 인지 기능을 높여주느냐고? 당연하다!

재료   지방을 제거하지 않고 BPA와 구아검이 없는 코코넛 밀크 4컵

자일리톨이나 스테비아 최대 4큰술

불릿프루프 콜라젤라틴 2큰술 또는 젤라틴 1큰술

바닐라 추출물 2작은술

불릿프루프 초콜릿 파우더 4분의 3컵

목초 무염 버터 4큰술

브레인 옥테인 오일 1큰술

피스타치오 4분의 1컵(선택)

유기농 라즈베리 2분의 1컵

유기농 85퍼센트 다크 초콜릿

1   작은 냄비에 코코넛 밀크 1컵, 자일리톨, 젤라틴을 넣고 젤라
틴이 풀어질 때까지 중불에서 가열한다. 남은 코코넛 밀크 3

컵은 바닐라, 초콜릿 파우더, 버터, 오일과 함께 믹서로 섞는다. 가열한 코코넛 밀크/젤라틴 혼합물을 믹서에 넣고 섞어준다. 피스타치오를 사용한다면 이때 함께 넣어서 갈아준다. 혼합물을 커다란 보울에 넣고 한 시간 동안 놓아둔다.

2   작은 커피컵에 푸딩을 담고 라즈베리로 위를 덮는다. 당근 필러로 다크 초콜릿을 깎아 라즈베리 위에 올려서 서빙한다.

수면간식

자기 전에 먹으면 밤새 세포에 충분한 에너지를 공급해주는 간식이다. 새벽 2, 3시에 깨어 다시 잠들기 어렵다면 밤새 혈당 수치가 떨어져서 코르티솔이 치솟아 잠이 깨는 것이다. 미토콘드리아에 에너지가 충분하지 못할 경우 그렇다. 에너지가 충분해야 푹 잘 수 있다.

헤드 스트롱 티 Head Strong Tea :

1인분

허브차는 신경계를 안정시켜 숙면을 도와준다. 거기에 브레인 옥테인 오일과 꿀로 에너지를 더해주면 당신이 숙면을 취하는 사이 미토콘드리아는 밤새 콧노래를 부를 것이다.

재료   카모마일 등의 허브차 1컵
　　　　　브레인 옥테인 오일 1큰술
　　　　　생꿀 1큰술

차를 식힌 후 오일과 꿀을 섞어서 마신다. 차를 좋아하지 않는 다면 오일과 꿀을 콜라겐에 섞어 자기 전에 마신다.

슬립 사운들리 바이트Sleep Soundly Bites :

1인분

앞에서 말한 것처럼 새벽에 에너지 고갈 현상에 시달릴 때 특히 유용하다.

재료   아몬드나 캐슈, 피스타치오 버터 1큰술
생꿀 1큰술
바다 소금

견과류 버터와 꿀을 섞어 한 입 크기의 볼로 만든 후 소금을 뿌린다. 하루 중 언제든지 신속하게 에너지를 올려주는 간식 으로 좋지만 이 정도 양의 꿀은 완전한 케토시스 상태에서 벗어나게 만든다는 사실을 기억해야 한다.

2주 프로그램이 끝난 후에는 이 재료들로 자신에게 맞는 메뉴를 자유롭게 만들어보자. 좀 더 간단해도 좋고 더 복잡해져도 좋다. 건강한 지방과 폴리페놀, 신경전달 전구물질을 통해 뇌를 효율적이고 깨끗하게 만들고 에너지를 늘려 최선의 능력을 발휘하는 것이 무엇보다 중요하다.

Chapter 11
헤드 스트롱 라이프스타일

뇌에 연료를 공급해주는 식단은 시작일 뿐이다. 빛 노출, 한냉요법, 잠, 명상, 운동 습관에 변화를 주어 미토콘드리아 에너지가 늘어나면 첫 날부터 변화가 느껴진다. 매일 자주 하는 일들이라 비록 작은 변화일지라도 효과가 점점 쌓인다. 2주 동안 분명하고도 긍정적인 변화가 보일 것이다.

빛 이 있 으 라

빛 노출에 변화를 주면 매일의 심신 기능에 엄청난 변화가 나타난다.

에너지와 수면의 질을 최대화하려면 정크 라이트를 피하고 올바른 시간대에 올바른 주파수의 빛에 노출되어야 한다. 이것은 정말로 중요한 일이다. 헤드 스트롱 프로그램을 시작하기 앞서 먼저 다음의 방법을 통해 정크 라이트를 피해야 한다.

우선 집/직장 환경에 다음과 같은 변화를 주자.

LED 차단

한 번만 해놓으면 신경 쓰지 않아도 되는 일이다! 집 안을 돌아다니면서 파란색, 하얀색, 초록색 LED 전구를 가린다(붉은색은 괜찮다). 에어컨, TV, USB 충전기, 기타 전자기기 등이 있을 수 있다. 절연 테이프로 막으면 LED를 완전히 차단할 수는 있지만 보기에 좋지 않다. 바로 이 용도를 위해 만들어진 트루다크TrueDark 투명 스티커를 사용해도 된다. LED 전구에 이 스티커를 붙이면 해로운 주파수가 차단된다. Biohackedbiohacked.com에서 판매하며 검은색 테이프보다 자연스럽고 표시도 나지 않는다. 또한 LED 전구가 켜져 있는지도 확인할 수 있다(원래보다 조명이 훨씬 흐릿해지고 다른 색깔이 된다). 나는 Biohacked.com의 후원자이고 바이오해킹 기술 자문을 제공하고 있다. 이 웹사이트는 내가 직접 선별한 (트루다크 스티커 같은) 바이오해킹 도구를 분기마다 수천 명의 구독자에게 배송한다.

첨단 기술을 활용하라

현대인은 스크린 앞에서 보내는 시간이 많다. 그 시간 동안 미토콘드리아가 지치지 않도록 해주는 것이 중요하다. 우선 getflux.com에서 f.lux 소프트웨어를 설치해 컴퓨터 조명을 해킹하라. 나는 벌써 12년 이상 사용해오고 있다. 이 소프트웨어는 무료지만 좋은 일을 하고 있는 이 업체를 후원하는 방법도 고려해보기 바란다. f.lux는 야간에 스크린의 블루라이트 출력량을 자동으로 낮춰준다. 낮 동안의 파란빛도 제거하도록 설정할 수 있다. 블루라이트 노출이 줄어들면 수면이 개선되고 뇌 혼미도 줄어든다.

다음으로는 휴대폰과 태블릿이다. 안드로이드 기기에 f.lux를 설치하면 역시 야간의 블루라이트가 자동으로 줄어든다. 아이폰에도 설치할 수 있지만 방법이 약간 복잡하다. bulletproof.com/headstrong.에 참고 영상을 올려놓았다. 밤은 물론 낮에도 스크린 조명이 미토콘드리아를 손상시키지 않도록 아이폰을 재구성해준다. 직업상 색깔을 정확하게 봐야 하는 사람이 아니라면 스마트폰의 컬러 모드를 역광 없는 따뜻한 색깔로 설정한다.

f.lux를 사용하거나 애플 기기의 설정을 바꿨더라도 스마트폰과 노트북, 태블릿 등의 전자기기에 블루라이트 차단 화면 보호기를 설치하는 것이 좋다. 화면 밝기를 약하게 해주는 소프트웨어는 도움이 되지만 파란빛을 뿜어내는 LED 조명 자체를 바꿔주지는 못한다. 화면 보호기는 남은 파란색 스펙트럼을 필터로 잡아서 숙면을 도와준다. 한 번 설치해놓으면 다시 신경 쓸 필요가 없다. 컴퓨터의 카메라가 켜질 때 LED 표시기에 초록색이나 파란색 불빛이 들어온다면 카메라가 켜진 것을 알 수 있되 밝은 LED 불빛을 계속 처다보지 않아도 되도록 트루다크 스티커를 붙인다.

TV에도 관리가 필요하다. TV 설정으로 들어가 화면 밝기를 줄이고 파란색의 정도도 줄인다. 하지만 낮과 밤에 원하는 빛의 정도가 다를 테니 정기적으로 조절해야 할 수 있다. (저렴하지는 않지만) 쉬운 방법은 드리프트 TVDrift TV의 HDMI 박스를 구입해 TV에 꽂아두는 것이다. 화면 메뉴를 이용해 취침 한 시간 전부터 TV 화면에서 파란색을 서서히 없애주고 기상 이후에는 평범한 색깔로 회복시켜준다.

조명을 약하게

하버드 대학교의 수면 연구가 스티븐 로클리Steven Lockley는 야간에 아무리 적은 양의 빛이라도(독서등에서 나오는 것보다 훨씬 적은 양도) 멜라토닌 수치를 감소시켜 수면을 방해한다는 사실을 발견했다.[1] 멜라토닌이 부족하면 미토콘드리아 기능이 저하된다. 집 안에 조명 밝기 조절 스위치를 최대한 많이 설치한다. 특히 침실과 거실, 잠자기 전에 주로 시간을 보내는 곳에는 꼭 설치한다. 하나당 10달러 정도로 아주 저렴하지는 않지만 집 안의 몇 개 조명에 직렬 스위치를 하나 설치하는 것부터 시작해도 된다. 이편이 훨씬 저렴하다. 온라인에서 구입 가능하며 배전판을 건드리지 않고도 사용할 수 있다.

잠자리에 들기 두 시간 전부터 조명을 약하게 조절하거나 특히 하얀색 LED와 CFL을 포함한 대부분의 조명을 끈다. LED 조명은 적은 양만으로도 우리 몸을 혼란스럽게 만든다. 하얀색 LED는 다른 야외등보다 5배 이상으로 곤충을 끌어들인다. 이 조명은 우리의 뇌도 혼란스럽게 만든다. 잠자리에 들기 전에 조명을 약하게 해놓으면 몸이 멜라토닌을 만들어야 할 때라고 생각한다. 전구 대신 양초를 사용하면 건강한 빛의 스펙트럼에 노출되고 분위기도 있다.

수면 동굴 만들기

잠자는 방은 최대한 어두워야 한다. 암막 커튼을 치건 천을 고정시켜 놓건 모든 빛을 차단한다. 도시에 살고 있다면 밖에서 빛이 들어오지 않도록 꼭 창문을 가린다. 2주 동안에는 침실 커튼의 모양새가 엉망이라도 개의치 말자. 2주 동안 숙면을 취한 후에는 진짜 암막커튼을 사고 싶어질 것이다. 내가 커튼이 형편없는 호텔방 창문을 담요로 가리는 이유도 이해하게 될 것이다!

다음으로는 알람시계를 꺼야 한다. 알람시계는 너무 밝다. 그리고 잠에 영향을 끼치는 전자기장electromagnetic field, EMF을 만든다. 침대에서 떨어진 곳에 놓고 가리거나 아예 방에서 치워버린다. 스마트폰을 비행기 모드로 설정하고 알람으로 사용하면 된다. 원한다면 스마트폰으로 수면을 추적할 수도 있다. 휴대폰의 마이크를 이용해 깊은 잠에 빠졌을 때를 알려주는 앱이 많다. 불릿프루프 웹사이트에 가장 좋은 앱 목록을 계속 업데이트하고 있다.

침실과 화장실 조명을 업그레이드한다. 침실의 콤팩트형 형광등과 흰색 LED 조명을 낮은 와트수의 할로겐 전구로 바꾸거나 호박색 또는 붉은색 전구로 전부 교체한다. 호박색이나 붉은색 전구는 괴상해 보일 수도 있지만 형광등이나 LED 전구와 달리 수면을 방해하지 않는다.

2주 프로그램을 실시하는 동안 저녁에는 전기 조명 대신 양초를 사용해보자. 새 전구나 조명 조절 스위치를 구입하는 것보다 훨씬 간단하고 저렴하다. 양초에는 마음을 편안하게 해주는 아날로그 감성도 있다.

화장실에 야간등을 켜놓는다면 붉은색이나 호박색 전구를 사용한다. 우리 집에는 아이들을 위해 화장실에 호박색 야간등을 켜둔다. 불릿프루프 매장에서 판매하는 제품이다. 어쨌든 2주 동안 절대로 침실에 CFL(구불구불한 모양의 전구)이나 흰색 LED 전구가 있으면 안 된다. 아무리 작은 전원 공급 기기라도 검은색 테이프나 트루다크 스티커로 가려야 한다. 한 번만 신경 쓰면 앞으로 쭉 숙면을 취할 수 있다.

다음으로 다른 환경의 정크 라이트로부터 자신을 보호할 필요가 있다. 물론 은둔 생활을 하지 않는 이상 모든 정크 라이트를 피할 수는 없다. 하지만 생활 속에서 최대한 정크 라이트 노출을 줄이고 하루 중에서도 특히 해로운 시간대를 피해야 한다. 낮 동안 LED 조명을 받는다고 죽지는 않겠지만 밤에 잠을 푹 자지 못해 결국 피로와 설탕을 향한 갈망에 시달릴 것이다.

이러한 증상은 몸에도 큰 영향을 끼친다. 하버드 대학교 연구진은 24시간 생체 리듬이 무너지면 혈당 수치가 증가하고 포만감을 느끼게 해주는 호르몬인 렙틴이 감소한다는 사실을 발견했다. 다행히 직장과 커피숍, 슈퍼마켓, 비행기 등 정크 라이트가 가장 심한 환경에서 눈과 미토콘드리아를 보호하는 간단한 방법이 있다.

록스타 스타일로 블루라이트에 대항하라

록스타들은 실내에서도 색깔 있는 안경을 낀다. 당신도 그렇게 할 수 있다! 처음에는 힐끔거리는 시선을 받겠지만 밝은 사무실이나 대형 셀프 서비스 매장 같은 곳에서 일하는 사람이라면 꼭 시도해보라. 색안경을 끼는 이유를 궁금해하는 친구가 있다면 낮 동안 파란빛에 6시간 30분 동안 노출되면(대부분의 사무직이 그렇다) 멜라토닌이 3시간 동안 억제되고 초록빛의 경우에는 그 정도가 두 배나 심해진다는 연구 결과를 알려준다.[2] 취침 두 시간 전에 정크 라이트가 있는 환경에 있는 경우라면 더욱 색안경이 필요하다.

록스타 같은 스타일을 완성해주는 안경 스타일은 직접 선택할 수 있다. 파란빛에 도움 되는 저렴한 호박색 보호 안경을 온라인에서 구입할 수 있지만 수면 리듬에 영향을 끼치는 빛의 스펙트럼을 전부 막아주지는 못한다. 수면 리듬에 영향을 끼치는 빛의 주파수를 전부 차단해주는 렌즈 필터가 탑재된 특허 안경을 사용하는 것이 좋다. 나도 그런 안경을 사용하고 있다. 트루다크라고 하는 안경인데 LED 정크 라이트를 차단해주는 트루다크 스티커를 만드는 biohacked.com에서 만든다. 나는 이 책의 90퍼센트를 아이들이 잠든 야간에 썼는데 내내 트루다크 안경을 착용했다.

그런 안경을 통해 뇌가 밤이라고 생각하면 멜라토닌 생산이 늘어나 수면이 개선된다. 숙면을 취할수록 신경발생률이 증가하고 블루라이트로 인한 눈의 손상이 줄어든다. 뇌 기능이 향상되고 아침에 개운하게 일어날 수 있다면 조금 우스꽝스럽게 보이는 것쯤은 감수해야 한다.

빛에 민감하거나 난독증 같은 읽기 장애가 있는 사람은 앞에서 언급한 얼렌 렌즈를 사용하면 좋다. 뇌에 색조를 맞추는 렌즈다. 전문가에게 눈 검사를 받고 뇌 에너지에 도움 되는 필터를 찾는다. 나는 정크 라이트에 노출되는 낮에는 얼렌 렌즈를 사용하고 저녁에는 트루다크 렌즈로 바꾼다. 조명이 형편없는 곳이나 비행기 안에서 혹은 뇌를 쉬게 해줄 때는 낮에도 30분 동안 트루다크 안경을 착용하기도 한다.

실내에서 건강에 좋은 안경을 착용하면 록스타처럼 보일 수도 있고 머저리처럼 보일 수도 있다. 하지만 확실한 것은 스스로 록스타처럼 느낀다는 것이다. 미토콘드리아가 록스타처럼 끝내주는 에너지를 발산하기 때문이다. 무엇보다 그 점이 중요하다.

햇빛이 아닌 정크 라이트로부터 피부를 보호하라!

피부는 감광성이고 눈처럼 정크 라이트를 흡수한다. 나는 부자연스러운 빛으로 가득한 비행기 안에서는 늘 긴팔 셔츠와 긴 바지를 입고 야구 모자를 써서 피부를 최대한 보호한다. 이렇게 하면 시차증이 훨씬 덜하다.

피부에 닿아야 하는 빛은 창문이나 자외선 차단제에 의해 걸러지지 않은 자연광이다. 밖에 있을 때는 반바지와 반팔을 입는다. 하지만 조명 상태가 나쁜 사무실에서는 피부와 미토콘드리아가 쉴 수 있도록 긴팔을 입는다. 매번 엄격하게 지킬 필요는 없지만 바람직한 방향을 기억하자. 자연의 햇살을 온몸으로 받는 것은 좋지만 인공조명은 미토콘드리아에 나쁘다.

건강한 빛과의 균형

오전: 낮 동안에는 정크 라이트에 노출될 수밖에 없으므로 건강한 빛

을 쬐어주어야 한다. 가장 좋은 것은 역시 햇빛이다. 오전에 선글라스 없이 몇 분 동안이라도 밖으로 나간다. 활성화된 비타민 D3가 만들어지도록 피부에 햇빛이 직접 닿아야 한다. 햇빛에는 적외선부터 자외선까지 우리 몸이 자연스럽게 받아들이는 정상적인 빛의 스펙트럼이 있다. 따라서 올바른 시간에 올바른 빛 신호가 들어오면 미토콘드리아도 더욱 활기차게 움직인다. 따뜻한 지역에 산다면 햇빛을 쬐기가 어렵지 않을 것이다.

하지만 날씨가 받쳐주지 않는 지역에서는 어떻게 해야 할까? 나는 7년 가까이 캐나다에 살고 있다. 여름에는 햇빛이 충분하지만 겨울에는 비 내리는 날씨가 계속 된다. 그래서 활용하는 방법이 있다. 적도에서 먼 지역에 사는 사람들에게 추천한다. 아침에 커피를 마신 후 욕실에 걸린 좁은 스펙트럼 UVB 태닝 램프 앞에 10분간 선다. 자외선 B 복사는 피부에 비타민 D를 만들고 활성화시킨다. 자외선 A 복사처럼 피부를 손상시키지 않는다.

자외선 B를 쬐는 것은 여러 모로 논란이 많은데 솔직히 나는 이해가 되지 않는다. 적도에서 먼 북쪽에 사는 모든 사람이 이 방법을 사용한다면 건강관리에 드는 비용 자체가 달라질 텐데. 잘못된 고정관념에 빠져버린 것 같다. 과도한 자외선 A 복사는 암과 연관 있는 일광화상을 일으킬 수 있다. 그래서 아무런 증거도 없이 사람들은 자외선 복사를 '무조건' 제거해야 한다고 믿게 되었다. 하지만 우리 몸은 자외선이 전혀 없는 환경에서 살도록 설계되지 않았다.

자외선 B에 피부를 노출시키자 컨디션에 변화가 찾아왔다. 한겨울에 가장 큰 효과를 얻은 방법은 자외선 B 태닝 램프 앞에 서 있는 10분 가운데 1분 동안 보호 안경을 빼고 램프의 저압 전구에서 나오는 UVB에 눈을 노출시킨 것이었다. (다음에 이어지는 경고 사항을 꼭 읽기 바란다.) 안과의와 백내장 수술 전문의들이 들으면 경악할지도 모른다. 자외선 복사가 눈에 해롭다고 교육받았기 때문이다. 너무 많이 쬐면 눈에 해로운 것은 사실이지만 전혀 쬐지 않아도 해롭다.

자외선 램프에 대한 정보를 여기에 포함시키는 이유는 내가 겨울에 큰 효과를 얻고 있는 방법이고 정크 라이트에 대한 시각적 민감도를 크게 줄여주기 때문이다. 눈이 자외선을 받으면 뇌의 도파민 수치가 높아진다는 연구 결과도 있다. 이 책을 통하여 이 분야의 연구가 더욱 주목받기를 바라지만 충분한 연구와 도움 없이 자외선 B 복사에 눈을 노출시키는 것은 금물이다. 파충류 램프를 구입하거나 '좁은 스펙트럼 UVB 전구'를 검색해보면 된다. 하지만 고출력의 램프를 잘못 사용하면 실명이 될 수도 있고 피부에 화상을 입거나 심지어 암이 생길 수도 있으므로 신중히 사용해야 한다(그래서 나는 저출력으로 사용하는데 그래도 주의하지 않으면 다칠 수 있다!).

낮: 한낮에 선글라스를 끼지 않고 몇 분 간 밖으로 나가는 것이 가장 좋다. 하지만 그것이 불가능하다면 낮에 실내에서 붉은색이나 보라색 빛을 많이 받는 것이 좋은 대안이다. 나는 산타 모니카 불릿프루프 랩에서 RED차저를 사용한다. 4만 개의 붉은색 적외선 LED가 선베드처럼 배치되어 있어 20분 안에 필요한 빛을 충분히 쬘 수 있다. 낮 동안에 빛을 받는 것이 얼마나 중요한지 사람들이 알게 되어 이 장비가 보편화될 것이라고 생각한다. 하지만 그 전까지 밝은 형광등이나 LED 조명 아래에서

일하는 사람에게 가장 좋은 방법은 환경에 붉은빛을 더하는 것이다. 현재 파란빛을 너무 많이 받고 있으므로 붉은빛과 파란빛의 비율을 조절하면 눈과 뇌에 이롭고 미토콘드리아도 고마워할 것이다. 근처에 붉은색 조명을 설치하면 된다. 나는 책상 위쪽 천장에 붉은색 LED '테이프 지시등'을 설치하고 하루 종일 켜두어 모니터에서 나오는 파란빛과 균형을 맞춘다.

밤: 밤에는 붉은색이 마법의 색이다. 파란색과 하얀색 빛은 최소화하고 가능하면 붉은색이나 호박색 LED 전구 또는 트루다크 안경을 사용한다. 나는 호텔 같은 낯선 환경에서는 트루다크 안경을, 집에서는 붉은색 LED를 사용한다. 집에서도 밝은 화면을 볼 때는 안경을 쓴다.

우리 몸은 전기를 띤 자성체

미토콘드리아는 여러 가지 속도로 전기를 전도할 수 있는 반도체다. 앞에서 언급한 것처럼 미토콘드리아에서 에너지가 만들어지는 과정은 전기 과정이다. 다시 말해서 자성과 전자기장EMF이 생리 작용과 미토콘드리아에 영향을 끼친다.

새로운 사실은 아니다. 1962년에 로버트 O. 베커Robert O. Becker는 신경과 콜라겐(결합조직), 뼈가 모두 반도체라고 발표했다.[3] 1984년에는 스웨덴 스톡홀름의 명문 의과대학 카롤린스카Karolinska의 학장이 그 주제에 대한 1,200달러짜리 교재를 출판했고 인체의 생리 작용에 대한 화학적 관점에 동의하지 않았다는 이유에서 곧바로 해고당했다.

　지난 몇 년 동안 미토콘드리아에 대한 혁신적인 연구 결과가 발표되고 있지만 EMF와 미토콘드리아의 정확한 관계에 대한 연구는 아직 계속되고 있다. 하지만 EMF가 미토콘드리아에 영향을 끼친다는 증거는 지금도 충분하다. 예를 들어 휴대폰을 생식기 근처에 두면 남성의 정자 질(운동성과 생존력 포함)이 저하되고 테스토스테론 수치가 떨어진다는 사실을 아는가? 휴대폰은 EMF를 발생시킨다. EMF에 노출된 정자는 항산화물질이 적고 유리기가 85퍼센트 증가한다는 연구도 있다.[4]

　항산화물질과 유리기, 세포 에너지 생산의 관계를 생각한다면 매우 무서운 일이 아닐 수 없다. 정자는 매우 왕성하게 에너지를 소비한다. 정자의 작은 미토콘드리아는 난자와 만나는 단 한 번의 기회를 잡기 위해 전력으로 가동되어 에너지를 공급한다. 휴대폰의 EMF가 정자의 생존을 막는다면 미토콘드리아에는 어떤 영향을 끼치겠는가?

　EMF는 또한 신경을 감싸고 절연체 역할을 하는 미엘린에도 영향을 끼친다. 한 연구에서 EMF에 노출된 쥐들은 미엘린 수초에 심각한 병변을 일으켜 다발성 경화증과 신경계 이상의 위험이 커졌다.[5] 전자기장 주파수에 노출되면 혈당 수치도 증가한다.[6] 왜 그런 것일까? 지금까지 배웠듯이 미토콘드리아 기능이 저하되면 무조건 혈당 수치가 높아지는 결과로 이어진다. 미토콘드리아가 제대로 작동하지 않으면 혈액 속의 당분이 제대로 에너지로 전환되지 못한다. 미토콘드리아가 EMF에 손상되어 당분을 제대로 사용하지 못하면 그 당분은 어디로 갈까? 혈액 속에 계속 머물러 있는다.

휴대폰을 바지 주머니에 넣지 말고 통화시 헤드셋을 사용해 EMF로부터 자신을 보호하자. 잘 때 와이파이를 끄거나 휴대폰을 다른 곳에 두어야 하는 이유도 그 때문이다. 더욱 철저하게 하고 싶으면 나처럼 집 안에 전기 필터를 설치해도 된다. 전기 필터를 콘센트에 꽂아놓으면 EMF 노출을 줄일 수 있다.

뇌 를 생 각 하 는 운 동

적은 노력과 시간을 들여 뇌에 최대한 효과적인 운동을 하고 싶다면 앞으로 2주 간 다음 세 가지 요소에 집중해야 한다. 의미 있는 움직임, 고강고 인터벌 운동HIIT, 저항 운동.

의미 있는 움직임

요가, 산책, 자전거 타기, 댄스 파티 등 무엇이든 상관없다. 몸을 움직이기만 하면 된다. 너무 빨리 움직이지는 말자. 매일 같은 것을 해도 되고 조금씩 변화를 주어도 된다. 가능한 야외에서 움직이면 더욱 효과적인데, 운동하는 동안 건강한 빛을 받을 수 있으므로 새로운 뉴런과 미토콘드리아가 만들어지고 더욱 활기차진다.

수영은 특히 효과적인 운동이므로 수영장을 이용할 수 있으면 좋다.

어깨까지 닿는 물에 들어가 있기만 해도 뇌의 혈액 공급이 14퍼센트 증가하고[7] 수영을 하면 수압으로 인해 혈액 공급이 더욱 늘어난다. 또한 물속에서 숨을 참는 것은 미토콘드리아를 생성해주는 매우 간단한 간헐적 저체온 운동이다. 용기가 있다면 수영과 저체온 운동을 합쳐서 15도 이하의 물에서 수영을 하는 것도 좋다.

요가나 필라테스, 태극권 같은 운동을 하면 기본적인 움직임을 통해 미토콘드리아에 도움이 되는 데다 팔다리를 몸의 측면으로 교차하는 움직임이 많아 뇌에 더욱 효과적이다. 그냥 걷기와 달리 BDNF 수치가 증가하고 교차-뇌 소통이 개선된다.

불릿프루프 바이브 같은 전신 진동판을 이용하면 훨씬 적은 시간으로 20~40분의 운동 효과를 볼 수 있다. 진동판에 10분 동안 서서(기본적인 요가 자세를 취해도 된다) 진동이 미토콘드리아를 자극하게 한다.

권장 사항: 의미 있는 움직임은 일주일에 3~5회 한 번에 20~40분씩 한다. 오전에 선글라스를 끼지 않고 야외에서 하면 풀 스펙트럼의 자연광을 쬘 수 있어 더욱 좋다.

HIIT 운동

일주일에 한 번 밖으로 나가 뒤에서 호랑이가 쫓아온다고 생각하고 약 400미터를 달린다. 생사가 걸린 일인 것처럼 전속력으로 달려야 한다. 그 다음에는 벤치에 앉거나 90초간 등을 대고 누워 있거나 한다. 이렇게 하면 신경계가(그리고 미토콘드리아도) 완전히 회복할 시간이 주어진다(회복 시간 동안 걸어 다니면 신경계의 회복이 덜 된다). 그리고 한 번 더 반복한다. 이렇게 2회의 400미터 전력질주(매번 90초씩 휴식)를 일주일에 한 번 하면 BDNF가 크게 증가한다. 얼마나 간단한가? 핑계 댈 생각은 하지 마라!

권장 사항: 일주일에 한 번 전속력으로 400미터를 달린 후 등을 대고 90초간 눕는다. 이렇게 두 번 실시한다. (어쩔 수 없다면 러닝머신이나 고정 자전거를 이용해도 된다.) 끝난 후 머리에 붙은 솔잎을 꼭 떼길!

저항 운동

의미 있는 움직임과 매주 HIIT 운동에 더하여 일주일에 한 번 저항 운동으로 BDNF를 늘리고 미토콘드리아에 스트레스를 준다. 미토콘드리아에 스트레스를 줘야 강해지므로 이 날은 항산화물질 보충제를 사용하지 않는다. HIIT 운동 바로 다음에 저항 운동을 실시해 시간을 절약해도 되고 회복이 최대한 이루어지도록 며칠 사이를 두고 실시해도 된다. 일주일에 단 한 번인 데다가 오래 걸리지도 않으므로 그 어떤 핑계도 있을 수 없다. 이 운동은 더그 맥거프 박사의 《과학적인 근력운동과 보디빌딩》에서 영감을 받았다. 저항 운동을 한 번 실시할 때마다 다음의 다섯 가지 동작을 모두 해야 한다. 프리 웨이트(바벨, 덤벨 등 운동 범위가 자유로운 전통적인 도구를 이용하는 운동_옮긴이주)에 익숙하지 않다면 웨이트 머신을 사용하는 것이 좋다. 다음의 움직임에 익숙하지 않다면 bulletproof.com/headstrong에서 안전하고 정확한 동작을 참고할 수 있다.

1   시티드 로우Seated Row

2   체스트 프레스Chest Press

3. 　　풀 다운Pull Down

4 　　오버헤드 프레스Overhead Press

5 　　레그 프레스Leg Press

다섯 가지 동작을 각각 한 세트씩만 실시한다. 모든 세트마다 근육 실패muscle failure가 이루어지는 정도여야 한다. 아무리 애써도 웨이트가 더 이상 움직이지 않는 정도를 말하며, 이것은 근육이 완전히 피로해졌음을 뜻한다. 한 동작을 실시하는 동안에는 웨이트를 느린 속도로 움직여야 한다. 웨이트를 드는 데는 6~10초, 내리는 데 또 6~10초 정도가 걸려야 한다. 동작의 맨 위 지점이나 아래 지점에서 멈추면 안 된다.

웨이트는 1분 30초와 2분 사이에 근육 실패 지점에 이르게 하는 중량을 사용한다. 2분 후에도 동작을 계속할 수 있다면 더 무거워야 하고 1분도 버틸 수 없으면 더 가벼워야 한다. 1회 동작이 끝나도 휴식을 취하지 않는다. 근육을 절대로, 단 1초도 이완시키지 않는 것이 핵심이다.

한 동작의 한 세트가 끝났으면 쉬지 말고 바로 다음 동작으로 넘어간다. 동작 사이의 시간은 2분을 초과하면 안 된다. 제대로 한다면 모든 동작을 끝마치는 데 20분 정도 걸린다. 일주일에 딱 20분이다!

수 면 해 킹

정크 라이트 해킹과 영양 계획을 통해 그 어느 때보다 숙면을 취할 수 있게 될 것이다. 하지만 최고의 숙면을 위해서 해야 할 일이 몇 가지 더 있다. 다음의 간단한 일들은 미토콘드리아가 밤새 깨끗하게 집을 청소해 다음 날 상쾌하게 일어나 힘차게 하루를 보낼 수 있도록 해준다.

오후 2시 이후로는 디카페인 커피를 마신다

나는 커피를 사랑하지만 오후 2시 이후로 마시는 커피가 수면에 영향을 끼치는 것은 싫다. 누구라도 오후 늦게 커피를 마시면 카페인 때문에 숙면을 취하기가 어려워지므로 앞으로 2주 동안은 저녁 식사 이후에 카페인이 함유된 원두커피나 카푸치노 같은 것을 마시지 않는다. 디카페인은 괜찮다. 검증되지 않은 디카페인 커피의 미토콘드리아를 해치는 독소만 조심하면 된다. 곰팡이 허용치 기준이 정해져 있는 나라에서도 디카페인의 경우 두 배나 되는 곰팡이 독소를 허용한다!

운동은 잠자리에 들기 전에 하지 않는다

저항 운동이나 HIIT 운동을 잠자리에 들기 두 시간 전에는 하지 않는다. 활기를 북돋워 잠이 오지 않기 때문이다. 하지만 의미 있는 움직임은 잠자리에 들기 전에도 가능하다. 몸을 이완해주는 요가는 오히려 수면에 도움을 줄 수 있다.

아침형 인간? 저녁형 인간? 자신의 크로노타입에 따라 잠을 잔다

유전자는 생체 리듬에 중요한 영향을 끼친다. 전체의 15퍼센트가 자연스럽게 늦게까지 깨어 있고 약 15퍼센트는 자연스럽게 일찍 일어나고 약 15퍼센트는 잠을 제대로 자지 못하고 약 55퍼센트는 정상적인 일주기를 따른다. 55퍼센트에 해당하는 사람은 밤 11시까지는 잠자리에 들어 그 시간쯤에 급증하는 코르티솔 수치 때문에 잠이 오지 않는 일이 없도록 한다. 학창 시절에 벼락치기 시험공부를 할 때는 유용했을지 몰라도 지금은 수면의 질을 방해할 뿐이다. 늦게 자거나 일찍 자거나 잠자리에 드는 시간을 한 시간 바꿔본다.

미토콘드리아가 생체 리듬을 따르는 것이 매우 중요하다. 이것은 〈닥터 오즈 쇼The Dr. Oz Show〉에 나오는 수면 전문가이자 내 친구인 마이클 브레우스Michael Breus 박사의 연구를 토대로 하는 새로운 연구 분야다. 자신이 어떤 수면 유형인지 잘 모르겠다면 bulletproof.com/chronotype에서 무료 퀴즈로 알아보거나 적극 추천하는 브레우스 박사의 《시간의 심리학The Power of When》을 읽어보기 바란다.

꿀로 수면을 해킹한다

잠자리에 들기 전에 공복 상태로 꿀을 최대 1큰술을 섭취한다. 뇌는 밤에 간 글리코겐liver glycogen(저장 탄수화물)을 사용하는데 생꿀은 다른 탄수화물보다 나은 질로 이것을 보충해주므로 몇 시간 동안 안정된 수치의 포도당이 만들어진다.

포도당이 안정적이면 미토콘드리아도 행복하다. 밤에 회복하느라 바쁘기 때문이다. 생꿀을 브레인 옥테인 오일과 함께 섭취하면 자는 동안 뇌가 (꿀의) 포도당과 지방(브레인 옥테인 오일의 케톤)을 최대한 효율적으로 연소할 수 있다.

비행기 모드를 이용한다

자기 전에는 휴대폰의 와이파이를 끄고 비행기 모드로 설정한다(또는 다른 곳에 놓아둔다). 휴대폰의 EMF와 빛이나 소리로부터 보호하기 위해서다. 밤에 연락을 받지 못할까 봐 걱정된다면 마음을 편하게 먹기 바란다. 자는 동안 휴대폰을 꺼도 된다고 내가 공식적으로 허락해주겠다. 아침에 더욱 활기찬 상태로 일어날 수 있으므로 자는 동안에 발생한 응급상황에도 더 잘 대처할 수 있다. 자는 동안 와이파이 공유기도 꺼두면 수면의 질이 놀라울 정도로 개선된다. 나는 야간에 와이파이 공유기를 자동으로 꺼주는 휴가 타이머vacation timer를 사용한다.

호흡을 활용한다

잠자리에 들기 전에 간단한 호흡법을 실시하면 코르티솔 수치가 감소하고 투쟁-도피 반응이 꺼져서 숙면을 도와준다. 미토콘드리아도 그 차이를 감지할 수 있다. 잠자리에 들기 전에 가장 도움이 되는 간단한 호흡법이 두 가지 있다. 이 호흡법을 실시한 후에는 깨어 있을 수가 없다. 박스 호흡box breath과 우짜이 호흡ujjayi breath이라는 것인데, 앞으로 2주 동안 둘 중 하나 혹은 두 가지를 모두 자기 전에 실시한다.

박스 호흡은 편안한 의자에 앉아 발은 바닥에 대고 두 손은 무릎에 올려놓고 시작한다. 침대에 등을 대고 누워서 해도 된다. 눈을 감고 입을 다물고 천천히 코로 숨을 들이마시면서 넷을 센다(또는 그 이상). 또 넷을(또는 들이마신 숫자와 똑같이) 세면서 숨을 참은 후 똑같이 숫자를 세면서 입으로 숨을 내쉰다. 폐가 빈 상태로 숨을 참으며 또 숫자를 센다. 이것을 몇 번 반복한다. bulletproof.com/headstrong에서 영상을 참고해도 된다.

우짜이 호흡은 요가와 태극권, 도교에서 사용되는 호흡법으로 그 소리 때문에 '바다 호흡'이라고도 한다. 글로 설명하기는 매우 어렵지만 최선을 다해보겠다. 먼저, 편안하게 앉거나 누워서 코를 통해 천천히 심호흡을 한다. 이때 우선 복부에 먼저 숨을 채운다. 숨을 들이마시는 동안 코를 골거나 콧방귀를 뀌는 것과 비슷할 정도로 목을 조여야 한다. 이렇게 하면 귀에서 바다 소리가 날 것이다. 폐가 꽉 차면 똑같은 방법으로 코로 숨을 내쉰다. 마치 거울에 김을 서리게 하려는 것처럼 코를 팽팽하게 하면서 소리를 낸다.

잠자리에 들기 전에 한 가지 호흡법을 4분간 실시하면 피곤한 아기처럼 편안하게 잘 수 있을 것이다.

미토콘드리아 명상

오랫동안 다양한 명상을 해보았지만(머리에 센서를 잔뜩 붙이고 하는 명상도 포함) 헤드 스트롱 명상은 무엇보다 미토콘드리아에 이로운 명상이 되기를 원했다. 그러다 황제를 보살피는 데 사용된 5천년 역사의 중국 기의 학을 접했다. 영어로 번역하면 뉴 라이프 에너지New Life Energy가 된다. 배리 모구엘란Barry Morguelan 박사는 존경받는 UCLA 외과의인 동시에 세계에서 현존하는 이 훈련의 대가 12명 중 한 명이다. 그는 서양 의학을 연마하는 동안 중국의 산꼭대기에서 상의를 벗고 몸의 열기로 주변의 눈을 녹이는 등의 훈련을 수년간 직접 실시하고 연구했다. 미토콘드리아의 기능은 말할 것도 없다!

배리는 내가 만나본 가장 강력한 기 수행자 중 한 명이다. 나는 그에게 눈에 보이는 도움을 많이 받았다. 그는 여러 국가의 대통령도 치료했고 중요한 행사를 앞둔 토니 로빈스Tony Robbins의 에너지를 최고 상태에 머무르게 해주기 위해 날아가기도 한다. 헤드 스트롱 명상을 고안해줄 적임자라고 할 수 있는 인물이다.

뉴 라이프 에너지 수련은 미토콘드리아의 숫자를 늘리고 통제하여 더 많은 에너지를 만들고 큰 힘으로 이끄는 것을 목적으로 한다. 이것은 배리 박사가 구체적으로 미토콘드리아 기능을 위해 선택한 연습법의 핵심 명상이다. 이 명상 형태에 대한 임상 연구 결과는 존재하지 않지만 나는 기의학 창시자들의 5천 년에 걸친 깨달음을 기꺼이 따라갈 것이다. 만약 내가 틀리다고 해도 이것이 훌륭한 명상임에는 틀림없다!

이런 명상은 헤드폰을 끼고 하는 것이 가장 좋다. 불릿푸르프 홈페이지에서 배리 박사의 오디오 자료를 무료로 이용할 수 있다. 이 책에서는 글로 소개하지만 오디오 버전도 꼭 찾아보기 바란다.

등받이가 있는 편안한 의자에 앉거나 바닥에 등을 대고 눕는다. 눈을 감고 팔과 다리는 쭉 편다. 두 손을 허벅지에 편안하게 올린다. 심호흡을 한다. 온 우주를 들이마신다. 과학자들은 우리 우주가 유동적인 우주라서 아직 밝혀지지 않은 수많은 방법으로 인간과 소통을 한다는 사실을 발견했다. 그러니 우리가 숨 쉴 때 우주 어디에나 움직임이 존재하는 것이다. 그 무엇도 가만히 있지 않는다. 따라서 횡격막까지 심호흡을 하는 즐거움을 만끽해보자.

이제 숨을 깊이 들이마시고 발까지 전해지도록 한다. 다시 숨을 들이마시면서 숨을 빛줄기처럼 횡격막 아래로 보내고 골반과 다리, 발을 통해 땅으로 보낸다고 생각한다. 그런 다음에는 숨을 땅까지 보내면서 숨 줄기가 땅에서부터 올라와 가슴을 지나 폐까지 오는 상상을 한다. 숨을 더욱 깊이 쉬어 그 길을 따라 복부로 내려가 다리와 땅으로 들어가고 땅속의 퇴적물과 돌, 기름, 물까지 지난다.

아래로 계속 터널을 뚫고 내려가는 길을 지나면서 숨을 따라간다. 숨 줄기를 계속 아래로 보내면서 그것이 점점 땅속 깊은 곳으로 내려가는 것이 그리 오래 걸리지 않는다는 사실을 알아차린다. 다시 숨을 쉴 때는 숨에 힘과 속도가 붙어 숨 기둥이 만들어져서 몸 아래를 지나 땅속으로 깊이 들어가는 것을 바라본다. 이번에는 아까보다 좀 더 깊이까지 내려간다. 그리고 숨 기둥이 방향을 틀어 왔던 길로 다시 올라오는 것을 본다.

길이 이미 열려 있으므로 숨 기둥은 더욱 빠르게 돌아올 수 있다. 점점 빨리 올라와 가슴으로, 머리로 들어가고 머리 위 조금 위쪽까지 올라간다. 눈을 감은 채로 숨 기둥이 머리 위에서 폭발해 실질적인 힘이 생기는 것을 지켜본다. 다시 숨을 깊이 들이마시고 아래로 보낸다. 몸통과 다리를 지나 아래로 내려간다.

숨 기둥의 힘과 가속도를 따라간다. 숨 기둥이 계속 아래로 내려가 지구의 한가운데에 이를 때까지 따라갈 수도 있다. 지구의 가운데에 가볍게 닿은 후 돌아서 좀 더 빠른 속도로 올라오기 시작한다. 점점 빠르게 땅속을 지나 발과 몸, 머리까지 올라와 머리 위 약 1미터 지점까지 이른다.

호흡하는 동안 숨 기둥이 더 강해지고 굵어지고 황금색과 백금색을 띠는 것이 보일 수도 있다.

호흡과 숨 기둥의 방향을 이끄는 것이 좀 더 쉬워지면 다시 몸 아래로 내려가 땅을 지나 그 가운데까지 내려간 후 여러 층을 지나서 지구 반대편의 지각을 뚫고 나와 샤워링 효과를 일으키도록 해본다. 그 상태로 호흡을 계속 하면 숨 기둥이 지구 반대편에서 다시 당신의 몸과 머리로 쉽게 돌아온다. 한동안 앉아서 편안한 속도로 호흡하며 숨 기둥이 몸 아래로 내려가 지구 반대편까지 가는 것을, 그리고 그것이 기둥처럼 빙 돌아 다시 당신에게로 돌아오는 것을 지켜본다. 그 기둥이 당신에게로 돌아올 때 황금색과 백색이 강해지는 것이 보인다.

기둥이 돌아오는 동안 몸이 파란 하늘 위로 점점 높이 떠오르는 경험을 할 수도 있다. 몸이 점점 위로 올라가는 동안 산을 넘을 수 있다. 저항이 점점 적어진다. 더 높이 더 멀리 가는 동안 움직임도 빨라진다. 머지않아 태양 아래 서 있는 아름다운 낡은 오두막을 만난다.

농부들이 일하는 아름다운 초록색 들판이 더 많이 나타나고 들판의 향기도 짙어진다. 길의 옆쪽을 보면 줄곧 당신을 받쳐준 황금 백색의 기둥이 보일 것이다. 기둥은 썰매처럼 타고 산 아래를 내려갈 수 있다. 위쪽으로는 커다란 나무의 아름다운 가지가 있다. 반투명한 노란색 나뭇잎이 바람을 타고 앞뒤로 날아다닌다. 나뭇잎 하나가 천천히 옆의 푸른 언덕으로 떨어진다. 이때 두 손을 여덟 번 비비고 손바닥으로 눈을 덮고 편안하게 있으면서 에너지를 받아들인다. 뭔가를 느껴야 할 필요도 없다. 따뜻함이나 시원함, 따끔거림이 있을 수도 있고 아무런 감각도 없을 수 있다.

약 1분 후 다시 두 손을 여덟 번 정도 비벼 마찰이 일어나게 해서 가슴 가운데에 댄다. 손바닥을 가슴에 나란히 대거나 포개어 놓아도 된다. 차분하게 호흡하면서 에너지를 받아들인다. 그 상태로 1분 정도 있다가 다시 두 손을 여덟 번 정도 비벼 가벼운 마찰을 일으킨 후 이번에는 배꼽에 댄다. 손바닥을 나란히 놓거나 포개어도 된다.

그 상태로 에너지를 받아 몸 안에서 지나가게 한다. 매번 다른 느낌이 들거나 아무것도 느껴지지 않을 수도 있다. 매번 다르다! 이 상태로 1분간 휴식을 취한 후 커다란 미소와 함께 심호흡을 하며 천천히 눈을 뜨고 스트레칭을 한다. 이제 성공으로 나아가는 새로운 기회를 즐길 준비가 되었다.

권장 사항: 2주 프로그램 동안 이 명상을 하루에 한 번씩 실시한다. 효과를 최대화하기 위해서는 bulletproof.com/headstrong의 오디오 자료를 활용한다.

냉 기

앞으로 2주 동안 냉기를 이용해보자. 매일 아침 샤워가 끝나기 전 30초 동안 가장 찬 물을 튼다. 가만히 서서 찬물이 얼굴을 때리도록 둔다. 특히 저온 열 생성의 가장 큰 활성 영역인 얼굴과 가슴에 찬물이 닿도록 한다. 겨울이라면 더욱 힘들 것이다. 미안하다. 하지만 단 2주 동안이다. 인내의 결과로 폭발적인 에너지를 얻을 수 있다.

매일 샤워하기가 싫다거나(내가 참견할 일은 아니다) 한 단계 더 수준을 높이고 싶다면 얼음물이 담긴 세면대나 그릇에 최대한 오랫동안 얼굴을 담그고 있는다. 처음에는 10초밖에 견디지 못할 수도 있다. 그래도 괜찮다. 조금씩 늘리면 된다. 2주가 끝날 즈음에는 최대한 오랫동안 버틸 수 있게 될 것이다. 이 방법은 간헐적인 저산소와 저온 열 생성을 동시에 가능하게 해준다.

가장 쉬운 방법이 있다. 낮은 냄비나 접시에 물을 넣어 냉동실에 넣는다. 물이 단단하게 얼면 냄비를 꺼내 그 위에 물을 붓고 저어준다. 숨을 멈추고 거기에 얼굴을 담그고 냉기를 더 이상 참을 수 없을 때까지 그대로 버틴다.

10도 이하의 온도가 이상적이다(피부 온도가 최대한 10-12도에 가까워야 하므로). 물의 온도를 감 잡을 수 있게 되기 전까지는 온도계로 확인해도 된다. 나는 한 번에 최대 5분 동안 얼굴을 물속에 담그고 있을 수 있도록 스노클을 사용하게 되었다. 이 방법은 에너지를 북돋워주는 동시에 안정 효과도 있다. 매일 밤 잠자리에 들기 전에 이 방법을 실시하면 체온이 떨어져 더 빠르고 깊이 잠들 수 있다. 내 경우는 몇 년 전 처음 실험할 때 일주일 안에 큰 변화가 나타났다.

휴! 헤드 스트롱 라이프스타일에는 확인해야 할 사항이 많으니 잊어버리지 않도록 간단한 체크리스트를 준비했다. bulletproof.com/headstrong에서 1주 스케줄이 담긴 1페이지 체크리스트도 이용할 수 있다.

한 번으로 끝나는 것들	조명 설정
	침실 설정
	기술 최대화
	색안경 준비
매일 하는 것들	찬물 샤워 또는 얼굴 찬물 목욕
(하루 중 언제든지)	미토콘드리아 명상
	의미 있는 움직임
매일 아침	햇빛 쬐기(최소 10분)
매일 점심	햇빛 또는 자외선 쬐기
	2시 이후로 디카페인 커피 마시기
매일 밤	생꿀 1큰술 먹기
	잠자리에 들기 2시간 전에 조명 약하게 하기 또는 촛불 켜기
	호흡법 실시하기
	와이파이와 공유기 끄기
	스마트폰 비행기 모드로 해놓기
	밤 11시 전에 자기

| 일주일에 한 번 | HIIT 운동(잠자기 2시간 전에는 하지 않는다) |
| | 저항 운동(잠자기 2시간 전에는 하지 않는다) |

앞으로 2주는 태어나 최고로 에너지 넘치고 생산적인 시간이 될 것이다. 기대해도 좋다. 그런 상태가 어떤 기분인지 알면 절대로 예전처럼 돌아가고 싶지 않을 것이다. 그럴 필요도 없다. 나는 이 프로그램을 수년간 해오고 있고 예전의 멍하고 잘 잊어버리는 뇌로 돌아갈 생각이 전혀 없다. 당신도 나처럼 헤드 스트롱을 영원히 유지하고 싶어지기를 바란다.

Chapter 12
헤드 스트롱 보충제

미토콘드리아를 강하게 만들기 위해 꼭 보충제를 복용할 필요는 없다. 하지만 어떤 보충제들은 효과의 정도를 확 올려주고 미토콘드리아를 방해하는 장애물을 제거해준다. 특히 이미 미토콘드리아 기능 저하가 나타났다면 보충제로 큰 효과를 볼 수 있다.

나는 에너지 생산과 기량을 최대화하기 위해 매일 여러 가지 보충제를 복용한다. 하지만 나는 180세까지 사는 것이 목표라고 공표한 바이오해커다. 목표를 이루었는지는 137년 후에 알 수 있겠지만 어쨌든 그때까지는 미토콘드리아가 제 가능성을 완전히 발휘할 수 있도록 아무리 작은 일이라도 다 할 것이다. 내가 오랫동안 그렇게도 원한 넘치는 에너지를 찾아주어 내 인생을 완전히 바꿔놓은 보충제도 있다.

내가 직접 해본 모든 실험을 토대로 당신의 뇌 기능을 극적으로 향상시켜줄 수 있는 가장 중요한 보충제 목록을 만들었다. 2주 프로그램 동안은 물론, 그 후에도 꼭 복용할 것을 권한다. 고급 레이싱 카는 낡은 차보다 더 많은 유지 보수가 필요하고 더 좋은 연료가 있어야 한다. 나는 픽업트럭을 몰고 다니지만 내 미토콘드리아만큼은 고성능 기계이므로 그에 적합한 관리를 해준다.

참고: 이 보충제들은 온라인에서 주문하거나 오프라인에서 쉽게 구입할 수 있다. 매우 특수한 것들도 있고 내가 원하는 몸 상태를 위해 지난 15년 동안 직접 만들어야만 했던 것도 있다. 나는 간절히 원하지만 구할 수 없는 것을 직접 만드는 데 창의적 에너지를 쏟았고 당신도 자신에게 맞는 것을 직접 선택할 수 있도록 여기에 소개한다.

2주 프로그램에서는 이 보충제를 모두 복용하는 것을 추천한다. 목록은 비용과 효과, 미토콘드리아에 끼치는 반응 속도에 따라 세 가지 범주로 나누어 놓았다.

저 영 향 보 충 제

첫 날부터 눈에 띄게 에너지가 올라가는 것이 느껴지지는 않지만 장기적인 효과가 있고 비용도 비교적 저렴하다.

카페인

(커피만이 아닌) 카페인 자체는 에너지 생산을 촉진하고 인지 기능을 강화해주는 효과가 있다. 뇌 염증을 차단해 인지 기능 저하와 알츠하이머 위험을 줄여주기도 한다.[1] 일리노이 대학교의 그레고리 프룬드Gregory Freund 교수의 연구에 따르면 "신경퇴행성 질환과 관련 있는 뇌 기반의 염증을 활성화시키는 새로운 신호가 발견되었는데 카페인이 그 활동을 차단해주는 것으로 보인다."[2] 또한 카페인은 건강한 사람의 인슐린 민감성을 높여준다.[3,4] 이것은 에너지 유지에 대단히 중요한 일이다.

유전적으로 카페인 대사 속도가 느린 사람들은 종류를 막론하고 카페인을 섭취하면 (소다, 초콜릿, 차, 커피) 매우 끔찍한 기분을 느낀다. 그런 사람은 카페인을 완전히 피하는 것이 가장 좋은 방법이다.

물론 카페인은 약으로도 섭취할 수 있다. 하지만 나는 옛날 방식대로 뜨거운 검은색의 액체로 섭취하는 것을 고수한다.

○ **권장량 | 하루 1-5컵**

○ **형태 | 커피**

○ **시간대 | 오후 2시 이전**

코엔자임 큐10CoQ10

미토콘드리아 막에서 만들어지는 항산화물질이다. 전자를 미토콘드리아 내막으로 이동시켜주는 역할을 한다. 그러면 그곳에서 산소와 만나 에너지가 만들어지고 산화 스트레스를 막을 수 있다.[5] 한마디로 미토콘 드리아가 효율적으로 에너지를 만들고 에너지 생산에 따르는 산화 스트 레스를 막을 수 있도록 도와준다.

○ **권장량 | 하루 30-100mg**
○ **시간대 | 불릿프루프 커피나 지방과 함께해 흡수율을 높임**

분자사슬아미노산Branched-Chain Amino Acid, BCAA

BCAA 보충제에는 아미노산인 이소루신isoleucine과 루신leucine, 발린 valine이 들어 있다. 이 아미노산들은 염증 제어와 세포 생장의 촉진 및 사 멸 예방에 중요한 역할을 하는 mTOR를 분비시킨다. 또한 BCAA는 코 르티솔을 억제해 염증을 더욱더 물리치고 크렙스 회로와 연결되어 에너 지를 촉진시킨다.

BCAA 보충제의 문제는 BCAA 파우더가 끔찍하게 쓴 맛이 나고 물과 잘 섞이지 않아 인공감미료와 용해 보조제가 첨가되는 경우가 많다는 것이 다. 인공감미료 아스파탐, 아세설팜칼륨acesulfame potassium, ace-K, 수크랄 로스sucralose가 들어 있는 제품은 피한다. 자일리톨, 에리스리톨erythritol, 스테비아가 최고의 선택이며 해바라기 씨 추출 레시틴(유기농non-GMO) 대 두 추출 레시틴이 가장 좋은 용해보조제다. 감미료가 싫다면(또는 고통을 즐기는 마조히스트라면) 감미료를 섞지 않은 BCAA를 마셔도 된다.

○   **권장량 | 하루 5g**

○   **시간대 | 운동 전·중·후**

비타민 B12와 폴리닌산folinic acid

이 두 가지를 함께 묶은 이유가 무엇일까? 이들이 본질적으로 연결되어 있기 때문이다. 치매를 막고 면역 기능을 높이고 신경을 유지해주고 세포를 재생시키는 비타민 B12 수치가 부족한 사람이 많다. 뇌가 제대로 기능하려면 B12가 필요하다. B12 부족이 문제될 가능성이 더 크지만 엽산 부족도 정신적 기능 저하를 일으킬 수 있다. 엽산과 B12 모두 정신 기능에 필요하고 하나가 부족하면 나머지도 부족해진다. 하지만 엽산은 뇌의 B12 부족을 바로잡아주지는 못한다. B12 부족을 엽산으로 치료하려고 하면 영구적인 뇌 손상이 일어날 수 있다. 그래서 두 가지를 함께 복용하라는 것이다.

그렇다면 여기에서는 왜 엽산이 아닌 폴리닌산을 복용하라고 되어 있을까? 폴리닌산은 폴산folic acid의 대사적으로 활발한 형태로 효소 변환을 필요로 하지 않는다. 전체 인구의 약 3분의 1 정도가 엽산 분해를 가능하게 해주는 유전자를 보유하고 있지 않다. 그러면 엽산이 혈관에 쌓여서 세포 대사를 방해한다. 내가 폴산이 아닌 폴리닌산을 추천하는 이유다.

B12에는 세 가지 유형이 있는데 가장 보편적인 B12류 보충제(사이아노코발라민cyanocobalamin이라고 한다)는 많은 사람에게 효과가 없다. 일반적으로 판매되는 엽산은 약 3분의 2에 해당하는 사람들에게 잘 들지만 독소 수치를 높인다. 그래서 다음과 같은 특정 B12와 엽산을 추천한다.

:::

○   **B12 권장량 | 메틸코발라민**methylcobalamin **또는 히드록소코발라민**
     hydroxycobalamin **하루 5mg**

○   **엽산 권장량 | 5-메틸테트라엽산**5-methyltetrahydrofolate, **5-MTHF**
     또는 폴산이 아닌 폴리닌산 800mcg

○   **시간대 | 상관없지만 설하용이므로 혀 밑에 놓고 녹여야 한다.**

마그네슘

우리 몸은 ATP 생산과 관련 있는 효소를 포함해 300가지가 넘는 효소 과정에서 마그네슘을 사용한다. 마그네슘은 스트레스가 뇌에 끼치는 영향을 역전시켜 기억력과 인지 기능을 올려줄 수 있다. 마그네슘 수치가 낮으면 뇌 에너지도 적다는 뜻이므로 심각한 문제가 된다. 그 밖의 마그네슘 부족 증상에는 심장 부정맥, 빈맥, 두통, 근경련, 메스꺼움, 대사 증후군, 편두통이 있다(모두가 미토콘드리아 기능과 관련 있음을 알 수 있다!). 또한 심혈관계 질환, 당뇨, 천식, 불안 장애, PMS(월경전 증후군)와도 관련 있다.

미국의 1일 마그네슘 권장량은 그렇지 않아도 낮은데 안타깝게도 미국인의 68퍼센트가 그 수치에조차 미치지 못한다.[6] 토양 소모와 열악한 농사법 때문에 식단에서 마그네슘을 충분히 섭취하기는 거의 불가능하다. 몸에 꼭 필요하고 가격도 저렴하니 복용하는 것이 좋다.

예전에 나는 마그네슘을 잠자리에 들기 전에 먹으라고 추천했다. 이완에 도움이 되기 때문에 여전히 그렇게 추천한다. 하지만 마그네슘은 생체 리듬에 영향을 받는 무기질이다. 즉 하루 중 그 수치가 변화한다는 뜻이다.

자연적인 마그네슘 수치가 가장 높을 때는 정오다. 최근 케임브리지 대학교 연구진은 마그네슘이 일주기로 세포 에너지를 조절해 생체 리듬 설정에 도움을 준다는 사실을 발견했다. 한마디로 낮 동안 마그네슘 수치가 높을수록 ATP와 에너지가 증가하고 숙면을 취할 수 있다![7] 나는 자기 전에도 마그네슘을 약간 복용하고 아침에 커피와 함께 다시 복용하기 시작했다.

○ **권장량 | 하루 600-800mg**

○ **형태 | 구연산**citrate, **말산**malate, **글리신**glycinate, **트레온산**threonate, **혹은 오로트산**orotate

○ **시간대 | 주로 아침, 수면에 필요한 경우 저녁에도 약간**

비타민 D3

비타민 D3는 잘 알려진 비타민이다. 여러 가지 긍정적인 효능이 많아나도 오래전부터 추천해왔다. D3는 1000개가 넘는 유전자를 활성화시키고 테스토스테론 수치를 약간 올리고[8] 성장 호르몬 분비를 돕고[9] 면역 기능과 염증을 완화시킨다. 햇빛을 쬐는 것만으로도 몸이 스스로 만드는 얼마 되지 않는 비타민 중 하나라는 사실은 결코 우연이 아니다. MIT 선임 연구원 스테파니 세네프 박사는 인터뷰에서 햇빛으로 만들어진 D3가 가장 우월하다고 말했다. UV가 몸 안에서 D3를 황산화시킴으로써 활성화되도록 만들기 때문이다. 2014년에 내가 사는 밴쿠버의 브리티시 컬럼비아 아동 병원은 비타민 D3와 미토콘드리아에 대한 연구를 발표했다. 비타민 D 부족을 바로 잡으면 미토콘드리아 기능이 개선된다는 것이다. 비타민 D와 근육의 미토콘드리아는 서로 연관성이 있다.[10]

햇빛을 쬐고 D3를 복용하자. 비타민 K2, 비타민 A와 함께 복용하면 더욱 효과적이다.

○ **권장량** | 성인 하루 5,000IU, 아동의 경우 체중 10킬로그램 당 1,000IU. 선글라스 착용하지 않고 매일 20분 동안 맨살에 직접 햇빛 쬐기 또는 UVB 태닝 램프 10분 쬐기(참고: UVB 태닝 램프는 UBA 램프처럼 태닝 손상을 일으키지 않는다).

○ **형태** | D3

○ **시간대** | 오전

중간 영향 보충제

이 보충제들은 시간이 지날수록 그 영향이 커진다. 첫날에는 느껴지지 않겠지만 머지않아 에너지가 크게 증가한 것이 느껴질 것이다.

활성야자탄

활성탄은 표면이 넓고 음전하가 강한 형태의 탄소다. 몇 천 년 전부터 사용되었고 지금도 여전히 중독 치료를 위해 응급실에서 사용되고 있다. 활성탄은 아플라톡신aflatoxin, 양극성 마이코톡신, 살충제를 포함해 음전하 분자를 가진 화학물질과 결합한다. 숯에 결합한 화합물질은 정상적으로 통과시킬 수 있다(대변으로 배출 등). 하지만 활성탄은 좋은 성분에도 결합할 수 있으므로 보충제나 약을 복용한 지 한 시간 이내는 피하는 것이 좋다.

미토콘드리아의 호흡을 직접적으로 방해하는 독소를 제거하는 것은 좋은 일이다. 나는 뭔가를 먹고 미토콘드리아 기능이 저하되는 느낌이 들 때마다 활성탄을 사용하면 곧바로 상태가 나아지는 것을 느낀다. 아이들이 식사 후 컨디션이 급속도로 나빠질 때도 효과적이다.

○ **권장량 ‖ 하루 1-4 캡슐, 다른 약과 함께 복용하지 않음**

○ **시간대 ‖ 미토콘드리아에 영향을 줄 수 있는 모든 독소와 결합하도록 자기 전에 먹는다.**

○   경고 | 활성탄은 변비를 일으킬 수 있다! 하지만 헤드 스트롱 식단이
변비를 막아줄 것이다.

크레아틴Creatine

크레아틴은 수십 년 전부터 운동 필수품이었다. 하지만 근육 운동을
하면서 크레아틴을 복용하는 사람들은 그 효과가 미토콘드리아의 ATP
생산을 증가시켜주는 데서 나온다는 사실은 모를 것이다. 사실은 그 덕분
에 근육 에너지가 늘어난다. 크레아틴은 뇌에도 도움을 준다. 한 연구에
서는 크레아틴 보충제가 작업 기억과 지능을 크게 올려주는 결과가 나왔
다.[11] 헤드 스트롱 프로그램에서는 '근육'이 아니라 미토콘드리아의 효율
성을 키우기 위해 크레아틴을 사용한다.

크레아틴 보충제에는 몇 가지 선택권이 있다. 가장 활발한 연구가 이
루어진 원조 크레아틴은 크레아틴 모노하이드레이트creatine monohydrate
다. 이것은 근육에 충분한 농도가 쌓이면 매우 효과적이다. 그렇게 하려
면 두 가지 방법이 있다.

○   한 달 동안 매일 5g씩 복용하면 효과가 나타난다.
○   일주일 동안은 매일 20g(5g씩 4번)씩 복용해 '로딩기loading
phase'를 거치고 그 후로는 매일 5g씩 복용한다.

2주 헤드 스트롱 프로그램에서는 크레아틴의 효과를 빠르게 느껴지
도록 로딩기를 거치는 것을 추천한다. 로딩기를 거치는 방법을 쓸 때는

물을 많이 마셔야 한다. 크레아틴은 근육의 수화 작용을 늘려서 근육이 수분을 많이 잡아두므로 평소보다 물을 많이 마셔야 한다. 로딩기에 가벼운 탈수로 인한 두통이나 붓기를 경험하는 것은 보편적인 일이므로 걱정하지 않아도 된다. 로딩기가 지나고 복용량이 줄어들면 사라진다.

크레아틴은 소량의 포도당이 있으면 더욱 효과적으로 근육에 흡수된다. 포도당이 많이는 필요하지 않으므로 생꿀 4분의 1작은술과 함께 먹는 것을 추천한다.

- ○ 권장량 | 1주일 동안은 하루 20g(5g씩 4번), 그 후에는 하루 5g
- ○ 시간대 | 오전(로딩기에는 하루 동안)
- ○ 경고 | 신장 문제가 있는 사람은 크레아틴을 복용하기 전에 의사와 상담한다.

크릴 오일

DHA, EPA, 아스타잔틴astaxanthin이 풍부한 크릴 오일은 염증을 억제하고 뇌 구조를 지켜주며 뉴런의 원활한 소통을 도와준다. 신경계의 소통이 원활해지면 우리는 더욱 똑똑하고 날카롭고 강해질 수 있다. 크릴 오일은 특별하다. 일반적인 어유처럼 추가적인 대사 과정 없이 뇌에 직접 흡수될 수 있기 때문이다. 또한 어유보다 항산화물질이 48배 많이 들어 있다.

연어를 붉은색으로 만들어주는 화합물인 아스타잔틴에는 미토콘드리아에 대한 특별한 힘이 들어 있다. 미토콘드리아를 산화 스트레스로부터 지켜주고 미토콘드리아막 전위를 높게 유지해준다. 다시 말해서 미토콘드리아의 힘과 회복력을 늘려주는 것이다.[12] 보리지 씨 오일이나 달맞이꽃 오일에 들어 있는 감마리놀렌산gamma linolenic acid, GLA과 함께 복용하면 더욱 좋다. GLA가 크릴 오일과 결합하여 세포막을 튼튼하게 해준다.

○ **권장량 | 하루 1,000mg**
○ **시간대 | 불릿프루프 커피나 지방 풍부한 식사와 함께해 흡수율을 높인다.**

혼합 폴리페놀

우리 몸이 폴리페놀로 멜라닌을 만들고 멜라닌이 물을 에너지와 산소로 변환시켜 미토콘드리아에 직접적인 혜택을 준다는 사실이 근래에 밝혀졌다. 이 놀라운 발견은 멜라닌의 빌딩블록인 폴리페놀이 중요한 이유를 설명해준다. 무엇보다 폴리페놀은 군살 없이 날씬한 사람들에게서 발견되는 건강한 장내 박테리아에 먹이를 공급해준다(보충제로 구입할 수 없는 박테리아들이다). 또한 폴리페놀은 산화 스트레스에서 미토콘드리아를 보호해준다. 이처럼 여러 모로 유익한 물질이다!

존 다이어트로 유명한 베리 시어스 박사에 따르면 우리 몸은 매일 폴리페놀이 최소한 2,000mg씩 필요하다. 하지만 연구에 따르면 인간이 하루에 정상적으로 얻는 폴리페놀의 양은 100mg에서 1,000mg밖에 되지 않는다.[13] 보다시피 상당한 차이가 있다. 각 종류마다 역할이 다르므로 폴리페놀 섭취량을 늘릴 때는 꼭 다양한 종류를 챙겨야 한다. 식품으로 섭취할 수 있는 폴리페놀의 종류가 몇 백 가지이고 먹을 수 없는 것도 몇 천 가지다. 알다시피 커피는 서양 식단에서 가장 뛰어난 폴리페놀 공급원이다. 종이가 아닌 금속 필터로 만든 커피를 마셔야 한다. 그래야 폴리페놀 양이 늘어나고 항염증성 커피 오일이 커피에 남아 있을 수 있다. 온라인에는 커피(디카페인 포함)의 효능을 알려주는 연구 결과가 무수히 많다. 나는 그 효능이 폴리페놀과 멜라닌 모두에서 나온다고 믿는다. 연구에 따르면 디카페인이건 일반 커피건 상관없이 하루 5잔을 마셔야 가장 효과가 크다. 커피 한 잔의 폴리페놀 함량은 추출 방식에 따라 200~550mg이다. 녹차에도 폴리페놀이 들어 있지만 한 잔당 100~120mg에 불과하고 커피와는 종류도 다르다.[14] 초콜릿은 그보다도 적고 레드 와인은 초콜릿보도 훨씬 적다. 나처럼 하루에 카페인 커피 1~2잔, 디카페인 3잔을 마시면 폴리페놀을 충분히 섭취할 수 있지만 다양성은 떨어질 수 있다.

나는 많은 연구를 거쳐 진한 파란색과 붉은색, 자주색, 초록색의 식품이 풍부한 헤드 스트롱 식단을 만들었지만 식단만으로는 다양한 폴리페놀을 효과적으로 얻지 못한다는 결론에 이르렀다. 그래서 채소와 지방이 풍부한 식단 외에도 체리의 안토시아닌(뉴런 보호)[15]과 석류 폴리페놀, 포도 껍질 폴리페놀, 레스베라트롤, 블루베리 폴리페놀, 빌베리, 녹차 추출물, 테로스틸벤pterostilbene 등 다양한 폴리페놀로 보충을 해준다. 그리고 혈중 BDNF 수치를 높여주는 복잡한 폴리페놀 혼합물이 함유된 커피 열매(초록색 커피콩 말고) 추출물도 200mg 복용한다. 이 추출물은 신경발생과 신경가소성을 도와주는 보충제인 뉴로마스터Neuro Master의 기본 재료이기도 하다.

○ **권장량 | 1일 최소 1g 혹은 2g**

○ **하루에 폴리페놀을 최소한 1g 혹은 2g을 섭취하는 방법 |**

· 커피 2-5잔(미토콘드리아에 해로운 독소가 없는 제품으로), 녹차 2-6잔을 마신다.

· 다크 초콜릿을 1-2회 제공량을 먹는다.

· 녹차 추출물 100-300mg, 레스베라트롤 보충제 100mg 또는 앞에서 말한 다양하게 혼합된 폴리페놀 보충제를 복용한다. 바람직한 폴리페놀 혼합을 알려주는 헤드 스트롱 공식이 있다.

○ **시간대 | 상관없음**

새싹 추출물

싹을 틔울 때 건강에 좋은 화학물질이 만들어지는 식물이 있다. 그 새싹 성분을 보충제로 활용할 수 있다. 예를 들어 브로콜리 새싹은 설포라판sulforaphane이라는 성분을 만드는데 간 해독 효소를 활성하고 미토콘드리아 내막을 보호해준다.[16] 나는 이것을 매일 섭취한다.

그런데 한 가지 문제가 있다. 온라인에서 판매하는 설포라판은 활성화에 일반적이지 않은 장내 박테리아가 필요하기 때문에 별다른 효과를 볼 수 없다. 효소 활성 설포라판을 구입하거나 설포라판 활성화에 필요한 효소가 생기도록 래디시나 (브로콜리 같은) 십자화과 채소를 생으로 많이 먹어야 한다.

○ **권장량 |** 하루 설포라판 10mg을 십자화과 채소나 생 브로콜리 새싹과 함께 복용, 또는 효소 활성 설포라판을 구입

○ **시간대 |** 공복에 아무 때나

고영향 보충제

미토콘드리아에 가장 강력한 영향을 끼치는 보충제들이다. 최대한 충전된 에너지를 느끼고 싶을 때 사용한다.

케토프라임

2장에서 크렙스 회로가 포도당이나 지방의 케톤에서 전자를 제거해 ATP를 만들고 그 과정이 또 다시 시작되도록 해준다는 사실을 배웠다. 크렙 회로의 어떤 단계에서건 문제가 있으면 마지막 단계가 어긋나 에너지가 적어진다. 이 마지막 단계에 필요한 분자가 옥살로아세트산

oxaloacetic acid, OAA인데 이 수치가 충분할수록 ATP가 수월하게 만들어진다. 사실 이 분자는 케톤의 일종으로 무탄수화물 식단이나 브레인 옥테인 오일에서 얻는 케톤을 몸이 사용하려면 반드시 필요하다.

하지만 OAA는 불안정해서 불과 얼마 전까지만 해도 보충제로 사용할 수가 없었다. 케토프라임KetoPrime은 새로운 안정적인 OAA 보충제로써 에너지에 엄청난 영향을 끼친다. OAA가 미토콘드리아에서 제 기능을 하도록 도와주는 보조인자가 함께 들어 있는 정제형의 보충제다. 케토프라임은 미토콘드리아가 칼로리를 제한해 유전자에 수명을 늘리라고 지시하는 원리를 모방한다.[17] 또한 케토프라임은 미토콘드리아가 에너지 생산을 늘리고 뇌를 과도한 글루타메이트에서 보호해 해로운 과잉 글루타메이트를 뉴런의 연료로 변환시키기 위해 꼭 필요한 전구체 NAD+를 증가시킨다.[18] 동물 대상 연구에서 OAA는 글루타메이트로부터 뇌를 보호해주는 다른 보충제들보다 훨씬 강력하다는 사실이 입증되었다.[19] 환경 독소와 유리기로부터 미토콘드리아를 지켜준다는 사실도 밝혀졌다.[20]

케토프라임은 내가 만나본 가장 강력한 미토콘드리아 강화제 중 하나다. 크렙스 회로의 '펌프를 준비시키고' 수용성이기 때문에 뇌로 곧바로 진딜될 수 있다.[21] 미토콘드리아 기능이 향상되면 전신에 도움이 된다. 특히 편두통이나 PMS가 시작될 겨를도 없을 것이다.

○　**권장량 | 100mg을 혀 밑에서 녹여 복용, 필요에 따라 하루에 1회 이상, 최대 10회**

○   시간대 | 운동 전이나 미토콘드리아 기능 저하 증상이 느껴질 때(두
통, 피로, 뇌 혼미, 기운 없음, 눈의 긴장 등). 미토콘드리아의 야간
활동도 도와주므로 자기 전에 복용해도 된다. 비타민 C가 들어 있으
므로 치아 건강을 위해 양치질을 꼭 해야 한다.

글루타티온

글루타티온은 간의 최고 항산화물질이지만 전신의 세포에 영향을 끼
친다. 미토콘드리아 글루타티온은 '핵심 생존 항산화물질'이라고 불린
다.[22] 산화 스트레스와 중금속 피해를 줄이고 곰팡이 독소와 중금속을 분
해하는 간 효소를 돕는다. 또한 미토콘드리아에서는 세포 사멸과 손상을
일으키는 유리기를 막아준다.

소화계는 글루타티온을 소화해 정상적인 글루타티온을 파괴하므로
정맥 주사를 통해 주입하거나 (산타모니카의 불릿프루프 랩에 있는 클리닉이나
기능성 의학 전문가를 통해 가능) 위장 소화를 피해가는 특수 형태로 삼켜야
한다. IV(정맥주사) 글루타티온은 가격이 비싸고 주사를 맞아야 해서 구강
형태를 선호하는 사람들이 많다.

가장 오래되고 저렴한 구강 형태는 아미노산 보충제 N-아세틸시스
테인N-acetylcysteine, NAC과 비타민 C를 합치는 것이다. 이렇게 하면 몸이
스스로 글루타티온을 만들 수 있는 재료가 공급된다. 그 과정이 제한적이
고 효율성도 떨어지지만 비용면에서는 저렴한 선택이다. 두 번째 형태의
글루타티온 보충제는 리포솜liposomal 글루타티온인데 글루타티온을 지

방충으로 둘러싸 흡수율이 높다. 안타깝게도 리포솜은 위장관의 맨 윗부분에서만 소화되기 때문에 입안에 잠시 두고 있어야 한다. 삼킨 후에는 잘 소화되지 않는다.

글루타티온은 매일 복용해야 하는 보충제는 아니다. 나는 일주일에 하루 이틀은 건너뛰는데 몸에 내성이 생기면 자연적인 글루타티온 생산이 줄어들까 봐서다.

분명하게 말하자면: IV 글루타티온이 가장 좋지만 불편하고 비싸다. 어떤 형태로든 글루타티온을 보충하면 도움이 되므로 헤드 스트롱 프로그램을 실시하는 동안 하나라도 시도해보기 바란다. 미토콘드리아의 효율성이 커지고 독소 제거가 빨라진다. 그리고 글루타티온은 숙취에 마법 같은 효과가 있다!

○   **권장량 | 하루 500mg 이상**

○   **시간대 | 아침이나 밤에 공복 상태로**

○   **참고 | 내성이 생기지 않도록 일주일에 1-2일은 생략**

액티브 PQQ

미토콘드리아 기능을 향상시키는 새로운 방법 중에서 가장 흥미로운 것은 파이로로퀴놀린 퀴논pyrroloquinoline quinine, PQQ라는 화합물의 사용이다. PQQ가 무사히 소화기관을 지나면 미토콘드리아 기능에 측정 가능할 정도의 영향을 주며 미토콘드리아 생물발생까지 일으킬 수 있다. 또한 PQQ는 항산화물질로 작용해 염증과 산화 스트레스를 막는다. 미토콘드리아 밀도를 높여 에너지를 증가시키고[23] 염증을 줄이고[24] 신진대사를 높이고[25] 생식능력[26]과 학습, 기억력도 개선해준다.[27]

나는 4년 전부터 매일 일반적인 형태의 PQQ를 30~40mg씩 복용하기 시작했다. 하지만 다른 미토콘드리아 강화제들과 달리 아무런 효과도 느낄 수 없었다. 10주간의 40 이어즈 오브 젠 훈련으로 자의식을 강화하고 환경 독소 곰팡이로 인해 간헐적인 미토콘드리아 역기능을 평생 겪은 터라 나는 미토콘드리아가 제대로 작동하는지 알 수 있다. 많은 양의 PQQ를 복용하느라 한 달에 수백 달러가 들었다. 긍정적인 연구 결과와 달리 돈 낭비라고 생각하게 되었다.

그런데 그 생각이 완전히 맞는 것은 아니었다. 내가 오랫동안 PQQ를 복용하고도 에너지 상승효과를 보지 못한 이유는 시중에 일반적으로 판매되는 PQQ에 함유된 디소듐염disodium salt이 위장에서 비활성화되기 때문일 가능성이 높다. 비싼 돈을 들여서 복용한 PQQ가 사실은 미토콘드리아에 도달하지도 못한 것이다! 나는 산 친화적 형태의 PQQ를 목표로 직접 PQQ를 합성하기 시작했다. 적어진 복용량으로도 눈에 띄는 에너지 상승효과가 나타났다. 그렇게 해서 불릿프루프 액티브 PQQBulletproof Active PQQ와 불릿프루프 언페어 어드밴티지Bulletproof Unfair Advantage가 탄생했다.

언페어 어드밴티지는 현재 시중에서 찾아볼 수 있는 위산을 비켜가는 활성 PQQ를 제공하는 유일한 제품이다. 내가 만든 가장 중요한 미토콘드리아 보충제이고 정말 흥분되는 일이다. 이 보충제를 복용하니 전체적인 에너지가 크게 늘어난 것이 느껴졌다. 특히 심한 스트레스 상황에서의 집중력과 수행 능력에 큰 변화가 있었다. 나에게는 획기적인 변화를 가져다 준 제품인 만큼 당신에게도 똑같은 효과가 있기를 바란다. 우선 일반적인 PQQ 제품을 사용해보고 효과가 있을지 살펴봐도 된다. 만약 그 제품으로도 효과가 있다면 약간의 비용을 절약할 수 있다.

특히 잠자리에 들기 전에 PQQ를 복용하는 것이 나에게는 정말로 효과적이었다. 자는 동안 글림프 시스템이 뇌를 세척하려면 미토콘드리아 에너지가 필요한데 PQQ가 도움을 주니 숙면을 취할 수 있다.

○　　**권장량 | 하루 10-40mg**

○　　**시간대 | 에너지가 부족할 때나 잠들기 전**

여기에서 소개한 보충제들은 모두가 선택 사항이다. 앞에서 살펴본 식단과 새로운 습관을 따르는 것만으로 엄청난 차이가 느껴질 것이다. 하지만 이 보충제를 전부 혹은 부분적으로 사용하면 헤드 스트롱 프로그램과 시너지 효과가 만들어져 뇌 기능이 한층 향상된다. 당신도 시도해보고 나만큼 큰 차이를 느껴보기를 바란다.

Chapter 13
한계를 넘어라

10, 11, 12장의 2주 프로그램은 '헤드 스트롱'을 위해 고안되었다. 프로그램으로 인한 변화가 마음에 든다면 앞으로도 계속 따르면 된다. 분명 마음에 들 것이다. 이 장은 2주 프로그램 이후 좀 더 높은 수준까지 자신의 능력을 끌어올리고 싶은 경우를 위해 준비했다. 2주 프로그램을 대신 하는 내용이 아닌, 한계를 넘어 결과를 밀어붙이고 싶은 경우 헤드 스트롱 프로그램과 함께 활용할 수 있는 한 단계 높은 수준의 바이오해킹법이다.

나는 이 책을 쓰기 위한 연구의 일부분으로 이 해킹법을 하나도 빠짐없이 실행했다. 극단적인 수준의 것도 있고 비용이 많이 드는 것도 있고 간단한 것도 있다. 하지만 모두가 혁신적인 방법이며 결국은 미토콘드리아 기능을 향상시켜준다.

한 단계 높은 수면 해킹

2주 후 수면의 질이 나아졌기를 바란다. 하지만 좀 더 빠르게, 더욱 깊고 회복적인 수면 단계로 들어가는 방법이 있다.

수면의 자기화

알다시피 미토콘드리아는 반도체이고 자기는 모든 세포의 에너지 생산에 영향을 준다. 이러한 지식은 펄스 형태 자기장이 어떻게 수면과 뇌에 큰 영향을 끼치는지 설명해준다. 그 연결고리를 이용하기 위해 만들어진 경두개 자기자극술transcranial magnetic stimulation이라는 것이 있다.

경두개 자기자극술은 뇌가 세로토닌과 멜라토닌 등 숙면에 필요한 신경전달물질을 생산하도록 자극함으로써 불면증을 효과적으로 치료한다. 전사기 유노 코일을 이마에 갖다 댄 채로 코일을 통해 짧은 전자기 펄스를 전달한다. 전자기 펄스는 뇌로 전해져 작은 전류를 만들어 특정 영역의 뇌세포를 자극한다.

빠르게 인기를 얻고 있는 요법으로, 이 치료를 받을 수 있는 클리닉이 많이 있고 킥스타터Kickstarter(미국의 대표적인 크라우드 펀딩 서비스_옮긴이주)에서 가정용 기기 생산을 위한 모금이 이루어졌다. 나는 5년 전부터 가끔씩 자는 동안 펄스 전자기 주파수 기기를 머리에 두기 시작했다. 뇌 기능이 현저히 떨어졌다면 이 요법에 관심을 기울일 만하다. 해당 시장이 커지고 급격히 변화하고 있어서 가격도 저렴해지고 있다.

수면에 자기를 활용하는 또 다른 방법으로는 펄스 형태가 아닌 전자기장을 제공하는 고품질의 자기 수면 패드가 있다. 최대 500달러 정도이고 중량은 최소한 18킬로그램 정도 된다. 잘 만들어진 자기 수면 패드에서 자면 더욱 깊이 잠들 수 있고 회복 효과도 뛰어나다고 말하는 사람들이 많다. 역시나 미토콘드리아의 기능 향상에서 나오는 효과다.

지압 매트와 고압 산소

지압점을 자극해주는 불릿프루프 슬립 인덕션 매트Bulletproof Sleep Induction Mat는 고대로부터 내려오는 방법에 최첨단 기술이 합쳐진 좋은 보기다. 당신이 잠들려고 할 때 내면의 래브라도는 여러 가지 걱정에 빠진다. 당신이 또 걱정할 일이 뭐가 있지? 근처에 위협적인 요소가 있나? 잠들어도 안전한 걸까? 같은 생각을 하게 만드는 투쟁-도피 반응을 진정시키려고 애쓴다. 그러다 보면 에너지가 소모되고 잠도 오지 않는다. 미토콘드리아가 야간의 회복 모드에 들어가지도 못한다.

슬립 인덕션 매트에 누우면 수백 개의 작은 플라스틱 못이 지압점을 자극한다.

이러한 상태가 어떻게 잠에 도움을 줄까? 당장 일어나 도망치고 싶은 본능을 다스리고 계속 누워 있으면 머지않아 신경계가 포기하고 진정하기 시작한다. 온몸으로 이완 효과가 퍼지면서 부교감 신경계가 작동해 평소보다 빨리 깊은 잠에 빠진다. 혈액순환과 엔도르핀 분비가 촉진되어 밤새 깨지 않고 잘 수 있다. 부교감 신경계가 작동해 편안한 상태가 되면 미토콘드리아도 회복을 위한 활동을 시작한다.

압박적인 상황에서 숙면을 취할 수 있는 또 다른 방법은 기압을 활용하는 것이다. 일부 운동선수나 비행기를 자주 타는 사람들, 바이오해커들은 고압산소실이라고 하는 여압 튜브에서 가끔씩 잠을 자기 시작했다. 순수한 산소로 호흡하는 동안 몸에 닿는 기압을 높여주는 공간이다. 하지만 여분의 산소 가스가 없고 기압이 높은 곳에서 잠을 자도 미토콘드리아에 많은 산소가 공급되어 기능이 향상되므로 숙면을 취할 수 있다. 이것은 혈액 세포를 늘리기 위해 '훈련은 높은 곳에서, 잠은 낮은 곳에서'의 철학에 따라 잠은 해수면 높이에서 자고 훈련은 산소가 적은 고고도 환경에서 자는 운동선수들의 방법보다 효과적이다. 집 안의 고압실에서 잠을 자는 것은 기압이 더 높은 해수면 아래에서 자는 것과 같다.

다만 이 해킹법은 전문 운동선수가 아니거나 뇌 기능 향상에 큰 비용을 투자하는 사람이 아니라면 맞지 않는다. 고압실을 갖추려면 최소 5,000달러가 들고 사용하기에 편리하지도 않다. 나도 미토콘드리아 기능 향상을 위한 고압실을 마련해놓았지만 보통은 거기에서 잠을 자지 않는다. 높은 압력 속에서 순수 산소를 들이마시기 위해 약 한 시간 가량 사용하는 정도다. 장거리 비행의 피로에서 회복하는 좋은 방법이기 때문이다. 이렇게만 해도 한결 숙면을 취할 수 있다. 고압실에서는 산소를 추가하지 않은 고압 공기만 사용해야 산소 독성을 피할 수 있다.

대부분의 도시에는 고압 산소를 경험할 수 있는 시설이 있다. 한 번에

50~200달러의 비용이 들고 완전한 효과를 누리려면 최소한 20회를 이용해야 한다. 당신에게 꼭 필요한 방법이 아닐 수도 있지만 심각한 미토콘드리아 역기능으로 고생하는 사람이라면 시도해볼 가치가 있다.

주의: 산소가 많이 필요한 박테리아 감염인 경우에는 고압실을 이용하면 안 된다. 라임병 동시감염 질환도 산소가 많으면 더욱 악화될 수 있으므로 고압실을 피한다.

주변 환경이 중요하다

100년 전에는 과학계가 크게 분열되어 있었다. 한쪽에서는 과학자들이 인체가 전기성이라고 주장했고 또 다른 쪽에서는 인체가 화학성이라고 주장했다. 간단하게 말하자면 후자가 승리했다. 그래서 '대형 제약 기업'이 생겼고 인체의 원리에 대한 다수의 추측 또한 그렇게 탄생했다. 하지만 우리 몸은 양쪽 과학자들의 상상에 미치지 못할 정도로 복잡하다는 것이 진실이다.

우리 몸은 화학적인 것이 맞다. 시안화물cyanide이라고 하는 화학물질을 먹으면 미토콘드리아가 작동을 멈추어 우리는 죽게 된다. 하지만 그것은 화학적 효과일까 전기적 효과일까? 시안화물은 세포의 전기적 에너지 생산을 중단시키는 화학물질이다. 그러므로 화학적 효과이자 전기적 효과라고 할 수 있다.

그동안 밝혀졌다시피 우리 몸에 영향을 끼치는 것은 하나가 아니다. 환경 전체가 영향을 준다. 우리 몸은 화학물질과 전기는 물론이고 빛, 소리, 물, 공기에도 반응한다. 지금도 환경에 대한 몸의 새로운 반응에 대한 사실이 계속 밝혀지고 있다. 그러니 이미 알려진 변수를 통해 몸의 반응을 해킹하면 된다.

뇌를 자극하라

몸에 전류를 흐르게 하면 전자가 많이 공급되어 좀 더 빠르게 에너지가 만들어진다. 정신 나간 짓처럼 들리지만 전자전달계를 해킹하는 가장 간단한 방법 중 하나다.

전자 자극에는 두 가지 방법이 있다. 두개 전기 자극 요법cranial electrotherapy stimulation, CES은 뇌에 앞뒤로 전류를 전달해 뇌 전체를 동일한 상태로 만들고 미토콘드리아를 급속 충전하는 방법이다. 러시아 우주 프로그램에서 우주비행사들을 우주로 보내는 데 따르는 막대한 비용 부담 때문에 발명하게 된 기술이다. 즉 CES를 이용해 적은 숫자의 우주비행사들에게 적은 수면으로 수행 능력이 더욱 높아지도록 하여 비용을 절감하기로 한 것이었다. 당신 또한 어떤 상황에서든지 잠재력을 최대한 발휘할 수 있다. 나는 이 책을 쓰는 동안 짧은 시간에 더 좋은 글을 쓸 수 있도록 몰입 상태에 들어가기 위해 CES로 뇌에 전기 자극을 주었다.

최근에 CES는 신중하게 통제된 형태의 뇌 자극인 경두개 교류 자극transcranial alternating current stimulation, tACS으로 진화했다. 컴퓨터가 뇌 활동을 가장 많이 바꿔줄 수 있는 전파를 매우 높은 정확도로 만드는 것이다. 40 이어즈 오브 젠 뉴로피드백 시설에서는 이것을 뇌 업그레이드를 위해 사용한다. 새로운 뉴런이 빨리 생성되고 더 많은 전파가 이동하도록 절연도 해주기 때문이다. 그보다 최첨단은 아니지만 비슷한 기법으로 경두개 직류 자극transcranial direct current stimulation, tDCS이 있다. tDCS 기계는 온라인에서 100달러에 구입 가능하다.

뇌에 직접 전류를 보내지 않아도 전기 자극의 효과를 볼 수 있다. 우리 몸의 미토콘드리아는 서로 소통을 한다. 근육에 전기 자극을 주어도 일부분이 뇌로 전해진다는 뜻이다. 나는 근육에 전기 자극을 주어 부상으로 인한 근육통이 크게 줄어드는 효과를 오랫동안 경험했다.

흥미롭게도《내 미토콘드리아 신경 쓰기》를 쓴 의사 테리 월스는 전기 자극을 특정 식단(헤드 스트롱 식단과도 비슷하다)과 함께 실시하면 미토콘드리아 역기능을 반전시킬 수 있다고 말한다. 앞에서 소개했듯이 그녀는 자신의 연구 결과를 바탕으로 다발성 경화증 때문에 타고 다니던 휠체어에서 벗어날 수 있었다. 만성 신경퇴행성 질환 환자라면 그녀의 책을 꼭 읽어보기 바란다.

오존 요법

오존 요법이 처음 고안된 것은 1950년대 초 독일이었지만 최근 들어 급진적 수행 능력 및 부상 회복 도구로 인기를 끌게 되었다. 그만한 이유가 있다. 일반적인 산소(우리가 호흡하는 산소)는 2개의 산소 원자로 이루어진다. 반면 오존은 3개의 산소 원자로 구성된다. 이 세 번째 산소 원자가 산소를 오존으로 급속 충전시켜서 강력한 치유력을 띠게 한다. 오존은 면역계를 조절하고 암이나 에이즈(후천성 면역결핍 증후군), 만성 염증 같은 자가면역 질환 치료에 사용된다. 또한 오존은 세포가 더 많은 산소를 차지하도록 자극한다. 그러면 미토콘드리아가 더 많은 에너지를 생산할 수 있고 오존에 충전된 많은 전자가 크렙스 회로로 곧바로 들어가서 케토프라임 같은 가장 강력한 미토콘드리아 보충제와 똑같은 비율로 NAD+를 NADH로 바꾼다.

가장 중요한 사실은 오존이 미토콘드리아 자극제라서 미토콘드리아를 산화 스트레스에서 지켜준다는 것이다. 2015년에 발표된 연구에서 "(낮은 수치 오존 요법) 치료가 세포 골격 구성과 미토콘드리아 활성화에 긍정적이고 지속적인 세포 반응을 일으킨다"[1]는 것이 밝혀졌다.

라임병과 독소 곰팡이 노출로 미토콘드리아가 손상되었을 때 뇌 기능의 최적화를 간절하게 원하던 나는 오존 치과학 분야의 선구자인 티모시 갤러거Timothy Gallagher 박사로부터 오존 요법을 배우게 되었다. 그는 2014년에 세상을 떠날 때까지 내 친구이자 실리콘 밸리 건강 연구소의 자문 위원이었다. 그의 친절한 지도로 나는 18개월 동안 매일 밤마다 집에서 오존 요법을 실시할 수 있었다. 첫날 실시했을 때는 5분 만에 머리에 전원이 켜진 기분이었고 그 후 미토콘드리아의 회복과 함께 뇌도 더욱 강해졌다. 지금의 내가 스무 살 때보다 뇌가 쌩쌩할 수 있는 가장 큰 이유 중 하나가 바로 오존 요법이라고 생각한다.

시도해볼 수 있는 오손 요법에는 세 가지 형태가 있다. 가장 강력한 방법은 자가수혈요법major autohemotherapy, MAH 또는 MAHT이며 병원에서 실시할 수 있다. 혈액을 뽑아 오존 가스를 첨가한 후 다시 혈관으로 수혈하는 방법이다. 미토콘드리아가 치유되면서 온 몸에 에너지가 샘솟는 것을 느낄 수 있다. 다음은 질이나 직장을 통해 오존 가스를 주입하는 직장 주입법이다. 이것도 보통 병원에서 실시하지만 나처럼 오랫동안 독소 노출에 시달려 미토콘드리아가 손상된 사람은 집에서 직접 하는 법을 배울 수도 있다.

오존 요법의 마지막 형태는 부상 회복에 매우 효과적이며 프롤로존 Prolozone이라고 한다. 역시 병원에서 실시할 수 있다. 의사가 오존 가스와 영양분을 섞어 무릎이나 척추 같은 부상 부위에 주입한다. 두어 번의 치료만으로 붓기가 금방 가라앉고 치유가 시작된다. 나도 프롤로존으로 무릎과 팔꿈치, 추간판(디스크) 팽윤에 큰 효과를 보았다. 산소 공급이 늘어나는 동시에 미토콘드리아 기능이 향상되면 우리 몸에는 언제나 좋은 일이 일어난다.

오존 요법은 내가 경험한 가장 강력하고 비용 부담 적고 넓은 스펙트럼의 미토콘드리아 업그레이드 중 하나다. 조기 미토콘드리아 역기능이 일어났거나(40세 이하 48퍼센트가 그렇다) 40세 이상인 사람이라면 오존 치료를 가끔 받으면 앞으로 오랫동안 미토콘드리아 기능을 연장시킬 수 있다.

크라이오 요법Cryotherapy

냉기를 경험할 준비가 되었는가? 크라이오 요법의 장점은 앞에서 설명했고 적어도 지난 2주 동안은 찬물 샤워나 얼음물에 얼굴 담그기, 혹은 두 가지 모두를 실시했기 바란다. 이제는 한 단계 더 올라가야 한다. 안전하게 제어되는 환경에서 크라이오 요법을 이용할 수 있는 근처의 전신 크라이오 테라피 센터를 알아보거나 산타모니카에 있는 불릿프루프 랩으로 나를 찾아온다.

크라이오 요법은 -160도의 엄청나게 낮은 공기 속에서 3분간 서 있는 방법이다. 바깥쪽 피부만 차가워지는 냉기 속에 서 있는 것이기 때문에 생각처럼 그리 불쾌하지 않다. 뼛속까지 차가워지는 찬물 수영이 훨씬 더 힘들다. 3분 만에 미토콘드리아를 재충전해주는 이보다 더 강력한 방법은 없을 것이다.

크라이오 요법은 그 효과가 매우 뛰어난 만큼 앞으로 전 세계에서 더욱 큰 인기를 끌 것이라고 생각된다. 앞에서 말했듯이 크라이오 요법의 긍정적인 부작용은 피부의 콜라겐 합성을 자극해 주름이 줄어들고 피부가 빠르게 치유된다는 것이다. 나는 바이오해킹 연구실에 액체 질소가 나오는 크라이오 요법 기계를 설치한 후 피부가 좋아졌다는 말을 많이 듣는다. 냉기의 힘이다! 콜라겐 단백질 제품을 많이 섭취해 건강한 피부를 위한 빌딩블록이 몸에 갖춰지게 한 덕분이기도 하다. 콜라겐이 만들어지는 데 필요한 에너지는 어디에서 올까? 알겠지만 당연히 미토콘드리아다!

조명

건강에 좋은 빛과 극도의 해독 작용 효과를 위해 원적외선 사우나를 시도해본다. 세포 내의 수분이 EZ 워터로 변해 미토콘드리아의 효율성이 올라간다. 스파나 요가 스튜디오, 헬스장에 원적외선 사우나가 갖춰져 있는 경우가 많고 가정용으로 직접 구입해도 된다. 지난 몇 년 동안 적외선 사우나 가격이 많이 내려서 집에 구입해놓는 것도 더 이상 미친 짓이 아니게 되었다. 사우나에서 보내는 시간은 개인의 체력 수준을 비롯한 여러 요소에 따라 달라진다. 우선 일주일에 2~3회 20~30분씩 해본다. 줄이거나 늘릴 필요가 있을 것이다. 20분으로 시작해서 천천히 늘려나가자.

나는 전신에 적외선 LED와 붉은 LED도 사용한다. 땀을 거의 흘리지 않고도 사우나보다 훨씬 효과적으로 미토콘드리아가 재충전된다. 내가 사용하는 기기는 RED차저라는 것인데 주름을 줄여준다고 밝혀진 스펙트럼에 속하는 4만 개 이상의 붉은 원적외선 LED와 극소량의 좁은-스펙트럼 파란빛 LED가 포함되어 있다. 전신의 미토콘드리아와 피부를 위해 매일 20분간 사용한다. (불릿프루프 랩처럼) RED차저가 구비된 시설을 이용할 수도 있고 소형 적외선 LED 기기로 콜라겐과 미토콘드리아를 자극해주어도 된다. 탈모 개선을 위해 고안된 원적외선 기기도 있다. 미토콘드리아 활성화가 죽어가는 모낭을 살려줄 수도 있다! 조명이 작을수록 전신 효과를 보려면 노출 시간이 많이 필요하므로 가능하면 조명이 많고 강력한 LED를 선택한다.

흔들고 뛰고 진동하라

헤드 스트롱 프로그램에 포함된 운동 외에도 매일 미니 트램펄린에서 5~10분간 점프한다. 세포 내 수분이 흔들려서 EZ 워터가 증가한다. 그러면 염증이 줄어들고 머릿속이 더욱 맑아지며 에너지가 크게 증가한다. 게다가 재미도 있다! 태극권과 요가 등 전신을 흔드는 동작이 포함된 여러 운동도 같은 효과를 낸다.

미니 트램펄린에서는 1초당 한 번씩 튈 수 있다. 나는 전신 진동 플랫폼 기계 불릿프루프 바이브를 이용하는데 1초에 약 30번 진동이 이루어져서 EZ 워터의 생성과 미토콘드리아 활성화가 훨씬 빠르다. 스탠드형 책상 옆에 놓아두고 회의 사이에 1~2분씩 사용한다. 전신 에너지의 변화는 말로 형용하기가 어렵지만 확실히 차이가 느껴진다. 놀랍게도 전신 진동은 새로운 방법이 아니다. 니콜라 테슬라Nikola Tesla가 약 100년 전에 개척했다. 잘 모르는 사람이 많지만 매우 효과적인 기술이다.

접지

미토콘드리아에 의해 사용이 끝난 '중고' 전자는 일반적으로 산소 분자에 달라붙는다. 하지만 여분의 전자는 그 어떤 전장electrical ground으로든 흘러갈 수 있는데 땅도 예외가 아니다. 풀밭이나 해변을 맨발로 걸으면 에너지가 넘치는 기분이 드는 것도 그 때문이다. 전하를 띤 땅에 몸을 접촉하면 염증이 줄어들고 수면의 질이 나아지고 시차증도 고칠 수 있다.

매일 밖에 나가 몇 분씩 맨발로 걷거나 책상에 전도성 매트를, 침대에 전도성 이불을 준비한다. 이 매트와 이불을 콘센트에 연결하면 전자가 몸에서 전기 시스템으로 흘러간다. 맨발 산책처럼 자연적이지는 않지만 효과가 있다. 몇몇 업체에서 특별한 접지 신발을 만들기도 한다.

보충제

헤드 스트롱 프로그램에서 추천하는 보충제는 뇌를 완전히 바꿔주고 전자의 숫자를 늘려준다. 모두가 자연적인 물질이 가져다주는 효과다. 여기에서는 더욱 놀라운 능력 개선 효과가 있는 미토콘드리아 자극제에 대해 살펴볼 것이다. 일부는 약간 극단적인 해킹법이니 주의한다.

니코틴 미량 투여

사람들은 카페인의 효과와 커피의 효과를 혼동하는 경우가 많다. 카페인과 커피는 서로 다른 물질인데 말이다. (커피는 수백 가지의 화학물질로 이루어지며 카페인은 그중 하나일 뿐이다.) 마찬가지로 담배 하면 니코틴에 관심이 쏠린다. 니코틴은 담배가 아니라 담배를 이루는 5,000가지 이상의 화학물질 중 하나다. 하지만 흡연과 중독이 니코틴의 전부는 아니다. 니코틴은 카페인과 마찬가지로 강력한 누트로픽 약물, '머리 좋아지는 약(스마트 드러그)'이다. 순수 형태로 소량을 투여하면, 즉 독소와 발암물질과 함께 돌돌 말아 태우지 않는다면, 니코틴은 미토콘드리아 기능에 직접적인 영향을 주고 중독 위험도 적은 강력한 바이오해킹이 될 수 있다.

나는 흡연을 한 번도 해본 적이 없다. 연소 물질을 일산화탄소와 함께 폐에 넣는 것은 염증에도 미토콘드리아에도 나쁘기 때문이다. 하지만 순수 니코틴을 경험해본 바에 의하면 앞으로 몇 년 후에는 인지 기능과 운동 능력 강화제로 인기를 끌 것으로 예상된다. 지난 200년 동안 탄생한 위대한 문학 작품의 99퍼센트(오차 범위 > .05)도 자연이 만든 머리 좋아지는 약인 카페인과 니코틴의 영향으로 탄생했으니까.

니코틴은 카페인과 마찬가지로 동물이나 곤충, 곰팡이에 먹히지 않으려는 식물의 방어기제에 해당한다. 실제로 카페인과 니코틴은 동일한 화학 성분에 속한다. 다수의 식물이 니코틴을 만들어 잎에 저장한다. 많은 양을 먹으면 쓰고 해로워서 동물들의 접근을 막을 수 있다. 니코틴은 담배에 들어 있는 것으로 가장 잘 알려져 있지만 토마토, 감자, 가지 등 가지과 채소에도 소량이 발견된다. 콜리플라워에도 들어 있다.

니코틴은 작은 동물이나 곤충에는 유해하지만 인간은 상당히 잘 견딜 수 있고 이득도 얻을 수 있다. 니코틴은 뇌에 도달하면 니코틴성 수용체와 결합해(이름이 여기에서 비롯되었다) 주의와 기억, 운동 기능, 쾌락을 담당하는 경로를 활성화시킨다.

과도한 니코틴은 인간에도 해로우므로 느껴지는 최소한의 양을 사용해야 한다. '지나친' 정도는 내성에 따라 개인마다 큰 차이가 있다. 골초인 사람은 1일/100mg에도 내성이 있겠지만 나라면 죽을 것이다. 그래서 1일/1mg으로 시작해 효과가 느껴지는 최소한의 양을 사용하라는 것이다.

올바른 양을 사용하면 니코틴은 여러 가지 효능을 발휘한다. 우선 운동 기능이 더욱 빠르고 정확해진다. 니코틴 투여 후 손 글씨가 더욱 안정적이고 능숙해지며[2] 건반을 더욱 빠르고 정확하게 연주할 수 있다.[3] 또한 주의력을 날카롭게 해준다. 연구 결과 니코틴 패치를 사용한 참가자들은 정신적으로 피로한 과제에 더 오래 집중하는 모습을 보였다.[4] 니코틴 껌도 같은 효과가 있었다.[5] 니코틴은 단기 기억을 향상시켜준다. 읽은 이야기를 단어 그대로 암기하는 실험에서 니코틴을 투여한 사람들이 그렇지 않은 사람들보다 방금 읽은 단어를 잘 기억하고 실수가 적었다.[6] 패치와 껌 모두 기억력 상승효과가 있었다. 니코틴이 신경가소성을 올려주는 효과도 있다고 밝혀졌다.[7]

물론 실질적인 단점도 있다. 가장 대표적인 것이 중독성이다. 니코틴은 과학자들이 '뇌의 쾌락 경로'라는 별칭을 붙인 중변연계 도파민 시스템을 활성화시킨다. 이 쾌락 경로는 양날의 검이다. 음식과 섹스, 사랑, 특정 약물은 모두 쾌락 경로를 작동시켜서 전신에 도파민을 내보내 황홀감이 느껴지게 만든다. 하지만 끊임없는 자극으로 너무 자주 활성화시키면 쾌락 경로가 둔감해진다. 수용체가 뉴런 속으로 들어가버려 쉽게 활성화되지 않고 점점 더 큰 자극을 주지 않으면 실제로 몸이 아파진다. 이렇게 중독이 시작된다.

2007년에 발표된 중독 연구 결과에서는 20가지 가장 일반적인 기분 전환 약물을 0~3점으로 분류했다. 숫자가 클수록 중독 위험이 크다는 뜻이었다. 여기에서 담배는 2.21점을 받아 코카인(2.39)과 헤로인(3.00)에 이어 세 번째로 중독성 강한 약물로 기록되었다.[8]

하지만 이 연구의 참가자들이 흡연을 통해 8~20mg이나 되는 니코틴을 사용했다는 사실에 주의해야 한다. 많은 양의 니코틴은 쾌락 경로를 활성화시키고 담배를 피울 때의 빠는 행동은 중독과 강력한 연관성을 가진다. 니코틴의 다른 형태들은 다르다. 예를 들어 니코틴 껌으로 20~30분 동안 섭취하는 니코틴은 2~4mg 밖에 되지 않으므로 중독성도 쾌감도 없지만 니코틴의 효과를 얻을 수 있다. 내가 선호하는 니코틴 스프레이는 담배 한 대에 함유된 양의 5퍼센트에 해당하는 1mg의 니코틴을 제공한다.

니코틴에는 또 다른 위험이 있다. (담배와 분리한) 니코틴 그 자체가 쥐[9]와 생쥐[10]에 암을 일으키는 것으로 나타났다. 하지만 사람을 대상으로 한 연구에서는 암과의 연관성이 나타나지 않았고 최근의 문헌 조사에서도 인간에게 암을 일으킨다는 증거는 발견되지 않았다. 하지만 고용량의 니코틴이 해롭다는 것은 잘 알려진 사실이다. 많은 양을 사용하면 심각하게 아플 수 있다. 니코틴 껌, 정제, 패치는 모두 애완동물이나 어린이를 아프게 하거나 심지어 죽음에 이르게 할 수도 있다. 따라서 모든 형태의 니코틴은 주의해서 보관하고 다루어야 한다.

이러한 위험성 때문에 니코틴을 사용할 때는 매우 적은 양(1~2mg)을 가끔씩만 사용할 것을 권한다. 나도 여러 형태의 니코틴을 시도해보았지만 당연히 꾸준히 사용하지는 않는다. 하지만 가끔 에너지를 북돋울 때 유용하기는 하다. 중요한 연설이나 TV 인터뷰를 앞두고 사용할 때 효과적이다. (중요한 행사 전에 나는 미토콘드리아 강화제를 사용한다!)

니코틴을 누트로픽으로 가끔씩 사용하고 싶다면 8가지 선택권이 있지만 그중에서 네 가지는 쳐다보지도 않는 것이 좋다. 담배를 피우거나 씹거나 코로 흡입할 수 있고 니코틴 껌, 스프레이, 패치, 정제를 사용하거나 요즘 나오는 전자 담배를 피울 수도 있다. 담배를 피우거나 씹거나 코로 흡입하면 암에 걸릴 수 있으니 이 방법은 피한다. 전자 담배는 논란이 많다. 안전하다는 사람들도 있지만 나는 전자 담배 연소실에서 나오는 중금속 나노 입자가 걱정스럽다. 그런 것을 들이마시고 싶지는 않다! 고급 전자 담배도 피워보았지만 목에 자극이 되었고 익숙해지려고 해도 기침이 나왔다. 나는 선사 담배를 사용하지도 않고 추천하지도 않는다. 특히 연기를 흡입하는 구강 감각이 중독의 위험을 높일 수 있다. (그래도 담배를 피우거나 씹는 것보다는 훨씬 낫다.)

앞에서 말한 것처럼 니코틴 껌에서 섭취하는 니코틴은 20~30분 동안 2~4mg 밖에 되지 않는다. 황홀감은 느낄 수 없지만 니코틴의 에너지 상승 효과는 누릴 수 있다. 니코틴 껌에도 중독될 수 있지만 흔한 일은 아니다. 니코틴 껌의 문제는 껌을 씹는 행위가 삼차신경(씹기 근육의 운동에 관여)을 과도하게 발화시킨다는 것이다. 씹는 대신 먹으면 턱의(그리고 신경계도) 건강을 지킬 수 있다. 내가 아는 한 모든 니코틴 껌에는 아스파탐과 의심스러운 인공감미료가 들어 있다. 아스파탐은 흥분성 신경독소이므로 피해야 한다!

니코틴 패치는 껌과 담배 사이에 속한다. 껌보다는 니코틴 함량이 많지만 하루 동안 피부를 통해서 천천히 흡수하므로 집중력과 에너지가 지속된다. 나는 니코틴 패치를 사용할 때는 가장 니코틴 용량이 적은 것을 구입해 반으로 잘라(설명서에는 자르지 말라고 되어 있지만) 하나를 1~2시간 동안 붙여서 1~4mg의 니코틴이 투여되도록 했다.

니코틴 흡입기는 구하기가 쉽지는 않다. 니코레트Nicorette에서 나오는 제품이 있는데 화학물질이 첨가되어 있지 않다. 니코틴 스펀지에 달린 플라스틱 빨대로 니코틴 향이 나는 공기를 흡입하는 형태다. 니코틴 흡입기는 화학물질이 없어서 괜찮지만 빠는 행위가 중독성을 일으킬 수 있다는 단점이 있다. 책상에 앉아 있을 때 에너지가 필요하지도 않은데 한 모금 빨아들이고 싶은 생각이 들어서 사용을 중단했다!

니코틴 정제는 니코틴 껌처럼 나쁜 화학물질과 아스파탐, 아세설팜칼륨, 수크랄로스 같은 감미료가 잔뜩 들어 있다. 내가 발견한 가장 안전한 정제는 니코레트 미니 정제로 매우 작고 아스파탐도 들어 있지 않다. 안전하지 않은 감미료가 약간 들어 있기는 하지만 소량이라 크게 문제가 되지는 않을 것이다. 내 경우 가장 작은 2mg 정제를 복용하면 약 15분 만에 인지 기능이 향상된 것이 느껴진다. 이 정제는 미국에서 쉽게 구할 수 있다. 큰 정제는 화학물질이 많이 들어 있으므로 작은 정제를 사용한다.

니코틴 스프레이는 최근에 나온 형태다. 스프레이 1mg마다 매우 적은 양의 수크랄로스가 들어 있다. 혀 아래에 뿌리면 효과가 빨리 나타난다. 지속적으로 에너지가 샘솟기를 원할 때 좋은 방법이다. 나는 니코틴 스프레이를 인터뷰 전에도 여러 번 사용했고 시차증을 없애거나 많은 업무를 처리하기 위해 집중력이 필요할 때도 효과적이다.

니코틴을 사용할 때는 조심스럽게 다루어야 한다. 꾸준히 말고 가끔씩 필요할 때 사용하는 것이 가장 안전하다. 중요한 프레젠테이션이나 세 시간짜리 회의를 앞두고 명료한 정신이 필요할 때 사용하되 매일 사용하지는 않는다.

메틸렌 블루

노화 방지를 위한 스마트 드러그 메틸렌 블루는 원래는 진단 검사의 염료로 사용되었다. 과학자들은 이 파란색 색소가 인체의 여러 부위, 특히 뇌로 공급되는 산소를 늘려준다는 사실을 발견했다. 이것은 혈액뇌장벽을 통과해 뇌에서 항산화물질로 작용할 수 있다. 또한 전자전달계로 이동하는 선사를 늘리고 미토콘드리아의 산소 소비를 늘림으로써 미토콘드리아의 효율성을 개선해준다.

스마트 드러그로서의 메틸렌 블루에 대한 초기 연구는 긍정적이다. 현재 태블릿이나 IV를 통해서 이용할 수 있다. 2007년 연구에서는 세포의 수명을 늘려준다는 결과가 나왔다.[11] 2011년 연구에서는 진단 이후의 치매 증상을 늦춰준다는 사실이 밝혀졌다.[12] 대부분의 알츠하이머 치료제가 진단 이전의 예방 효과만 있다는 사실로 볼 때 매우 흥미롭다. 동물 연구에서는 메틸렌 블루가 강력한 누트로픽이라는 사실이 밝혀졌다. 메틸렌 블루를 투여 받은 쥐들은 인지 기능과 기억력이 개선되었다.[13] 사람을 대상으로 한 다른 연구에서는 메틸렌 블루가 단기 기억을 도와주는 것으로 나타났다.[14]

메틸렌 블루는 미토콘드리아 호흡을 도와주기 때문에 사용해보면 효과가 느껴진다.[15] 또한 메틸렌 블루는 무언가가 미토콘드리아를 억압하면 새는 전자를 가두어 대사가 계속될 수 있도록 해준다.[16] 문제는 용량이 커지면 메틸렌 블루가 산화촉진제가 되어 오히려 산화 스트레스를 일으킬 수 있다는 점이다.[17] 또한 많은 용량을 사용하게 되면 장내 박테리아를 해칠 수도 있다. 고혈압인 경우에는 사용하지 않는 것이 좋으며 아이들에게는 매우 위험하다.

나는 스마트 드러그로서의 메틸렌 블루에 대한 첫 연구가 2007년에 나온 후로 직접 실험을 해보기 시작했는데 엇갈린 결과가 나왔다. 가장 큰 난점은 질 좋은 메틸렌 블루를 구하는 것이다. 시중에서 판매하는 제품은 대부분 화학약품 등급이거나 어항 청소에 사용된다. 나는 제약 등급의 메틸렌 블루를 구해서 적은 양을 사용했다. 안전한 범위는 체중(kg) 당 1~4mg이다.[18]

만약 운동선수이고 업계에서 메틸렌 블루가 허용된다면 실험해볼 가치가 있다. 만성 피로 증후군이나 삶의 질을 떨어뜨리는 그 밖의 미토콘드리아 역기능 증상에 시달리는 사람도 마찬가지다. 하지만 이런 경우에 해당하지 않는다면 헤드 스트롱의 다른 보충제를 먼저 사용해보는 것이 안전하다. 하지만 도움이 된다면 사용하는 것을 지지한다. 나에게도 도움이 되었지만 기대만큼은 아니었다.

스마트 드러그

나는 전국 TV 프로에 여러 번 출연해 풀타임으로 일하면서 MBA 공부를 하던 시절에 스마트 드러그를 사용했던 일에 대해서 이야기했다. 그때마다 기자들은 내가 사용한 모다피닐이라는 약에만 집중했지 내가 가장 선호하는 스마트 드러그인 라세탐racetam에 대해서는 다루지 않았다. 그래서 여기에서는 확실하게 강조하고 싶었다.

라세탐은 지구상에서 가장 많은 연구가 이루어지고 가장 오래된 인지 강화 약물 중 하나로 부작용이 적다. 안전한 스마트드러그인 라세탐 계열의 첫 번째는 피라세탐piracetam이다. 나는 그것을 몇 년간 복용하다가 최근에 더욱 진화된 버전으로 바꾸었다. 잘 구성된 네 가지 서로 다른 연구가 피라세탐이 미토콘드리아 기능을 개선해준다는 사실을 보여준다.[19] 나는 이것이야말로 라세탐 계열에 대한 설명에서 간과된 가장 중요한 행동 메커니즘이라고 생각한다. 이것은 시중에서 가장 안전한 약품 중 하나이고 뇌와 미토콘드리아 기능을 개선해준다.

나는 흡수율이 좋은 두 가지 형태를 추천한다. 내가 가장 선호하는 것은 아니라세탐aniracetam이다. 수용성이고 기억력 개선 효과가 증명되었기 때문이다. 두 번째로 선호하는 것은 페닐피라세탐phenylpiracetam으로 에너지를 높여준다. 두 가지 모두 온라인에서 구입 가능하지만 특허 만료 의약품이기 때문에 서양 의학에서는 사실상 무시되고 있다. 나는 거의 매일 아침 아니라세탐 800mg과 페닐피라세탐 100mg을 복용하는데 뇌기능에 큰 차이가 느껴진다. 이 책을 쓰는 내내 두 가지 모두 더 많은 용량을 복용했다(물론 이 책에 나온 다른 보충제들도 사용했다).

눈 과 귀 를 훈 련 시 켜 라

눈을 통해 뇌로 들어가는 정보와 마찬가지로 귀를 통해 뇌로 들어가는 정보도 뇌의 에너지에 영향을 끼친다. 청각은 시각적 정보 처리보다 적은 에너지를 필요로 한다. 귀에 눈만큼 미토콘드리아가 많지 않은 이유다. 하지만 많은 양의 청각 정보를 처리하려면 뇌 에너지가 필요하다. 따라서 눈 보호를 통해 미토콘드리아의 기능을 향상시킨 후 청각에 집중한다면 에너지가 더욱 늘어날 수 있다.

나는 30대 때 청각 스트레스로 심한 뇌 에너지 고갈을 경험했다. 시끄러운 환경에 있을 때마다 심한 피로가 몰려오고 집중력도 떨어졌다. 그것을 고치기 위해 청각통합훈련auditory integration training, AIT이라는 특별한 훈련도 받았다. 잘 알려지지는 않았지만 청각 정보 처리에 피로를 느끼는 사람의 청각과 뇌 에너지를 개선해주는 효과가 뛰어나다.

내 귀가 모든 주파수의 소리를 얼마나 잘 듣는지 청각치료사가 검사를 실시했다. 검사 결과 나는 매우 높은 주파수와 매우 낮은 주파수의 소리를 모두 잘 듣지만 중간에 약간의 공백이 있는 것으로 나타났다. 내가 인지하지 못했던 일이었다. 그 공백은 내가 표준 청각 검사를 통과하지 못하게 만들 만큼 크지는 않았지만 내가 듣지 못하는 정보의 공백을 뇌가 처리하려고 애쓸 때마다 피로와 뇌 혼미가 찾아오는 것이었다.

움푹 팬 곳이 있는 도로를 생각해보면 쉽다. 움푹 팬 곳이 있어도 여전히 포장도로라고 할 수 있는가? 별다른 문제 없이 그 도로 위를 운전할 수 있는가? 그렇다. 하지만 그래도 움푹 팬 곳이 있는 도로를 매일 지난다면 스트레스를 받을 수밖에 없다. AIT는 내 청각의 움푹 팬 곳을 찾아주었다. 우선 나는 움푹 팬 곳으로만 이루어진 음악을 들어야 했다. 뇌가 처리하지 못하는 모든 청각 정보를 들은 것이다. 처음에는 소리가 끔찍하게 들렸다. 뇌가 움푹 팬 곳을 채우려고 엄청 애를 썼기 때문이다.

뇌의 성장하고 변화하는 능력 덕분에 조금씩 그 틈이 메워져 움푹 팬 곳이 평평해졌다. 이제는 시끄러운 환경에서도 비정상적인 피로를 느끼지 않는다. 뇌가 특정 주파수 처리에 고전하느라 에너지를 고갈시키는 일이 없으니 그 에너지를 유용하게 쓸 수 있다. 이것은 미토콘드리아 해킹이라기보다는 평소보다 적은 에너지가 들어가도록 하여 남는 에너지로 더욱 쌩쌩해질 수 있는 방법이다. 하지만 나처럼 뇌 기능에 신경을 많이 쓰는 사람이라면 관심을 가질 만하다. 이 책에 나온 방법들을 활용하는 동안 AIT 훈련을 받으면 뉴런이 더욱 빨리 생성될 것이다.

AIT 비용은 500달러 정도지만 집에서 시도할 수 있는 저렴한 버전이 있다. 토마티스 요법Tomatis Method은 귀와 뇌를 위한 근력 운동이라고 할 수 있는 특정한 사운드트랙을 사용한다. 높은 주파수에서 낮은 주파수로 빠르게 변화하는 소리를 들으면서 뇌가 많은 정보를 효율적으로 처리하기 위해 열심히 움직이지 않으면 안 되게 만든다. 비슷한 훈련 방법을 이용한 앱도 다운로드받을 수 있다.

경고: 이 훈련은 재미있거나 편안하지 않다. 문자 그대로 훈련이기 때문에 힘들지만 강해지는 효과가 있다. 훈련법 중 하나를 시도해보려면 헤드 스트롱 프로그램을 완료한 후에 하는 것을 강력 추천한다. 첫째, 2주 프로그램으로 에너지 생산을 향상하고 뇌 에너지를 빨아먹는 독소를 제거하는 것이 중요하다. 2주 프로그램을 끝마친 후 에너지 시스템이 효율적으로 작동하는 경우 자신의 역량이 어디까지 커질 수 있는지 감이 잡힌 후 청각 훈련에 사용해 뇌 기능을 더욱 최적화하는 것이 좋다.

마찬가지로 시각 정보 처리 시스템을 개선해 뇌 에너지를 절약하고 싶다면 당신의 뇌가 별로 좋아하지 않는 빛의 주파수를 걸러내주는 얼렌 렌즈를 맞춘다. 엄청난 뇌 에너지가 절약되어 전반적인 기량이 크게 올라간다. 얼렌 렌즈보다 저렴하고 가장 일반적인 자극적 주파수를 걸러내주는 트루다크 안경을 사용해도 된다.

줄 기 세 포 – 바 이 오 해 킹 의 미 래 인 가 ?

줄기 세포는 여러 유형의 세포가 될 수 있는 가능성을 가진 특별한 세포다. (현대의 줄기 세포 치료는 태아 조직과는 아무런 관계가 없다!) 나는 이 책을 쓰는 동안 플로리다 선라이즈에 위치한 미국 줄기 세포 클리닉U.S. Stem Cell Clinic을 방문했다. 그곳에서는 내 지방에서(구체적으로 말하자면 줄기 세포가 풍부한 엉덩이에서) 채취한 줄기 세포를 원심분리기에 넣은 후 뇌 척수액으로 주사해 뇌로 이동하도록 했다. 그렇다. 엉덩이 머리(butt head, 말 그대로 '엉덩이로 만들어진 머리'이기도 하지만 원래 단어에는 '바보 같은 녀석'이라는 뜻도 있다_옮긴이주)가 된 것이다.

줄기 세포는 다발성 경화증을 비롯한 미토콘드리아성 퇴행성 질환을 위한 최첨단 치료법이다. 나는 다발성 경화증 환자는 아니지만 줄기 세포 치료를 받기 3개월 전에 뇌진탕을 일으켰다. 심한 식중독으로 기절하면서 바닥에 머리를 부딪친 것이었다. 참으로 폼 나지 않는 일이었다. 또 앞에서 말한 것처럼 나는 수 년 간의 곰팡이 독소 노출로 미토콘드리아 손상을 입기도 했다. 뇌에 도착한 줄기 세포가 새로운 뇌 세포를 가장 필요로 하는 곳으로 가줄 터였다.

새로운 뇌세포가 자라는 과정은 약 6개월이 소요된다. 그래서 그동안 헤드 스트롱 프로그램을 실시했고 뉴로피드백을 비롯해 뇌세포 생성에 가장 효과적인 해킹법도 함께 했다. 줄기 세포를 위해 잠을 많이 자야했지만 안타깝게도 (독자 여러분에게는 잘된 일이지만) 이 책을 쓰느라 그럴 수 없었는데도 효과가 있었다.

줄기 세포를 투여 받은 것은 처음이 아니었다. 일 년 전 예전의 부상을 회복하고 노화를 막기 위해 한 차례 줄기 세포를 투여 받은 적이 있었다. 그때는 골수에서 줄기 세포를 채취해 어깨와 무릎의 부상 부위, 아픈 척추, 허리, 얼굴, 머리, 그리고 생식기에도 주입했다. 장황한 설명 없이 줄기 세포 치료가 인생을 바꿔줄 정도로 효과적이라는 이야기만 하겠다. 줄기 세포는 염증을 줄이고 미토콘드리아 에너지를 사용해 치유를 활성화시킨다.

줄기 세포로 미토콘드리아에 영향을 주는 방법에 대해서는 아직도 연구가 이루어지고 있다. 최근에는 어머니와 할머니를 비롯해 여성 조상에게 물려받은 미토콘드리아 DNAmtDNA와 그 DNA가 거친 변이가 뇌 기능은 물론 모든 노화 지표에 큰 영향을 끼친다는 사실이 발견되었다. 다시 말해서 퇴행성 질환에 걸린 환자의 경우, DNA가 아닌 mtDNA가 문제일 수 있다는 것이다. 즉 세포 발전소에 관한 지시에 문제가 있을 수 있다.[20]

미토콘드리아 DNA가 다른 사람에게서 줄기 세포를 받으면 그 줄기 세포에서 자라는 새로운 세포의 미토콘드리아 DNA가 달라지고 기능적 특징도 달라진다. 놀라운 일이 아닐 수 없다. 다시 말하지만 태아의 줄기 세포를 이용한 과거의 기술과는 전혀 관련이 없다. 이제는 성인에게서 줄기 세포를 채취해 분리할 수 있다.

타인의 줄기 세포를 이식 받는 것은 잘못된 조직으로 변할 수 있기에 아직 위험이 따른다. 이마에서 발톱이 자라면 큰일이니까! 하지만 가까운 미래에 이 기술을 성공적으로 사용하게 되리라고 생각한다.

최초로 미토콘드리아 이식을 받아 문자 그대로 몸에 내가 가지지 못한 미토콘드리아 특징을 선물해주는 것이 내 목표다. 만약 성공한다면 몸에 엄청난 회복력이 생길 것이다. 그렇게 되기까지는 오랜 시간이 걸릴지도 모른다. 나도 여러분도 이 책의 바이오해킹을 이용해 그런 날이 올 때까지 살아 있기를, 그때까지 여전히 '헤드 스트롱' 상태이기를 바라본다.

마치며

솔직히 말하겠다. 전문 바이오해커로 오랫동안 내 몸을 해킹한 결과, 모든 열쇠가 미토콘드리아에 달려 있다는 사실을 깨닫게 되었다. 최첨단은 물론 극단적인 방법, 고대로부터 내려오는 방법까지 인간의 능력을 개선해주는 해킹법을 찾아 지구 반대편으로 날아가느라 막대한 돈을 썼다. 놀랍게도 우리 몸에 사는 수십 억 개의 작은 박테리아가 에너지와 뇌, 능력을 전두지휘하고 기본적으로 어떤 사람인지까지 결정하고 있었다.

충격적이면서도 흥미진진한 사실이다. 미토콘드리아가 우리를 제어하지만 주변 환경을 바꿈으로써 우리가 미토콘드리아를 지배할 수도 있기 때문이다. 이 책에 나온 비교적 간단한 방법을 통해 주도권이 당신에게 넘어갈 수 있다. 어느 정도의 에너지를 원하고 어떤 기분을 느끼고 싶고 주변 사람들을 어떻게 대하고 싶은지까지 당신이 직접 결정할 수 있다.

나는 미토콘드리아 해킹법을 배운 후로 사회적으로도 더 성공했지만 보다 나은 사람이 될 수 있었다. 인내심 있고 친절하고 공감 능력이 커졌다. 그리고 사랑하는 사람들과 함께하는 시간에 온전히 집중하게 되었다. 모두가 미토콘드리아를 스스로 제어해 자기계발에 집중하기가 쉬워진 덕분이다.

이제 당신은 자신의 몸에 대해 더욱 심오한 측면까지 알게 되었다. 어떻게 하면 미토콘드리아의 효율성이 올라가고 또 어떻게 하면 느려지는지. 조명을 켜거나 음식을 먹거나 몸을 움직이거나 하는 모든 일이 사실은 미토콘드리아를 어떻게 대할지, 얼마만큼의 에너지를 원하는지 직접 결정하는 것과 같다. 미토콘드리아에 지배당하지 않고 스스로 미토콘드리아를 지배하는 경험을 일단 하고 나면 절대로 예전으로 돌아가기가 힘들 것이다. 나도 여러분이 예전으로 돌아가지 않기를 바란다. 새로운 지식이 준 스스로 운명을 결정하는 힘을 완전히 자신의 것으로 만들기 바란다. 그리고 그 힘으로 멋진 일을 하기를.

이제 다음은?

헤드 스트롱 온라인 무료 영상과 추가 자료로 더욱 깊이 파고든다. bulletproof.com/headstrong에서 독점 콘텐츠, 헤드 스트롱 독자 커뮤니티, 책의 내용을 기억하도록 도와주는 퀵 스터디 가이드 등을 만날 수 있다.

이 책이 인쇄에 들어가는 시점을 기준으로 그동안 미토콘드리아의 상태와 시간에 따른 변화를 알려주는 믿을 수 있는 정보를 구하기가 어려웠다. 나는 디지털 건강 기업을 낱낱이 조사한 후 바이오미Viome라는 회사의 과학자문위원으로 합류했다. 장내 미생물 변화 반응, 미토콘드리아 기능과 상호작용에 대한 정기적이고 포괄적인 분석을 토대로 맞춤화 데이터를 제공하는 진정으로 혁신적인 웰니스 기업이다. Viome.com/headstrong에서 자세한 정보와 회원가입을 통해 자신의 데이터도 얻을 수 있다.

미토콘드리아 기능 검사는 매우 중요한 일이다. 현재 시장에 계속 새로운 정보가 나오고 있다. bulletproof.com/headstrong에서 내가 추천하는 미토콘드리아 검사 목록을 확인할 수 있다.

감사의 말

    페이스북과 블릿프루프 웹사이트, 〈블릿프루프 라디오〉를 통해 질문과 코멘트로 나에게 영감을 주는 수백만 명의 팔로워들, 독자들, 청취자들을 보며 이 책《헤드 스트롱》을 써야겠다는 생각을 하게 되었다. 큰 사랑과 관심에 감사드리고 여러분에게 가장 유익한 최고의 정보를 제공할 것을 약속드린다. 이 일이 얼마나 큰 변화를 만들어내는지 알기에 더욱 힘이 솟고 즐겁기도 하다.

    이 책을 쓰는 동안 외상성 뇌손상을 입어 매우 상태가 좋지 않았다. 손상을 최소화하고 미토콘드리아를 지키기 위해 헤드 스트롱 기법을 실시했지만 그것만으로는 충분하지 않았다. 다행히 나는 세계 최첨단 뇌 훈련 센터의 오픈을 준비 중이었다. 내 뇌를 예전으로 돌려주고 매번 방문할 때마다 뇌 성능을 계속 올려주는 드루 피어슨Drew Pierson 박사와 제나, 크리스 킨Chris Keane 등 40 이어즈 오브 젠 뉴로피드백 뇌 훈련 연구소의 관계자 전원에게 감사를 전한다. 그들의 노고가 없었다면 이 책을 끝마치지 못했을 것이다.

    아무리 성능이 최적화된 뇌를 가지고 있어도 고마운 사람들을 한 명도 빠짐없이 떠올리는 것은 쉬운 일이 아니다. 〈블릿프루프 라디오〉에서 정보와 경험을 공유해준 350명의 게스트를 전부 호명해야 할까? 비영리

단체 실리콘 밸리 건강 연구소Silicon Valley Health Institute, SVHI의 강연 무대를 빛내준 200명의 강연자들은? 지난 20년 동안 미토콘드리아의 한계를 밀어붙이기 위해 노력해온 미국노화방지의학아카데미American Academy of Anti-Aging Medicine 의사들은 어떻고?

당연히 그들을 빠뜨리면 안 될 것이다.

이 책을 위해 미토콘드리아 명상법을 써주고 매우 효과적인 프로그램과 치료법을 소개해준 배리 모구엘란 박사에게 감사를 전한다. 마인드밸리의 설립자 비셴 락히아니는 이 책의 출판 계획에 큰 도움을 주었다. 진정한 마니아들을 위해 매 분기마다 바이오해킹 도구들을 담아 보내주는 바이오해크드 박스Biohacked Box를 관리하는 제나와 크리스 킨에게도 고맙다.

유명한《존 다이어트》의 저자이자 라디오에 출연해 폴리페놀의 효능에 대해 한층 더 잘 알게 해준 배리 시어스에게도 특별한 감사를 전한다. 오랫동안 여러 권의 저서로 수많은 사람들의 뇌를 향상시켜준 데이비드 펄머터 박사, 클리블랜드 클리닉의 마크 하이먼 박사와 하버드 앤 보스턴 아동 병원의 데이비드 루드비히 박사는 지방에 대한 사회의 생각이 바뀌는 데 기여했다. 다니엘 에이멘의 선구적인 연구는 뇌 역기능이 도덕적 실패가 아님을 알려주었다. 도미닉 다고스티노와 리처드 비치 박사는 유명한 케톤 연구자로 〈불릿프루프 라디오〉에 출연해 지식을 나눠주었다. 스마트 드러그에 관한 초창기 저서를 쓴 스티브 포크스Steve Fowkes에게도 무한한 감사를 전한다. 그의 책은 수년 전 미토콘드리아가 고장 난 나의 인지 기능과 커리어를 구해주었다. 조기 미토콘드리아 역기능에 대한 경각심을 처음 공개적으로 일깨우고 오존 치료법을 소개한 프랭크 셸렌버거 박사에게도 감사하다.

중요한 뇌 건강 정보를 비즈니스를 통해 수많은 사람들과 나눌 수 있도록 도와준 사람들이 있다. 마케팅의 대가 제이 에이브러햄은 무수히 많은 시간 동안 나를 도와주고 조언도 해주었다. 고마워요, 제이! 마찬가지로 조 폴리시와 지니어스 네트워크는 내가 존재조차도 몰랐던 새로운 기회의 문이 열리도록 해주었다. 스트러티직 코치의 댄 설리번은 중요한 가치를 찾도록 도와주었고 캐머런 헤럴드 는 그 가치를 실행하도록 도와주었다. 친애하는 친구 JJ 버진과 마이크 코이닉스는 나를 성공한 작가와 마케터로 만들어주었다. 브랜든 버처드는 함께 할 때마다 큰 영감을 준다. 피터 디아만디스와 릭 루빈은 저마다의 방법으로 내 안에 더욱 깊고 새로운 사고가 싹트게 해주었다. 모두 고맙습니다.

내 에이전트 셀레스테 파인은 엄청난 뇌 미토콘드리아를 가진 게 분명하다. 정말 놀라운 사람이다. 편집자 조디 리퍼는 번개처럼 빠른 편집과 글 실력으로 도와주었다. 비범한 편집자 사라 머피와 줄리 윌(마케팅과 홍보의 대가 브라이언 페린)과 빅토리아 코멜라 등 하퍼 웨이브Harper Wave의 모든 팀원에게 특별한 감사를 전한다.

문자 그대로 수백만 명을 도와주기 위해 쉬지 않고 일하는 우리 팀 불릿프루프, 그들이 옆에 있어서 든든하다. 이 책《헤드 스트롱》이 쓰일 수 있도록 도와준 자크 가르시아, 수전 라이언, 캐런 허, 에이미 헤레라, 제네비브 건더슨, 니키 호이러프, 메리 폴젤라에게 고맙다. 모든 레시피를 꼼꼼하게 확인하고 직접 맛까지 봐준 스티븐과 캐슬린 크랜델에게도 감사한다! 이 책을 위해 뛰어준 케일리와 제달리도 빠뜨릴 수 없다. 일러스트를 담당해준 캐슬린 라퍼티와 아서 페이지에게도 감사를!

마지막으로 나의 아내 닥터 라나와 우리의 두 아이 애나와 앨런에게 감사를 전한다. 내가 낮에는 불릿프루프 CEO로 일하고 밤에는 이 책을 쓰는 동안 인내심을 가지고 옆에서 도와주어서 고맙다. 사랑하는 독자들이여, 우리 가족을 실제로 우연히 마주친다면 이 책이 세상에 나올 수 있게 해주어서 고맙다고 말해주길! 미토콘드리아를 물려주신 어머니, 감사합니다. 아버지도 감사하지만 미토콘드리아 때문은 아니에요. 제 미토콘드리아는 모두 어머니에게서 온 거니까요.

주

Chapter 1. 헤드 스타트!

1   페이 두Fei Du 외, "뇌 활동과 뇌 ATP 대사율의 밀접한 관계Tightly Coupled Brain Activity and Cerebral ATP Metabolic Rate", 〈국립 과학아카데미 회의록Proceedings of the National Academy of Sciences〉 105, no.17 (2008년 4월 29일): 6409–14, doi:10.1073/pnas.0710766105.

2   캐슬린 D. 보스Kathleen D. Vohs 외, "달리는 뇌: 자가규제와 선택Running Head: Self-Regulation and Choice" (미발표 학회 논문, 시카고 부스 마케팅 워크숍Chicago Booth Marketing Workshop, 일리노이 시카고, 2005년), https://www.chicagobooth.edu/research/workshops/marketing/archive/WorkshopPapers/vohs.pdf.

Chapter 2. 위대한 미토콘드리아

1   캐롤린 M. 매튜스Carolyn M. Matthews, "신성한 여성성을 길러라Nurturing Your Divine Feminine", 〈회의록Proceedings〉(베일러 대학교 메디컬 센터) 24, no.3(2011년):248.

2   프라카시 세판Prakash Seppan 외, "테스토스테론이 산화 스트레스에 끼치는 영향이 성체 쥐의 해마에 끼친 뉴런 손상Influence of Testosterone Deprivation on Oxidative Stress Induced Neuronal Damage in Hippocampus of Adult Rats" (미국남성병학협회 30회 연례 모임 포스터 발표, 2014년 4월 6일), 〈남성병학Andrology〉, 2(증보.1) (2014년 4월):62, doi:10.1111/j.2047-2927.2014.00221.x.

3   마틴 A. 샤프Martyn A. Sharpe, 테일러 L. 기스트Taylor L. Gist, 데이비드 S. 배스킨David S. Baskin, "자폐 스펙트럼 장애 아동과 그 쌍둥이/형제자매의 B 림프

구 에스트로겐, 디하이드로테스토스테론, 제노젠스 민감성 변화Alterations in Sensitivity to Estrogen, Dihydrotestosterone, and Xenogens in B-Lymphocytes from Children with Autism Spectrum Disorder and Their Unaffected Twins/Siblings", 〈독성학 저널Journal of Toxicology〉 2013(2013년).

4   캐슬린 A. 매팅글리Kathleen A. Mattingly 외, "NRF1의 전사를 자극하고 미토콘드리아 생물발생을 증가시키는 에스트라디올Estradiol Stimulates Transcription of Nuclear Respiratory Factor-1 and Increases Mitochondrial Biogenesis", 〈분자 내분비학 Molecular Endocrinology〉 22, no.3(2008년 3월):609–22, doi:10.1210/me.2007-0029.

5   유코 하라Yuko Hara 외, "원숭이 전전두엽피질의 시냅스 이전 미토콘드리아 형태는 작업 기억과 연관 있으며 에스트로겐 치료로 개선된다Presynaptic Mitochondrial Morphology in Monkey Prefrontal Cortex Correlates with Working Memory and Is Improved with Estrogen Treatment", 〈전미 과학아카데미 회의록Proceedings of the National Academy of Sciences of the United States of America〉 111, no.1(2014년 1월 7일):486–91, doi:10.1073/pnas.1311310110.

6   페데리카 치오피Federica Cioffi 외, "갑상선 호르몬과 미토콘드리아Thyroid Hormones and Mitochondria: With a Brief Look at Derivatives and Analogues", 〈미토콘드리아 내분비학-호르몬과 신진대사의 열쇠 미토콘드리아Mitochondrial Endocrinology–Mitochondria as Key to Hormones and Metabolism〉 379, no.1-2(2013년 10월 15일): 51-61, doi:10.1016/j.mce.2013.06.006.

7   안나 그보즈자쿠바Anna Gvozdjáková, 《미토콘드리아 의학: 미토콘드리아 대사, 질환, 진단, 치료Mitochondrial Medicine: Mitochondrial Metabolism, Diseases, Diagnosis and Therapy》(Springer Science & Business Media, 2008년).

Chapter 3. 뉴로마스터가 되자

1   주-항 셍Zu-Hang Sheng, "미토콘드리아의 수송과 뉴런 정박: 새로운 통찰과

의미Mitochondrial Trafficking and Anchoring in Neurons: New Insight and Implications",
〈세포생물학 저널Journal of Cell Biology〉, 204, no.7(2014년 3월 31일):1087,
doi:10.1083/jcb.201312123.

2   시오-홍 주Xiao-Hong Zhu 외, "인간 뇌의 에너지 소비에 대한 수량 영상
Quantitative Imaging of Energy Expenditure in Human Brain", 〈뉴로이미지Neuroimage〉,
60, no.4(2012년):2107-17.

3   R. 스티븐 스토워스R. Steven Stowers 외, "미토콘드리아에서 시냅스의 축삭 전
송은 새로운 초파리 단백질 밀턴에 달려 있다Axonal Transport of Mitochondria to
Synapses Depends on Milton, a Novel Drosophila Protein", 〈뉴런Neuron〉 36, no.6(2002
년):1063-77, doi:10.1016/S0896-6273(02)01094-2.; 시우팡 구오Xiufang
Guo 외, "미토콘드리아에서 초파리 시냅스로의 축삭 이동에 GTPase dMiro
가 필요The GTPase dMiro Is Required for Axonal Transport of Mitochondria to Drosophila
Synapses", 〈뉴런〉 47, no.3(2005년):379-93; 후안 마Huan Ma 외, "KIF5B 모터
어댑터 신타불린이 공감 뉴런의 시냅스 전송을 유지한다KIF5B Motor Adaptor
Syntabulin Maintains Synaptic Transmission in Sympathetic Neurons", 〈신경학 저널The
Journal of Neuroscience〉 29, no.41(2009년):13019-29.

4   데이비드 G. 니콜스David G. Nicholls, 사만사 L. 버드Samantha L. Budd, "미토
콘드리아와 뉴런 생존Mitochondria and Neuronal Survival", 〈피지올로지컬 리뷰
Physiological Reviews〉 80, no.1(2000년):315-60.

5   주-항 셍, "미토콘드리아의 수송과 뉴런 정박: 새로운 통찰과 의미", 〈세포생
물학 저널〉 204, no.7(2014년 3월 31일):1087, doi:10.1083/jcb.201312123.
; 로버트 L. 모리스Robert L. Morris, 피터 J. 홀렌벡Peter J. Hollenbeck, "미토콘
드리아 이동의 양방향 규제는 축삭돌기 증식과 관련 있다The Regulation of
Bidirectional Mitochondrial Transport Is Coordinated with Axonal Outgrowth", 〈세포학 저
널Journal of Cell Science〉 104, no.3(1993년):917-27.; 고든 루더랜드, 피터 J. 홀
렌벡, "축삭 분화에 대한 미토콘드리아 수송 반응과 분화 가지 성장Response of
Mitochondrial Traffic to Axon Determination and Differential Branch Growth", 〈신경학 저널〉
23, no.24(2003년):8618-24.

6 지안-셍 강Jian-Sheng Kang 외, "신타필린에 의한 축삭 미토콘드리아 도킹은 그 운동성을 제어하고 단기 촉진에 영향을 준다Docking of Axonal Mitochondria by Syntaphilin Controls Their Mobility and Affects Short-Term Facilitation", 〈세포Cell〉 132, no.1(2008년):137-48.

7 주-항 셍, 퀴안 카이Qian Cai, "뉴런에서의 미토콘드리아 수송: 시냅스 항상성과 신경퇴화에 끼치는 영향Mitochondrial Transport in Neurons: Impact on Synaptic Homeostasis and Neurodegeneration", 〈네이처 리뷰 뉴로사이언스Nature Reviews Neuroscience〉 13, no.2(2012년):77-93.

8 세바스천 트렘블레이Sébastien Tremblay 외, "영장류 측면 전전두엽 피질의 뉴런 앙상블에 의한 시각 정보의 주의적 필터링Attentional Filtering of Visual Information by Neuronal Ensembles in the Primate Lateral Prefrontal Cortex", 〈뉴런〉 85,no.1(n. d.):202–15,doi:10.1016/j.neuron.2014.11.021.

9 A. 라타A. Lajtha 외, "생쥐 두뇌의 미엘린 단백질의 변화Turnover of Myelin Proteins in Mouse Brain in Vivo", 〈바이오케미컬 저널The Biochemical Journal〉 164, no.2(1977년 5월 15일):323-29.

10 시드니 A. 존스Sidney A. Jones 외, "트리요오드티로닌은 희소돌기아교세포 발달의 생존 요인이다Triiodothyronine Is a Survival Factor for Developing Oligodendrocytes", 〈분자 및 세포 내분비학Molecular and Cellular Endocrinology〉 199, no.1-2(2003년 1월 31일):49-60.

11 L. I. 거레이L. I. Garay 외, "자가면역 뇌척수염에서 프로게스테론은 척수 염증 중재기관을 하향 조절하고 미엘린화를 늘린다Progesterone down-Regulates Spinal Cord Inflammatory Mediators and Increases Myelination in Experimental Autoimmune Encephalomyelitis", 〈뉴로사이언스Neuroscience〉 226(2012년 12월 13일):40–50, doi:10.1016/j.neuroscience.2012.09.032.

12 J. M. 디에치J. M. Dietschy, S. D. 털리S. D. Turley, "뇌의 콜레스테롤 대사Cholesterol Metabolism in the Brain", 〈지질학 커런트 오피니언Current Opinion in Lipidology〉 12, no.2(2001년 4월):105-12.

13 스테파니 세네프Stephanie Seneff, 글린 웨인라이트Glyn Wainwright, 루카 마스

시텔리Luca Mascitelli, "영양과 알츠하이머: 고탄수화물 식단의 해로운 역할 Nutrition and Alzheimer's Disease: The Detrimental Role of a High Carbohydrate Diet", 〈유럽 내분비학 저널European Journal of Internal Medicine〉 22, no.2(n.d.):134-40, doi:10.1016/j.ejim.2010.12.017.

14 에이미 파투렐Amy Paturel, "좋은 지방-좋은 지방으로 브레인 파워 올리기 Good Fats-Boost Brain Power with Good Fats", 클리블랜드 클리닉 웰니스Cleveland Clinic Wellness, 2009년 9월 8일, http://www.clevelandclinicwellness.com/food/GoodFats/Pages/BoostBrainPowerwithGoodFats.aspx.

15 최인영In Young Choi 외, "단식을 모방한 식단이 재생을 촉진하고 자가면역성과 다발성경화증을 줄인다A Diet Mimicking Fasting Promotes Regeneration and Reduces Autoimmunity and Multiple Sclerosis Symptoms", 〈셀 리포트Cell Reports〉 15, no.10(2016년 6월 7일):2136-46,doi:10.1016/j.celrep.2016.05.009.

16 A. E. 호반A. E. Hoban 외, "미생물총에 의한 전전두엽 미엘린화의 조절 Regulation of Prefrontal Cortex Myelination by the Microbiota", 〈중개정신의학Translational Psychiatry〉 6(2016년 4월 5일):e774, doi:doi:10.1038/tp.2016.42.

17 "뉴런의 삶과 죽음The Life and Death of a Neuron", 신경장애와 뇌졸중 연구소 National Institute of Neurological Disorders and Stroke, 2015년 7월 1일, http://www.ninds.nih.gov/disorders/brain_basics/ninds_neuron.htm.

18 R. 몰테니R. Molteni 외, "고지방, 정제당 식단이 해마의 뇌 유래 신경영양인자, 신경가소성, 학습능력을 감소시킨다A High-Fat, Refined Sugar Diet Reduces Hippocampal Brain-Derived Neurotrophic Factor, Neuronal Plasticity, and Learning", 〈뉴로사이언스〉 112, no.4(2002년):803-14.

19 바버라 S. 벨츠Barbara S. Beltz 외, "오메가3 지방산이 성인의 신경발생을 상향조절한다Omega-3 Fatty Acids Upregulate Adult Neurogenesis", 〈뉴로사이언스 레터Neuroscience Letters〉 415, no.2(2007년 3월 26일):154-58, doi:10.1016/j.neulet.2007.01.010.

20 얀얀 왕Yanyan Wang 외, "녹차의 에피갈로카테킨-갈레이트EGCG가 성인의 해마 신경발생에서 신경계 전구세포 또는 세포 증식, 음파고슴고치 경로 활성

화를 촉진한다Green Tea Epigallocatechin-3-Gallate(EGCG) Promotes Neural Progenitor Cell Proliferation and Sonic Hedgehog Pathway Activation during Adult Hippocampal Neurogenesis", 〈분자 영양 & 식품 연구Molecular Nutrition & Food Research〉 56, no.8(2012년 8월):1292–1303,doi:10.1002/mnfr.201200035.

21 크리스천 미레스쿠Christian Mirescu, 엘리자베스 굴드Elizabeth Gould, "스트레스와 성인의 신경발생Stress and Adult Neurogenesis", 〈해마Hippocampus〉, 16, no.3(2006년):233–38,doi:10.1002/hipo.20155.

22 제니퍼 L. 워너-슈미트Jennifer L. Warner-Schmidt, 로널드 S, 두먼Ronald S. Duman, "해마의 신경발생: 스트레스와 항우울제 치료의 대립되는 효과Hippocampal Neurogenesis: Opposing Effects of Stress and Antidepressant Treatment", 〈해마〉 16, no.3(2006년):239-49,doi:10.1002/hipo.20156.

23 "성인 뇌의 신경발생: 스트레스와 우울증과의 관계Neurogenesis In Adult Brain: Association With Stress And Depression", 〈사이언스 데일리Science Daily〉, 2008년 9월 2일, https://www.sciencedaily.com/releases/2008/08/080831114717.htm.. 미리엄 S. 노키아Miriam S. Nokia 외, "수컷 쥐의 경우 지속적인 유산소 운동이 성체 해마 신경발생을 증가시킨다Physical Exercise Increases Adult Hippocampal Neurogenesis in Male Rats Provided It Is Aerobic and Sustained", 〈생리학 저널The Journal of Physiolog〉 594, no.7(2016년 4월 1일):1855-73, doi:10.1113/JP271552.

25 M. S. 카플란M. S. Kaplan, "환경적 복잡성이 시각 피질의 신경발생을 자극한다Environment Complexity Stimulates Visual Cortex Neurogenesis: Death of a Dogma and a Research Career", 〈트렌드 인 뉴로사이언스Trends in Neurosciences〉 24, no.10(2001년 10월):617-20.

26 베네데타 루Benedetta Leuner, 에리카 R. 글래스퍼Erica R. Glasper, 엘리자베스 굴드Elizabeth Gould, "성적 경험은 처음에 스트레스 호르몬을 증가시키지만 해마의 신경발생을 촉진한다Sexual Experience Promotes Adult Neurogenesis in the Hippocampus Despite an Initial Elevation in Stress Hormones", 〈플로스 원PLOS ONE〉 5, no.7(2010년 7월 14일):e11597,doi:10.1371/journal.pone.0011597.

1 바라트 B. 아가르왈Bharat B. Aggarwa 외, "염증과 암: 그 연관성은 무엇인
가?Inflammation and Cancer: How Hot Is the Link?", 〈생화학 약리학Biochemical
Pharmacology〉 72, no.11(2006년 11월 30일):1605 - 21,doi:10.1016/
j.bcp.2006.06.029.

2 다리오 지우글리아노Dario Giugliano, 안토니오 세리엘로Antonio Ceriello, 캐서린
에스포지토Katherine Esposito, "식단이 염증에 끼치는 영향: 대사 증후군에 주안
점을 두고The Effects of Diet on Inflammation: Emphasis on the Metabolic Syndrome", 〈미
국 순환기내과대학 저널Journal of the American College of Cardiology〉 48, no.4(2006
년 8월 15일):677-85,doi:10.1016/j.jacc.2006.03.052.

3 프리탐 다스Pritam Das, "개관-알츠하이머와 염증 연구소: 프리탐 다스-마요
클리닉 연구Overview-Alzheimer's Disease and Inflammation Lab: Pritam Das-Mayo Clinic
Research", 마요 클리닉Mayo Clinic, 2016년 10월 20일 기준, http://www.mayo.
edu/research/labs/alzheimers-disease-inflammation/overview.

4 아서 A. 사이멘Arthur A. Simen 외, "노화에 따른 인지 역기능과 염증의 역할
Cognitive Dysfunction with Aging and the Role of Inflammation", 〈만성 질환의 치료
적 진보Therapeutic Advances in Chronic Disease〉 2, no.3(2011년 5월):175-95,
doi:10.1177/2040622311399145.

5 로빈 C. 힐사벡Robin C. Hilsabeck 외, "만성 C형 간염 환자의 인지 효율성
은 내인성 사이토카인 수치와 관련 있다Cognitive Efficiency Is Associated with
Endogenous Cytokine Levels in Patients with Chronic Hepatitis C", 〈신경면역학 저널
Journal of Neuroimmunology〉 221, no.1-2(2010년 4월):53-61, doi:10.1016/
j.jneuroim.2010.01.017.; 테레사 N. 반 덴 코머TessaN. van den Kommer, "지
단백질과 염증이 인지 기능 저하에 끼치는 영향The Role of Lipoproteins
and Inflammation in Cognitive Decline: Do They Interact?", 〈노화 신경생물학
Neurobiology of Aging〉 33, no.1(2012년 1월):196.e1-196.e12, doi:10.1016/
j.neurobiolaging.2010.05.024.; 시노 마가키Shino Magaki, "가벼운 인지 손상

과 염증성 사이토킨의 증가Increased Production of Inflammatory Cytokines in Mild Cognitive Impairment", 〈실험 노인학Experimental Gerontology〉 42, no.3(2007년 3월):233–40, doi:10.1016/j.exger.2006.09.015.; M. G. 디크M. G. Dik, "노인의 인지 기능 저하와 염증 단백질Serum Inflammatory Proteins and Cognitive Decline in Older Persons", 〈신경학Neurology〉 64, no.8(2005년 4월 26일):1371-77, doi:10.1212/01.WNL.0000158281.08946.68.

6   J. P. 고드바우트J. P. Godbout 외, "주변부 면역 시스템 활성화에 따른 늙은 쥐의 신경염증과 병태Exaggerated Neuroinflammation and Sickness Behavior in Aged Mice Following Activation of the Peripheral Innate Immune System", 〈FASEB 저널: 미국 실험 생물학협회 공식 출판FASEB Journal: Official Publication of the Federation of American Societies for Experimental Biology〉 19, no.10(2005년 8월):1329-31, oi:10.1096/fj.05-3776fje.; 토머스 A. 프롤라Tomas A. Prolla, "노화하는 뇌의 DNA 마이크로어레이 분석DNA Microarray Analysis of the Aging Brain", 〈케미컬 센스Chemical Senses〉 27, no.3(2002년 3월):299–306.

7   라이언 N. 딜거Ryan N. Dilger, 로드니 W. 존슨Rodney W. Johnson, "노화, 미세교세포 프라이밍, 주변부 면역계 신호에 대한 염증 반응Aging, Microglial Cell Priming, and the Discordant Central Inflammatory Response to Signals from the Peripheral Immune System", 〈백혈구 생물학 저널Journal of Leukocyte Biology〉 84, no.4(2008년 10월):932–39, doi:10.1189/jlb.0208108.; H. A. 로스치크H.A. Rosczyk, N. L. 스파크먼N. L. Sparkman, R. W. 존슨R. W. Johnson, "가벼운 수술 이후 늙은 쥐의 신경염증과 인지 기능Neuroinflammation and Cognitive Function in Aged Mice Following Minor Surgery", 〈실험 노인학〉 43, no.9(2008년 9월):840–46, doi:10.1016/j.exger.2008.06.004.; J. P. 고드바우트J. P. Godbout 외, "주변부 면역 시스템 활성화에 따른 늙은 쥐의 신경염증과 병태Exaggerated Neuroinflammation and Sickness Behavior in Aged Mice Following Activation of the Peripheral Innate Immune System" 〈FASEB 저널〉 19, no.10(2005년 8월):1329–31, doi:10.1096/fj.05-3776fje.; 아인 켈리Aine Kelly 외, "p38의 활성화는 지질다당류와 인터류킨-1-베타가 쥐의 치상회의 장기 상승 작용에 끼치는 억제적 효과에 중요한 역할을 수행

한다Activation of p38 Plays a Pivotal Role in the Inhibitory Effect of Lipopolysaccharide and Interleukin-1 Beta on Long Term Potentiation in Rat Dentate Gyrus", 〈생명화학 저널The Journal of Biological Chemistry〉 278, no.21(2003년 5월 23일):19453-62, doi:10.1074/jbc.M301938200.

8   아서 A. 사이멘Arthur A. Simen 외, "노화에 따른 인지 역기능과 염증의 역할Cognitive Dysfunction with Aging and the Role of Inflammation", 〈만성 질환의 치료적 진보〉 2, no.3(2011년 5월):175-95, doi:10.1177/2040622311399145.

9   Ibid.

10   L. A. 핸슨L. A. Hanson, "정상적 장내 박테리아의 면역 효과Immune effects of the normal gut flora", 〈월간 소아학Monatsschrift Kinderheilkunde〉146, no.1(n.d.):S2-6, doi:10.1007/PL00014761.

11   로버트 베르니 카나니Roberto Berni Canani 외, "부티르산이 장 질환에 줄 수 있는 이로운 효과Potential Beneficial Effects of Butyrate in Intestinal and Extraintestinal Diseases", 〈소화기병학 세계 저널World Journal of Gastroenterology〉:WJG17, no.12(2011년 3월 28일):1519-28, doi:10.3748/wjg.v17.i12.1519.

12   마탐 비제이-쿠마르Matam Vijay-Kumar 외, "수용체 5가 없는 쥐의 대사 증후군과 장내 미생물총 변화Metabolic Syndrome and Altered Gut Microbiota in Mice Lacking Toll-Like Receptor 5", 〈사이언스Science〉 328, no.5975(2010년 4월 9일):228-31, doi:10.1126/science.1179721.

13   루스 E. 레이Ruth E. Ley 외, "미생물 생태학: 인간의 미생물총과 비만의 관계Microbial Ecology: Human Gut Microbes Associated with Obesity", 〈네이처Nature〉 444, no.7122(2006년 12월 21일):1022-23, doi:10.1038/4441022a.

14   장-파스칼 드 밴트Jean-Pascal De Bandt, 앤-주디스 왈리고라-두프리에트Anne-Judith Waligora-Dupriet, 마리-조세 부텔Marie-Jose Butel, "염증과 인슐린 저항과 장 미생물총: 인간과의 연관성Intestinal Microbiota in Inflammation and Insulin Resistance: Relevance to Humans", 〈임상 영영과 신진대사 관리 커런트 오피니언Current Opinion in Clinical Nutrition and Metabolic Care〉 14, no.4(2011년 7월):334-40, doi:10.1097/MCO.0b013e328347924a.

15   세르지오 다비넬리Sergio Davinelli 외, "폴리페놀을 통한 미토콘드리아 생물
      발생 강화Enhancement of Mitochondrial Biogenesis with Polyphenols: Combined Effects of
      Resveratrol and Equol in Human Endothelial Cells", 〈면역성과 노화Immunity & Ageing〉
      10(2013년):28, doi:10.1186/1742-4933-10-28.

16   크리스티앙 산도발-아쿠나Cristian Sandoval-Acuna, 호르헤 페레이라Jorge Ferreira,
      헤르난 스페이스키Hernan Speisky, "폴리페놀과 미토콘드리아Polyphenols and
      Mitochondria: An Update on Their Increasingly Emerging ROS-Scavenging Independent
      Actions", 〈생화학과 생물리학 아카이브Archives of Biochemistry and Biophysics〉
      559(2014년 10월 1일):75-90, doi:10.1016/j.abb.2014.05.017.

17   앙투완 루보Antoine Louveau 외, "중추신경계 림프관의 구조적 기능적 특징
      Structural and Functional Features of Central Nervous System Lymphatic Vessels", 〈네이처〉
      523, no.7560(2015년 7월 16일):337-41, doi:10.1038/nature14432.

18   카를로 페르골라Carlo Pergola 외, "테스토스테론이 포스포리파아제 D를 억
      제해 인간의 단핵 백혈구에서 류코트리엔 생합성의 성별 차이를 초래한다
      Testosterone Suppresses Phospholipase D, Causing Sex Differences in Leukotriene Biosynthesis
      in Human Monocytes", 〈FASEB 저널〉 25, no.10(2011년 10월):3377-87,
      doi:10.1096/fj.11-182758.

19   레이너 H. 스트라우브Rainer H. Straub, "에스트로겐이 염증에 수행하는 복잡한
      역할The Complex Role of Estrogens in Inflammation", 〈엔도크린 리뷰Endocrine Reviews〉
      28, no.5(2006년 12월 1일):521-74, doi:10.1210/er.2007-0001.

20   안토니 J. 하마르Anthony J. Harmar, "혈관 펩피드와 뇌하수체 아데닐산고리
      화효소 활성화폴리펩티드의 약리학과 수용체 역할Pharmacology and Functions
      of Receptors for Vasoactive Intestinal Peptide and Pituitary Adenylate Cyclase-Activating
      Polypeptide: IUPHAR 리뷰 1", 〈영국 약리학 저널British Journal of Pharmacology〉
      166, no.1(2012년 5월):4-17, doi:10.1111/j.1476-5381.2012.01871.x.

21   아말리 E. 사마라싱게Amali E. Samarasinghe, 스콧 A. 호셀튼Scott A. Hoselton, 제
      인 M. 슈Jane M. Schuh, "알레르기 있는 쥐의 간의 혈관 활성 장 펩티드와 신
      경 엔도펩티다아제의 시공 로컬리제이션Spatio-Temporal Localization of Vasoactive

Intestinal Peptide and Neutral Endopeptidase in Allergic Murine Lungs", 〈레귤러토리 펩티드Regulatory Peptides〉 164, no.2 -3(2010년 9월 24일):151 - 57, doi:10.1016/j.regpep.2010.05.017.

22   브론웬 마틴Bronwen Martin 외, "혈관 활성 장 펩티드- 쥐는 당 선호도 강화, 이상혈당증, 미뢰 렙틴 수용체 표현 감소를 보였다Vasoactive Intestinal Peptide-Null Mice Demonstrate Enhanced Sweet Taste Preference, Dysglycemia, and Reduced Taste Bud Leptin Receptor Expression", 〈당뇨Diabetes〉 59, no.5(2010년 5월):1143 -52, doi:10.2337/db09-0807.

23   마티유 라플랑트Mathieu Laplante, 데이비드 M. 사바티니David M. Sabatini, "성장 제어와 질병에서의 mTOR 신호mTOR Signaling in Growth Control and Disease", 〈세포〉 149, no.2(2012년 4월 13일):274 -93, doi:10.1016/j.cell.2012.03.017.

24   재클린 블런델Jacqueline Blundell, 메린 카우저Mehreen Kouser, 크레이그 M. 파월Craig M. Powell, "포유류 라파마이신 표적의 전신 억제는 공포 기억의 재응고화를 억제한다Systemic Inhibition of Mammalian Target of Rapamycin Inhibits Fear Memory Reconsolidation", 〈학습과 기억 신경생물학Neurobiology of Learning and Memory〉 90, no.1(2008년 7월):28 - 35, doi:10.1016/j.nlm.2007.12.004.

25   신지아 델로 루소Cinzia Dello Russo 외, "사이토킨 의존적인 미세교세포 활성과 세포 증식에 대한 mTOR 키나아제의 개입Involvement of mTOR Kinase in Cytokine-Dependent Microglial Activation and Cell Proliferation", 〈생화학 약리학Biochemical Pharmacology〉 78, no.9(2009년 11월 1일):1242 -51, doi:10.1016/j.bcp.2009.06.097.

26   미국농업부United States and Department of Agriculture, "미국의 음식 소비Profiling Food Consumption in America", 《농업 팩트 북Agriculture Fact Book 2001-2002》. (워싱턴 DC: 미국농업부, 통신국, 2003).

27   앨런 R. 개비Alan R. Gaby, "과당 섭취의 부정적인 효과Adverse Effects of Dietary Fructose", 〈대체 의학 리뷰: 임상치료 저널Alternative Medicine Review: A Journal of Clinical Therapeutic〉 10, no.4(2005년 12월):294 -306.

28   사라 마이힐Sarah Myhill, 노먼 E. 부스Norman E. Booth, 존 맥클라렌-하워드

John McLaren-Howard, "근육통성 뇌척수염/만성피로증후군 치료에서 미토콘드리아 역기능 표적Targeting Mitochondrial Dysfunction in the Treatment of Myalgic Encephalomyelitis/Chronic Fatigue Syndrome (ME/CFS) - a Clinical Audit", 〈국제 임상 및 실험 의학 저널International Journal of Clinical and Experimental Medicine〉 6, no.1(2013년):1 - 15.

29   더글러스 C. 월러스Douglas C. Wallace, "미토콘드리아 생물에너지 병인A Mitochondrial Bioenergetic Etiology of Disease", 〈임상조사 저널The Journal of Clinical Investigation〉 123, no.4(2013년 4월):1405 - 12, doi:10.1172/JCI61398.

30   G. 슈발리에G. Chevalier 외, "접지: 인간의 몸과 지면의 전자가 이어지는 것이 건강에 의미하는 것Earthing: Health Implications of Reconnecting the Human Body to the Earth's Surface Electrons", 〈환경 보건 저널Journal of Environmental and Public Health〉, 2012(2012년):291541. doi:10.1155/2012/291541.

31   릴라히 가비시Lilach Gavish 외, "낮은 레이저 투사가 미토콘드리아 막의 퍼텐셜을 자극하고 전골수구성 백혈병 단백질 소립자를 흩어지게 한다Low Level Laser Irradiation Stimulates Mitochondrial Membrane Potential and Disperses Subnuclear Promyelocytic Leukemia Protein", 〈수술과 의학 레이저Lasers in Surgery and Medicine〉 35, no.5(2004년):369 - 76, doi:10.1002/lsm.20108.

32   클레버 페라레시Cleber Ferraresi, 마이클 R. 햄블린Michael R. Hamblin, 니발도 A. 파리조토Nivaldo A. Parizotto, "근육 조직에 대한 저레벨 레이저 요법: 빛의 힘이 기량과 피로, 회복에 주는 효과Low-Level Laser (Light) Therapy (LLLT) on Muscle Tissue: Performance, Fatigue and Repair Benefited by the Power of Light", 〈의학 포토닉스 & 레이저Photonics & Lasers in Medicine〉 1, no.4(2012년 11월 1일):267 - 86,doi:10.1515/plm-2012-0032.

Chapter 5. 뇌 연료

1   스테파노 벤드라메Stefano Vendrame 외, "야생 블루베리 파우더 드링크를 6

주간 섭취하면 비피더스균이 증가한다Six-Week Consumption of a Wild Blueberry Powder Drink Increases Bifidobacteria in the Human Gut", 〈농업 및 식품화학 저널Journal of Agricultural and Food Chemistry〉 59, no.24(2011년 12월 28일):12815 – 20, doi:10.1021/jf2028686.

2　　R. 푸포넨-피미아R. Puupponen-Pimia, "베리류의 페놀은 장의 병원균 생장을 선택적으로 억제한다Berry Phenolics Selectively Inhibit the Growth of Intestinal Pathogens", 〈응용 미생물학 저널Journal of Applied Microbiology〉 98, no.4(2005년 4월 1일):991 – 1000, doi:10.1111/j.1365-2672.2005.02547.x.

3　　테레사 E. 코완Theresa E. Cowan 외, "식이 유도 비만 쥐의 만성적 커피 소비: 장 내 미생물총과 대사체에 끼치는 영향Chronic Coffee Consumption in the Diet-Induced Obese Rat: Impact on Gut Microbiota and Serum Metabolomics", 〈영양 생화학 저널The Journal of Nutritional Biochemistry〉 25, no.4(2014년 4월):489 – 95, doi:10.1016/j.jnutbio.2013.12.009.

4　　발렌티나 카리토Valentina Carito 외, "올리브 잎 폴리페놀이 수컷 쥐의 뇌 NGF, BDNF, 수용체 TrkA, TrkB, p75에 끼치는 영향Effects of Olive Leaf Polyphenols on Male Mouse Brain NGF, BDNF and Their Receptors TrkA, TrkB and p75", 〈자연 제품 연구 Natural Product Research〉 28, no.22(2014년):1970 – 84, doi:10.1080/14786419.2014.918977.

5　　기요후미 야마다Kiyofumi Yamada, 도시타카 나베시마Toshitaka Nabeshima, "뇌 유래 신경영양인자/TrkB의 기억 과정 신호Brain-Derived Neurotrophic Factor/TrkB Signaling in Memory Processes", 〈약리학 저널Journal of Pharmacological Sciences〉 91, no.4(2003년): 267 – 70, doi:10.1254/jphs.91.267.

6　　제레미 P. E. 스펜서Jeremy P. E. Spencer, "플라보노이드와 세포 신호의 상호작용Interactions of Flavonoids and Their Metabolites with Cell Signaling Cascades", 《영양유전체학Nutrigenomics》, 제럴드 림바흐Gerald Rimbach, 유르겐 푸치스Jurgen Fuchs, 레스터 패커Lester Packer 편집(CRC Press, 2005년), 353 – 78,http://www.crcnetbase.com/doi/abs/10.1201/9781420028096.ch17.

7　　Ibid.

8   마시모 다치비오Massimo D'Archivio 외, "폴리페놀의 생체이용률: 상황과 논
         란Bioavailability of the Polyphenols: Status and Controversies", 〈국제 분자학 저널
         International Journal of Molecular Sciences〉 11, no.4(2010년 3월 31일):1321 – 42,
         doi:10.3390/ijms11041321.

9   제인 V. 히그돈Jane V. Higdon, 발즈 프레이Balz Frei, "커피와 건강: 최근 인간 대
         상 연구 검토 보고서Coffee and Health: A Review of Recent Human Research", 〈식품학
         과 영양 비평Critical Reviews in Food Science and Nutrition〉 46, no.2(2006년):101 –
         23, doi:10.1080/10408390500400009.

10   케네스 J. 무카말Kenneth J. Mukamal 외, "급성심근경색증 이후 커피 소비
         와 사망률: 스톡홀름 심장 역학 프로그램Coffee Consumption and Mortality after
         Acute Myocardial Infarction: The Stockholm Heart Epidemiology Program", 〈미국 심장 저
         널American Heart Journal〉 157, no.3(2009년 3월):495 – 501, doi:10.1016/
         j.ahj.2008.11.009.

11   하루미 우토-콘도Harumi Uto-Kondo 외, "커피 소비가 대식세포에서의 HDL
         콜레스테롤 배출을 높인다Coffee Consumption Enhances High-Density Lipoprotein-
         Mediated Cholesterol Efflux in Macrophages", 〈순환 연구Circulation Research〉 106,
         no.4(2010년 3월 5일):779 – 87, doi:10.1161/CIRCRESAHA.109.206615.

12   이-팡 추Yi-Fang Chu 외, "로스팅한 커피는 친유성 항산화물질과 클로로겐
         산 락톤이 많아 초록 커피보다 신경보호작용이 뛰어나다Roasted Coffees High
         in Lipophilic Antioxidants and Chlorogenic Acid Lactones Are More Neuroprotective than Green
         Coffees", 〈농업 및 식품화학 저널〉 57, no.20(2009년 10월 28일):9801 – 8,
         doi:10.1021/jf902095z.

13   에스더 로페즈-가르시아Esther Lopez-Garcia 외, "커피 소비와 사망률의 관계The
         Relationship of Coffee Consumption with Mortality", 〈내과 연보Annals of Internal Medicine〉
         148, no.12(2008년 6월 17일):904 – 14.

14   에스더 로페즈-가르시아 외, "커피 소비와 여성 뇌졸중 위험의 관계Coffee
         Consumption and Risk of Stroke in Women", 〈순환Circulation〉 119, no.8(2009년 3월
         3일):1116 – 23, doi:10.1161/CIRCULATIONAHA.108.826164.

15 W. L. 장W. L. Zhang 외, "여성 2형 당뇨 환자의 커피 소비와 심혈관계 질환 위험과 전 원인 사망률Coffee Consumption and Risk of Cardiovascular Events and All-Cause Mortality among Women with Type 2 Diabetes", 〈다이아베톨로지아Diabetologia〉 52, no.5(2009년 5월):810 – 17, doi:10.1007/s00125-009-1311-1.

16 D. D. 멜로D. D. Mellor 외, "폴리페놀이 풍부한 다크 초콜릿이 2형 당뇨 환자의 HDL 콜레스테롤을 개선해준다High-Cocoa Polyphenol-Rich Chocolate Improves HDL Cholesterol in Type 2 Diabetes Patients", 〈당뇨의학: 영국 당뇨협회 저널Diabetic Medicine: A Journal of the British Diabetic Association〉 27, no.11(2010년 11월):1318 – 21

17 M. 산체스-헤르바스M. Sanchez-Hervas 외, "코코아 열매의 곰팡이 만드는 균상과 곰팡이 독소Mycobiota and Mycotoxin Producing Fungi from Cocoa Beans", 〈국제 식품 미생물학 저널International Journal of Food Microbiology〉 125, no.3(2008년 7월 31일):336 – 40, doi:10.1016/j.ijfoodmicro.2008.04.021.

18 마크 A. 윌슨Mark A. Wilson 외, "블루베리 폴리페놀은 예쁜꼬마선충의 수명과 열내성을 늘린다Blueberry Polyphenols Increase Lifespan and Thermotolerance in Caenorhabditis Elegans", 〈노화 세포Aging Cell〉 5, no.1(2006년 2월):59 – 68, doi:10.1111/j.1474-9726.2006.00192.x.

19 아나 로드리게즈-마테오스Ana Rodriguez-Mateos 외, "혈관 기능을 개선에 대한 블루베리 플라노보이드의 섭취와 시간 의존성: 생물학적 활동에 대한 연구Intake and Time Dependence of Blueberry Flavonoid-Induced Improvements in Vascular Function: A Randomized, Controlled, Double-Blind, Crossover Intervention Study with Mechanistic Insights into Biological Activity", 〈미국 임상 연구 저널The American Journal of Clinical Nutrition〉 98, no.5(2013년 11월):1179 – 91, doi:10.3945/ajcn.113.066639.

20 나빈드라 P. 시람Navindra P. Seeram, 루포 리Rupo Lee, 데이비 헤버David Heber, "석류 주스의 엘라기타닌 섭취 후 혈장의 엘라그산 생체이용률Bioavailability of Ellagic Acid in Human Plasma after Consumption of Ellagitannins from Pomegranate(Punica Granatum L. Juice)", 〈클리니카 케미카 악타: 국제 임상 화학 저널Clinica Chimica

Acta; International Journal of Clinical Chemistry〉 348, no.1 - 2 (2004년 10월): 63 -
68, doi:10.1016/j.cccn.2004.04.029

21   올가 비트세바Olga Vitseva 외, "포도 씨와 포도 껍질 추출물이 혈소판 기능과
반응성 산소 중간 대사산물의 분비를 억제한다Grape Seed and Skin Extracts Inhibit
Platelet Function and Release of Reactive Oxygen Intermediates", 〈심혈관 약리학 저널
Journal of Cardiovascular Pharmacology〉 46, no.4(2005년 10월):445 - 51.

22   드바시스 바그치Debasis Bagchi 외, "포도 씨의 프로안토시아니딘 추출물의
심장보호 분자 메커니즘Molecular Mechanisms of Cardioprotection by a Novel Grape
Seed Proanthocyanidin Extract", 〈변이 연구Mutation Research〉 523 - 524(2003년 3
월):87 - 97.

23   데이비드 파주엘로David Pajuelo 외, "식이를 통한 프로안토시아니딘의 꾸준
한 보충은 식이 유도 비만 쥐의 갈색지방조직의 미토콘드리아 역기능을 바
로잡는다Chronic Dietary Supplementation of Proanthocyanidins Corrects the Mitochondrial
Dysfunction of Brown Adipose Tissue Caused by Diet-Induced Obesity in Wistar Rats", 〈영
국 영양 저널The British Journal of Nutrition〉 107, no.2(2012년 1월):170 - 78,
doi:10.1017/S0007114511002728.

24   준리 젠Junli Zhen 외, "포도 씨의 프로안토시아니딘 추출물이 쥐의 인지 기능
손상에 끼치는 영향Effects of Grape Seed Proanthocyanidin Extract on Pentylenetetrazole-
Induced Kindling and Associated Cognitive Impairment in Rats", 〈국제 분자의학 저
널International Journal of Molecular Medicine〉 34, no.2(2014년 8월):391 - 98,
doi:10.3892/ijmm.2014.1796.

25   발레리 데스키레트-듀마Valerie Desquiret-Dumas 외, "레스베라트롤은 간세포
에서 시르투인을 활성화시키는 NADH 산화가 미토콘드리아 복합체 I에
의존하여 증가하도록 만든다Resveratrol Induces a Mitochondrial Complex I Dependent
Increase in NADH Oxidation Responsible for Sirtuin Activation in Liver Cells", 〈생명화학 저
널〉, 2013년 10월 31일, jbc.M113.466490, doi:10.1074/jbc.M113.466490 .

26   마리 라가우지Marie Lagouge 외, "레스베라트롤은 미토콘드리아 기능을 개선
하고 SIRT1과 PGC-1 알파를 활성화시켜 대사성 질환을 막아준다Resveratrol

Improves Mitochondrial Function and Protects against Metabolic Disease by Activating SIRT1 and PGC-1alpha", 〈세포〉 127, no.6(2006년 12월 15일):1109 – 22, doi:10.1016/j.cell.2006.11.013.

27. 리처드 D. 셈바Richard D. Semba, 루이기 페루치Luigi Ferrucci, 베네데타 바탈리 Benedetta Bartali, "커뮤니티 거주 노인들의 레스베라트롤 수치와 전 원인 사망 률Resveratrol Levels and All-Cause Mortality in Older Community-Dwelling Adults", 〈JAMA 국제 의학JAMA Internal Medicine〉 174, no.7(2014년 7월 1일):1077 – 84, doi:10.1001/jamainternmed.2014.1582.

28   타마라 샤이너Tamara Shiner 외, "도파민과 심층 강화 과제의 기량: 파킨슨병에 서 살펴보는 증거Dopamine and Performance in a Reinforcement Learning Task: Evidence from Parkinson's Disease", 〈브레인: 신경학 저널Brain: A Journal of Neurology〉 135, no. Pt 6(2012년 6월):1871 – 83, doi:10.1093/brain/aws083.

29   폴 T. 프랜시스Paul T. Francis 외, "알츠하이머의 콜린 가설The Cholinergic Hypothesis of Alzheimer's Disease: A Review of Progress", 〈신경학, 신경외과, 정신의 학 저널Journal of Neurology, Neurosurgery & Psychiatry〉 66, no.2(1999년 2월 1 일):137 – 47, doi:10.1136/jnnp.66.2.137.

30   리처드 H. 홀Richard H. Hall, "신경전달물질과 수면Neurotransmitters and Sleep" (수업 개요, 미주리 과학기술 대학교, 1998년) http://web.mst.edu/~rhall/neuroscience/03_sleep/sleepneuro.pdf.

31   세실리아 비탈리Cecilia Vitali, 셰릴 L. 웰링턴Cheryl L. Wellington, 로라 칼라브 레시Laura Calabresi, "HDL과 뇌의 콜레스테롤 처리HDL and Cholesterol Handling in the Brain", 〈심혈관계 연구Cardiovascular Research〉 103, no.3(2014년 8월 1 일):405 – 13, doi:10.1093/cvr/cvu148.

32   메하르반 싱Meharban Singh, "필수지방산, DHA와 인간 뇌Essential Fatty Acids, DHA and Human Brain," Indian Journal of Pediatrics 72, no.3(2005년 3월):239 – 42.

33   M. A. 크로포드M. A. Crawford 외, "근대 인간 뇌 진화에서 도코사헥사엔산이 수행한 고유한 기능에 대한 증거Evidence for the Unique Function of Docosahexaenoic

Acid during the Evolution of the Modern Hominid Brain", 〈지질Lipids〉 34, no.1(1999
년):S39 - 47, doi:10.1007/BF02562227.

34 카린 유르코 마우로Karin Yurko-Mauro 외, "도코사헥사엔산이 노화에 따른 인지
기능 저하에 주는 이로운 효과Beneficial Effects of Docosahexaenoic Acid on Cognition
in Age-Related Cognitive Decline", 〈알츠하이머 & 치매: 알츠하이머협회 저널
Alzheimer's & Dementia: The Journal of the Alzheimer's Association〉 6, no.6(2010년 11
월):456 - 64, doi:10.1016/j.jalz.2010.01.013.

35 다니 아르세놀트Dany Arsenault 외, "DHA는 쥐의 인지 기능을 개선하고 내후
각피질 뉴런의 역기능을 막는다DHA Improves Cognition and Prevents Dysfunction of
Entorhinal Cortex Neurons in 3xTg-AD Mice", 〈플로스 원〉 6, no.2(2011년 2월 32
일):e17397, doi:10.1371/journal.pone.0017397.

36 에릭 N. 포남팔람Eric N. Ponnampalam, 닐 J. 만Neil J. Mann, 앤드류 J. 싱클레어
Andrew J. Sinclair, "사육 시스템이 오스트레일리아산 소고기의 오메가3 지방산
과 공액리놀레산, 트랜스지방산에 끼치는 영향: 인간의 건강에 끼치는 잠재
적 영향Effect of Feeding Systems on Omega-3 Fatty Acids, Conjugated Linoleic Acid and Trans
Fatty Acids in Australian Beef Cuts: Potential Impact on Human Health", 〈아시아 태평양 임
상영양학 저널Asia Pacific Journal of Clinical Nutrition〉 15, no.1(2006년):21 - 29.

37 J. M. 레헤스카J. M. Leheska 외, "일반 사육과 목초 사육이 소고기의 영양 구
성에 끼치는 영향Effects of Conventional and Grass-Feeding Systems on the Nutrient
Composition of Beef", 〈동물학 저널Journal of Animal Science〉 86, no.12(2008년 12
월):3575 - 85, doi:10.2527/jas.2007-0565.

38 가브리엘라 세구라Gabriela Segura, "케토제닉 다이어트-미토콘드리아와 식
단의 관계Ketogenic Diet - a Connection between Mitochondria and Diet", 마이힐 박
사, 11월 20일, 2015,http://www.drmyhill.co.uk/wiki/Ketogenic_diet_-_a_
connection_between_mitochondria_and_diet.

39 안시 H. 마니넨Anssi H Manninen, "저탄수화물 식단의 대사 효과: 인간 신
진대사에서 오해 받는 '악역'Metabolic Effects of the Very-Low-Carbohydrate Diets:
Misunderstood 'Villains' of Human Metabolism", 〈국제 스포츠영양협회 저널Journal

of the International Society of Sports Nutrition〉 1, no.2(2004년 12월 31일):7 – 11, doi:10.1186/1550-2783-1-2-7.

40   R. 파스쿠알리R. Pasquali 외, "저열량 비만 치료에서 탄수화물이 갑상선 호
      르몬 대사에 끼치는 영향Effect of Dietary Carbohydrates during Hypocaloric Treatment
      of Obesity on Peripheral Thyroid Hormone Metabolism", 〈내분비 조사 저널Journal
      of Endocrinological Investigation〉 5, no.1(1982년 2월):47 – 52, doi:10.1007/
      BF03350482.

41   비젠 K. 바바얀Vigen K. Babayan, "중간사슬지방산 섭취와 그 의학적, 영양학적
      의미Medium Chain Length Fatty Acid Esters and Their Medical and Nutritional Applications",
      〈미국 오일 케미스트 협회 저널Journal of the American Oil Chemists' Society〉 58,
      no.1(n.d.):49A – 51A, doi:10.1007/BF02666072.

42   A. A. 깁슨A. A. Gibson 외, "케토제닉 다이어트가 정말로 식욕을 억제하는
      가? 체계적 검토와 메타 분석Do Ketogenic Diets Really Suppress Appetite? A Systematic
      Review and Meta-Analysis", 〈비만 리뷰: 국제 비만연구협회 공식 저널Obesity
      Reviews: An Official Journal of the International Association for the Study of Obesity〉 16,
      no.1(2015년 1월):64 – 76, doi:10.1111/obr.12230.

43   마크 P. 매트슨Mark P. Mattson, 웬젠 듀언Wenzhen Duan, 지홍 구오Zhihong Guo,
      "식사의 크기와 빈도는 신경가소성과 질병 취약성에 영향을 끼친다: 세포
      와 분자 메커니즘Meal Size and Frequency Affect Neuronal Plasticity and Vulnerability to
      Disease: Cellular and Molecular Mechanisms", 〈신경화학 저널Journal of Neurochemistry〉
      84, no.3(2003년 2월):417 – 31.

Chapter 6. 뇌 기능을 저하시키는 음식들

1   엘비라 라르케Elvira Larque 외, "트랜스 지방산은 임신한 쥐의 마이크로솜과
      미토콘드리아의 구성, 마이크로솜 델타6지방산 불포화효소와 포도당-6-인
      산가수분해효소의 활동을 변화시킨다Dietary Trans Fatty Acids Alter the Compositions

of Microsomes and Mitochondria and the Activities of Microsome delta6-Fatty Acid Desaturase and Glucose-6-Phosphatase in Livers of Pregnant Rats", 〈영양학 저널The Journal of Nutrition〉 133, no.8(2003년 8월):2526 - 31.

2   웬펑 유Wenfeng Yu 외, "트랜스지방산의 베타 산화: 쥐 미토콘드리아에서 엘라이드산의 불완전한 베타 산화는 5-트랜스-테트라테세노일-Coa의 축적과 5-트랜스테트라데세노일카르니틴으로의 가수분해와 변환 때문Leaky ⊠-Oxidation of a Trans-Fatty Acid: Incomplete ⊠-Oxidation of Elaidic Acid Is due to the Accumulation of 5-Trans-Tetradecenoyl-Coa and Its Hydrolysis and Conversion to 5-Transtetradecenoylcarnitine in the Matrix of Rat Mitochondria", 〈생명화학 저널〉 279, no.50(2004년 12월 10일):52160 - 67, doi:10.1074/jbc.M409640200.

3   다리우시 모자파리안Dariush Mozaffarian 외, "여성의 트랜스 지방산 섭취와 전신 염증Dietary Intake of Trans Fatty Acids and Systemic Inflammation in Women", 〈미국 임상 영양학 저널The American Journal of Clinical Nutrition〉 79, no. 4 (2004년 4월): 606 - 12.

4   지젤 S. 듀아르트Giselle S. Duarte, 아드리아나 파라Adriana Farah, "우유와 커피의 동시 소비가 클로로겐산의 생체이용률에 주는 영향Effect of Simultaneous Consumption of Milk and Coffee on Chlorogenic Acids' Bioavailability in Humans", 〈농업 및 식품화학 저널〉 59, no. 14 (2011년 7월 27일): 7925 - 31, doi:10.1021/jf201906p.

5   장구오 가오Zhanguo Gao 외, "부티르산은 생쥐의 인슐린 민감성을 개선하고 에너지 소비를 늘린다Butyrate Improves Insulin Sensitivity and Increases Energy Expenditure in Mice", 〈당뇨〉 58, no.7(2009년 7월):1509 - 17, doi:10.2337/db08-1637.

6   알레시오 파사노Alessio Fasano, "조눌린과 장내방어벽 기능 조절: 염증과 자가면역, 암으로 가는 생물학적 문Zonulin and Its Regulation of Intestinal Barrier Function: The Biological Door to Inflammation, Autoimmunity, and Cancer", 〈피지올로지컬 리뷰〉 91, no.1(2011년 1월):151 - 75, doi:10.1152/physrev.00003.2008.

7   C. 사테그나-구이데티C. Sategna-Guidetti 외, "자가면역 갑상선 질환과 만성소

화장애Autoimmune Thyroid Diseases and Coeliac Disease", 〈유럽 소화기병학 & 간장 병학 저널European Journal of Gastroenterology & Hepatology〉 10, no.11(1998년 11 월):927 –31.

8   캐런 L. 매드센Karen L. Madsen외, "FK506은 미토콘드리아 기능을 억제 해 쥐의 장 투과성을 높인다FK506 Increases Permeability in Rat Intestine by Inhibiting Mitochondrial Function", 〈소화기병학Gastroenterology〉 109, no.1(July1,1995):107– 14,doi:10.1016/0016-5085(95)90274-0.

9   엘리자베스 A. 노박Elizabeth A. Novak, 케빈 P. 몰렌Kevin P. Mollen, "염증성 장 질 환의 미토콘드리아 역기능Mitochondrial Dysfunction in Inflammatory Bowel Disease", 〈세포와 발달 생물학 프런티어Frontiers in Cell and Developmental Biology〉 3(2015 년):62, doi:10.3389/fcell.2015.00062.

10   차이마 부아지즈Chayma Bouaziz, 하센 바차Hassen Bacha, 튀니지 모나스티르 생 물학적 호환 가능 화합물 연구소Laboratory of Research on Biologically Compatible Compounds, 치과, "마이코톡신에 대한 반응으로 생기는 미토콘드리아 역기 능: 개관Mitochondrial Dysfunctions in Response to Mycotoxins: An Overview",《미토콘드 리아: 구조, 기능, 역기능Mitochondria: Structure, Functions and Dysfunctions》, 올리버 L. 스벤슨Oliver L. Svensson 편집(NOVA Science Publishers, 2011년), 811–28, https://www.novapublishers.com/catalog/product_info.php?products_ id=46019.

11   Ibid.

12   I. 스투더-로I. Studer-Rohr 외, "커피의 오크라톡신 A 발생The Occurrence of Ochratoxin A in Coffee", 〈식품과 화학 독성학: 영국 산업생물연구협회 국제 저 널Food and Chemical Toxicology: An International Journal Published for the British Industrial Biological Research Association〉 33, no.5(1995년 5월):341 –55.

13   Y. H. 웨이Y. H. Wei, "오크라톡신 A가 쥐의 간의 미토콘드리아 호흡과 산화 인산화반응에 끼치는 영향Effect of Ochratoxin A on Rat Liver Mitochondrial Respiration and Oxidative Phosphorylation", 〈독성학Toxicology〉 36, no.2 –3(1985년 8월):119 – 30.

14   헤르만 마이스너Herman Meisner, "미토콘드리아의 에너지에 의존한 오크라
      톡신 A 활용Energy-Dependent Uptake of Ochratoxin A by Mitochondria", 〈생화학과
      생물리학 아카이브〉 173, no.1(1976년 3월):132 - 40, doi:10.1016/0003-
      9861(76)90243-5.

15   얀-더 수우Yan-Der Hsuuw, 웬-시웅 찬Wen-Hsiung Chan, 자우-송 유Jau-Song Yu,
      "오크라톡신 A는 미토콘드리아에 의존하는 세포사멸 신호 경로를 활성화
      시킴으로써 쥐의 태아 발달을 억제한다Ochratoxin A Inhibits Mouse Embryonic
      Development by Activating a Mitochondrion-Dependent Signaling Pathway", 〈국제 분제학
      저널International Journal of Molecular Sciences〉 14, no.1(2013년 1월 1일):935 - 53,
      doi:10.3390/ijms14010935.

16   조셉 H. 브루어Joseph H. Brewer 외, "만성피로증후군 환자들에게서 마이코톡
      신이 발견되다Detection of Mycotoxins in Patients with Chronic Fatigue Syndrome", 〈독소
      Toxins〉 5, no.4(2013년 4월 11일):605 - 17, doi:10.3390/toxins5040605.

17   기업 바이오민 홀딩스BIOMIN Holding GmbH, "2015 바이오민 글로벌 마이코
      톡신 설문조사Biomin Global Mycotoxin Survey 2015" 2015, https://info.biomin.
      net/acton/fs/blocks/showLandingPage/a/14109/p/p-004e/t/page/fm/17.

18   다이앤 벤포드Diane Benford 외, "오크라톡신 AOchratoxin A", 화학 안전에 관한
      국제 프로그램International Programme on Chemical Safety, WHO 식품첨가제, 식
      품의 특정 마이코톡신 안정성 평가WHO Food Additives, Safety evaluation of certain
      mycotoxins in food, 74(2001):281–415.

19   H. M. 마틴스H. M. Martins, M. M. 구에라M. M. Guerra, F. B. 베르나르도F.
      Bernardo, "포르투갈에서 생산되는 일상적 제품의 M1 독소 발생에 대한 6년
      간(1999-2004)의 설문조사(A Six Year Survey (1999–2004) of the Ocurrence of Aflatoxin
      M1 in Daily Products Produced in Portugal", 〈마이코톡신 연구Mycotoxin Research〉 21,
      no.3(2005년 9월):192 - 95, doi:10.1007/BF02959261.

20   M. L. 마틴스M. L. Martins, H. M. 마틴스 A. 기메노A. Gimeno, "초록 커피콩
      의 미생물군과 오크라톡신A 발생Incidence of Microflora and of Ochratoxin A in Green
      Coffee Beans(커피 아라비카Coffea Arabica)", 〈식품 첨가제와 오염원Food Additives

and Contaminants〉 20, no.12(2003년 12월):1127 - 31, doi:10.1080/02652030
310001620405.

21   Ibid.

22   스투더-로 외, "커피의 오크라톡신 A 발생The Occurrence of Ochratoxin A in Coffee",
〈식품과 화학 독성학: 영국 산업생물연구협회 국제 저널〉 33, no.5(1995년 5
월):341 - 55.

23   마리아노 B. M. 페라즈Mariano B. M. Ferraz 외, "커피 로스팅으로 발생하는 오크
라톡신 A 파괴의 운동역학Kinetics of Ochratoxin A Destruction during Coffee Roasting",
〈푸드 컨트롤Food Control〉 21, no.6(2010년 6월):872 - 77,doi:10.1016/
j.foodcont.2009.12.001.

24   루피노 마테오Rufino Mateo 외, "와인과 맥주에 들어 있는 오크라톡신 AAn
Overview of Ochratoxin A in Beer and Wine", 〈국제 식품미생물학 저널들에서 식
탁까지의 마이코톡신International Journal of Food Microbiology, Mycotoxins from the
Field to the Table〉, 119, no.1 - 2(2007년 10월 20일):79 - 83, doi:10.1016/
j.ijfoodmicro.2007.07.029.

25   마리나 V. 코페티Marina V. Copetti 외, "브라질에서 판매되는 초콜릿의 오크
라톡신 A와 아플라톡신의 동시발생Co-Occurrence of Ochratoxin A and Aflatoxins
in Chocolate Marketed in Brazil", 〈푸드 컨트롤〉 26, no.1(2012년 7월):36-41,
doi:10.1016/j.foodcont.2011.12.023.

26   사이마 마지드Saima Majeed 외, "파키스탄 펀자브 지방 쌀과 옥수수, 옥수수제
품의 아플라톡신과 오크라톡신 A 오염Aflatoxins and Ochratoxin A Contamination
in Rice, Corn and Corn Products from Punjab, Pakistan", 〈곡물학 저널Journal of Cereal
Science〉 58, no.3(2013년 11월):446 - 50,doi:10.1016/j.jcs.2013.09.007.

27   아나-마리자 도미잔Ana-Marija Domijan, 안드레이 Y. 아브라모브Y. Abramov,
"푸모니신 B1은 미토콘드리아 호흡을 억제하고 칼슘 항상성의 규제를 해
제한다-세포 독성 메커니즘에 끼치는 영향Fumonisin B1 Inhibits Mitochondrial
Respiration and Deregulates Calcium Homeostasis--Implication to Mechanism of Cell Toxicity",
〈국제 생화학 & 세포 생물학 저널The International Journal of Biochemistry & Cell

Biology〉43, no.6(2011년 6월):897 - 904,doi:10.1016/j.biocel.2011.03.003.

28   푸니트 싱Puneet Singh 외, "지속적인 글루타메이트 흥분독성: 미토콘드리아
      항산화물질과 항산화효소에 끼치는 영향Prolonged Glutamate Excitotoxicity: Effects
      on Mitochondrial Antioxidants and Antioxidant Enzymes", 〈분자 및 세포 생화학Molecular
      and Cellular Biochemistry〉243, no.1 - 2(2003년 1월):139 - 45.

29   P. 험프리즈P. Humphries, E. 프레토리우스E. Pretorius, H. 나우데 H. Naude, "아
      스파탐이 뇌세포에 끼치는 직간접적 영향Direct and Indirect Cellular Effects of
      Aspartame on the Brain", 〈유럽 임상영양학 저널European Journal of Clinical Nutrition〉
      62, no.4(2007년 8월 8일):451 - 62, doi:10.1038/sj.ejcn.1602866.

30   타만나 제린Tamanna Zerin 외, "포름알데히드가 SK-N-SH 신경모세포종 세
      포의 미토콘드리아 역기능과 세포사멸사에 끼치는 영향Effects of Formaldehyde
      on Mitochondrial Dysfunction and Apoptosis in SK-N-SH Neuroblastoma Cells", 〈세포 생
      물학과 독성학Cell Biology and Toxicology〉31, no.6(2015년 12월):261 - 72,
      doi:10.1007/s10565-015-9309-6.

31   펭-이 유Feng-Yih Yu 외, "시트리닌은 미토콘드리아 경로를 활성화시켜
      HL-60 세포의 세포자멸사를 일으킨다Citrinin Induces Apoptosis in HL-60 Cells
      via Activation of the Mitochondrial Pathway", 〈독소 레터Toxicology Letters〉161, no.
      2(2006년 2월 20일), doi:10.1016/j.toxlet.2005.08.009.

32   N. 하우프트만N. Hauptmann 외, "모노아민 산화효소 A/B에 의한 티라민 대사
      는 미토콘드리아 DNA에 산화 스트레스를 일으킨다The Metabolism of Tyramine
      by Monoamine Oxidase A/B Causes Oxidative Damage to Mitochondrial DNA", 〈생화학과
      생물리학 아카이브〉335, no.2(1996년 11월 15일):295 - 304, doi:10.1006/
      abbi.1996.0510.

33   제임스 햄블린James Hamblin, "뇌를 위협하는 독소The Toxins That Threaten Our
      Brains", 〈애틀랜틱The Atlantic〉, 2014년 3월 18일, http://www.theatlantic.com/
      health/archive/2014/03/the-toxins-that-threaten-our-brains/284466/.

34   S. 페컴S. Peckham, D. 로워리D, Lowery, S. 스펜서S. Spencer, "잉글랜드에서 갑상
      선기능저하증 발생률이 높은 것은 식수의 불소 수치와 관련 있는가? 가정과

자료와 식수의 불소 수치에 관한 대규모 관찰 연구Are Fluoride Levels in Drinking Water Associated with Hypothyroidism Prevalence in England? A Large Observational Study of GP Practice Data and Fluoride Levels in Drinking Water", 〈전염병학과 공동체 건강 저널Journal of Epidemiology and Community Health〉 69, no.7(2015년 7월):619 – 24, doi:10.1136/jech-2014-204971.

35   브렌다 굿먼Brenda Goodman, "태아의 농약 노출은 IQ를 낮춘다Pesticide Exposure in Womb Linked to Lower IQ", WebMD, 2011년 4월 21일,http://www.webmd.com/baby/news/20110421/pesticide-exposure-in-womb-linked-to-lower-iq.

36   소마예 카라미-모하제리Somayyeh Karami-Mohajeri, 모하마드 압돌라히 Mohammad Abdollahi, "미토콘드리아 역기능과 유기인화합물Mitochondrial Dysfunction and Organophosphorus Compounds", 〈독성학과 응용약리학Toxicology and Applied Pharmacology〉 270, no.1(2013년 7월 1일):39 – 44, doi:10.1016/j.taap.2013.04.001.

37   알레시아 카로치Alessia Carocci 외, "수은 독성과 신경퇴행Mercury Toxicity and Neurodegenerative Effects", 〈환경오염과 독성학 리뷰Reviews of Environmental Contamination and Toxicology〉 229(2014):1 – 18, doi:10.1007/978-3-319-03777-6_1.

38   제임스 햄블린James Hamblin, "뇌를 위협하는 독소The Toxins That Threaten Our Brains", 〈애틀랜틱〉, 2014년 3월 18일, http://www.theatlantic.com/health/archive/2014/03/the-toxins-that-threaten-our-brains/284466/.

39   폴 K. 크레인Paul K. Crane 외, "포도당 수치와 치매 위험Glucose Levels and Risk of Dementia", 〈뉴잉글랜드 의학저널New England Journal of Medicine〉 369, no.6(2013 년 8월 8일):540 –48, doi:10.1056/NEJMoa1215740.

40   라울 아그라왈Rahul Agrawal, 페르난도 고메즈-피닐라Fernando Gomez-Pinilla, "뇌의 대사 증후군: 오메가3 지방산 부족이 인슐린 수용체 신호와 인지 역기능을 악화시킨다Metabolic Syndrome' in the Brain: Deficiency in Omega-3 Fatty Acid Exacerbates Dysfunctions in Insulin Receptor Signalling and Cognition", 〈생리학 저널〉 590,

no.10(2012년 5월 15일):2485 – 99, doi:10.1113/jphysiol.2012.230078.

41   앨런 R. 개비, "과당 섭취의 부정적인 효과Adverse Effects of Dietary Fructose", 〈대체 의학 리뷰: 임상치료 저널Alternative Medicine Review: A Journal of Clinical Therapeutic〉 10, no.4(2005년 12월):294 – 306.

42   나타샤 자이스왈Natasha Jaiswal 외, "과당은 산화 스트레스를 일으켜 골격 근 세포에 미토콘드리아 역기능과 세포자멸사를 촉발한다Fructose Induces Mitochondrial Dysfunction and Triggers Apoptosis in Skeletal Muscle Cells by Provoking Oxidative Stress", 〈아포토시스: 국제 세포예정사 저널Apoptosis: An International Journal on Programmed Cell Death〉 20, no. 7(2015년 7월): 930 – 47, doi:10.1007/ s10495-015-1128-y.

43   잰 B. 호이크Jan B. Hoek, 앨런 카힐Alan Cahill, 존 G. 파스토리노John G. Pastorino, "알코올과 미토콘드리아: 역기능적 관계Alcohol and Mitochondria: A Dysfunctional Relationship", 〈소화기병학〉 122, no.7(2002년 6월):2049 – 63, doi:10.1053/gast.2002.33613.

44   에이든 하기키아Aiden Haghikia, 스테파니 조르그Stefanie Jorg 외, "지방산 섭취 는 소장을 통해 중추신경계 자가면역에 직접적인 영향을 끼친다Dietary Fatty Acids Directly Impact Central Nervous System Autoimmunity via the Small Intestine", 〈면역 Immunity〉 43, no.4(2015년 10월):817-829.

45   엘런 D. 루이스Elan D. Louis 외, "수전증의 혈중 하만 농도Elevated Blood Harmane(1-Methyl-9h-pyrido[3,4-B]indole Concentrations in Essential Tremor", 〈신경 독성학Neurotoxicology〉 29 no.2(2008년 3월):294 – 300, doi:10.1016/ j.neuro.2007.12.001.

46   C. D. 데이비스C. D. Davis 외, "헤테로사이클릭 아민 식품 돌연변이원의 심장 독성Cardiotoxicity of Heterocyclic Amine Food Mutagens in Cultured Myocytes and in Rats", 〈독성학과 응용약리학〉 124, no.2(1994년 2월):201 – 11.

47   사토루 다카하시Satoru Takahashi 외, "헤테로사이클릭 아민 2-아미노산-메 틸-6-페닐리미다조[4,5-B] 피리딘은 쥐에 미토콘드리아의 변화를 통 한 심장 손상을 일으킨다Chronic Administration of the Mutagenic Heterocyclic Amine

2-Amino-1-Methyl-6-Phenylimidazo[4,5-B]pyridine Induces Cardiac Damage with Characteristic Mitochondrial Changes in Fischer Rats", 〈독성병리학Toxicologic Pathology〉 24, no.3(1996년 5월 1일):273 - 77.

48   시마 반살Seema Bansal 외, "시토크롬 P450(CYP) 1B1의 미토콘드리아 표적과 다환방향족 탄화수소로 인한 미토콘드리아 역기능에 수행하는 역할 Mitochondrial Targeting of Cytochrome P450 CYP) 1B1 and Its Role in Polycyclic Aromatic Hydrocarbon-Induced Mitochondrial Dysfunction", 〈생명화학 저널〉 289, no.14(2014 년 4월 4일):9936 - 51, doi:10.1074/jbc.M113.525659.

49   이오아나 페레카투Ioana Ferecatu 외, "다환방향족 탄화수소는 아릴탄화수소 수용체를 통해 인간의 기관지 상피세포에서 초미세먼지의 미토콘드리아-항세포자멸을 일으킨다Polycyclic Aromatic Hydrocarbon Components Contribute to the Mitochondria-Antiapoptotic Effect of Fine Particulate Matter on Human Bronchial Epithelial Cells via the Aryl Hydrocarbon Receptor", 〈입자와 섬유 독성학Particle and Fibre Toxicology 〉 7, no.1(2010년):18, doi:10.1186/1743-8977-7-18.

50   G. 보우노스G. Bounous), P. 골드P. Gold, "유청 단백질의 생체활동: 글루타티온의 역할The Biological Activity of Undenatured Dietary Whey Proteins: Role of Glutathione", 〈임상 및 실험 의학Clinical and Investigative Medicine〉 14, no.4(1991 년 8월):296 - 309.

51   나일라 라바니Naila Rabbani, 폴 J. 소널리Paul J. Thornalley, "디카보닐이 발전소를 손상시킨다: 미토큰드리아 단백질의 당화와 산화 스트레스Dicarbonyls Linked to Damage in the Powerhouse: Glycation of Mitochondrial Proteins and Oxidative Stress", 〈생체 학 협회 거래Biochemical Society Transactions 〉 36 no.Pt5(2008년 10월):1045 - 50, doi:10.1042/BST0361045.

52   파멜라 분 리 푼Pamela Boon Li Pun, 마이클 P. 머피Michael P. Murphy, "미토콘드 리아 당화의 병적인 의의Pathological Significance of Mitochondrial Glycation", 〈국제 세포생물학 저널International Journal of Cell Biology〉 2012(2012년):13, doi:10.1155/2012/843505.

53   푸나조트 데올Poonamjot Deol, "대두유는 코코넛 오일과 과당보다 쥐의 비만

과 당뇨를 높인다Soybean Oil Is More Obesogenic and Diabetogenic than Coconut Oil and Fructose in Mouse: Potential Role for the Liver", 〈플로스 원〉 10, no.7(2015년 7월 22 일):e0132672, doi:10.1371/journal.pone.0132672.

54   빈 우Bin Wu, "아족시메탄을 투여한 쥐의 경우 옥수수 오일은 미토콘드리아 의존적인 세포자멸사를 억제해 대장암 위험을 높인다Dietary Corn Oil Promotes Colon Cancer by Inhibiting Mitochondria-Dependent Apoptosis in Azoxymethane-Treated Rats", 〈실험 생물학과 의학Experimental Biology and Medicine〉, 229, no.10(2004년 11 월):1017–25.

Chapter 7. 독소를 피하고 몸의 해독 시스템을 개선하라

1   호삼 엘-딘Hossam El-Din, M. 오마르M. Omar, "마이코톡신이 유도한 산화 스 트레스와 질병Mycotoxins-Induced Oxidative Stress and Disease", 《개발도상국의 마 이코톡신과 식품 안정성Mycotoxin and Food Safety in Developing Countries》, 후사 이니 마쿤Hussaini Makun 편집 (InTech, 2013), http://www.intechopen.com/ mycotoxin-and-food-safety-developing-countries/mycotoxins-induced-oxidative-stress-and-diseas

2   피터 F. 수라이Peter F. Surai 외, "마이코톡신과 동물 건강: 산화스트레스에서 유전자 발현까지Mycotoxins and animal health: from oxidative stress to gene expression", 〈크 르미바Krmiva〉 50, no.1(2008년 3월 10일):35 43.

3   엘-딘, 오마르, "마이코톡신이 유도한 산화 스트레스와 질병".

4   쿠니오 도이Kunio Doi, 코지 우에츠카Koji Uetsuka, "산화스트레스 경로를 통 한 마이코톡신 유도 신경독성의 메커니즘Mechanisms of Mycotoxin-Induced Neurotoxicity through Oxidative Stress-Associated Pathways", 〈국제 분자학 저널International Journal of Molecular Sciences〉12, no.8(2011년 8월 15일):5213–37, doi:10.3390/ ijms12085213.

5   엘레나 A. 벨야이바Elena A. Belyaeva 외, "쥐의 헤파토마 AS-30D 세포의 중

금속 독성에서 중요한 표적으로써의 미토콘드리아Mitochondria as an Important Target in Heavy Metal Toxicity in Rat Hepatoma AS-30D Cells", 〈독성학과 응용약리학〉 231, no.1(2008년 8월 15일):34 – 42, doi:10.1016/j.taap.2008.03.017.

6   엘레나 A. 벨야이바 외, "중금속 신경독성의 미토콘드리아 전자전달계: 카드 뮴과 수은, 구리의 영향Mitochondrial Electron Transport Chain in Heavy Metal-Induced Neurotoxicity: Effects of Cadmium, Mercury, and Copper", 〈사이언티픽 월드 저널The Scientific World Journal〉 2012(2012년 4월 24일), doi:10.1100/2012/136063.

7   S. 수S. Xu 외, "간독성 칼슘 항상성 교란에 따른 카드뮴 유도 Drp-1 의존 미토콘드리아 분열Cadmium Induced Drp1-Dependent Mitochondrial Fragmentation by Disturbing Calcium Homeostasis in Its Hepatotoxicity", 〈세포 사멸과 질환Cell Death & Disease〉 4, no.3(2013년 4월 14일):e540, doi:10.1038/cddis.2013.7.

8   C. B. 데비C. B. Devi 외, "납 노출이 쥐 뇌의 미토콘드리아 모노아민 산화 효소와 시냅토솜 카테콜아민 수치를 바꾼다Developmental Lead Exposure Alters Mitochondrial Monoamine Oxidase and Synaptosomal Catecholamine Levels in Rat Brain", 〈국제 발달신경학 저널: 발달신경학회 공식 학회지International Journal of Developmental Neuroscience :The Official Journal of the International Society for Developmental Neuroscience〉 23, no.4(2005년 6월):375 – 81, doi:10.1016/j.ijdevneu.2004.11.003.

9   A. M. 와트라히A. M. Watrach, "납 중독으로 인한 미토콘드리아 퇴화 (Degeneration of Mitochondria in Lead Poisoning", 〈미세구조 연구 저널Journal of Ultrastructure Research〉 10, no.3(1964년 4월 1일):177 – 81, doi:10.1016/ S0022-5320(64)80001-0.

10   제임스 디켄스James Dykens, "약물 유도 미토콘드리아 역기능: 특이 약물 독 성 모델Drug-Induced Mitochondrial Dysfunction: An Emerging Model for Idiosyncratic Drug Toxicity", (미토액션 온라인 텔레컨퍼런스 프레젠테이션, 2009년), http:// www.mitoaction.org/files/Dykens%20for%20Mitoaction.pdf.

11   사미어 칼가트기Sameer Kalghatgi 외, "박테리아 항생제가 표유류의 미토콘드 리아 역기능과 산화 손상을 일으킨다Bactericidal Antibiotics Induce Mitochondrial Dysfunction and Oxidative Damage in Mammalian Cells", 〈사이언스 중개의학Science

Translational Medicine〉 5, no.192(2013년 7월 3일):192ra85, doi:10.1126/
scitranslmed.3006055.

12   수 왕Xu Wang 외, "항생제 사용과 남용: 미토콘드리아와 엽록체에 대한 위험
      과 연구와 건강, 환경에 끼치는 영향Antibiotic Use and Abuse: A Threat to Mitochondria
      and Chloroplasts with Impact on Research, Health, and Environment", 〈바이오 에세이Bio
      Essays〉 37, no.10(2015년):1045 – 53, doi:10.1002/bies.201500071.

13   J. L. 스타우버J. L. Stauber, T. M. 플로렌스T. M. Florence, "인간의 땀과 혈
      액 속의 구리, 납, 카드뮴, 아연에 대한 비교 연구A Comparative Study of
      Copper, Lead, Cadmium and Zinc in Human Sweat and Blood", 〈전체환경과학Science
      of The Total Environment〉 74(1988년 8월 1일):235 – 47, doi:10.1016/0048-
      9697(88)90140-4.

14   스티븐 J. 제누이스Stephen J. Genuis 외, "혈액, 소변, 땀 연구: 생물농축 독소
      의 모니터링과 제거Blood, Urine, and Sweat (BUS) Study: Monitoring and Elimination
      of Bioaccumulated Toxic Elements", 〈환경오염원 및 독성학 아카이브Archives of
      Environmental Contamination and Toxicology〉 61, no.2(2011년 8월):344 – 57,
      doi:10.1007/s00244-010-9611-5.

Chapter 8. 빛과 공기, 냉기가 뇌에 끼치는 영향

1   다미안 모란Damian Moran, 루완 소프틀리Rowan Softley, 에릭 J. 워린트Eric J.
      Warrant, "시각의 에너지 비용과 눈 없는 멕시코 동굴어의 진화The Energetic
      Cost of Vision and the Evolution of Eyeless Mexican Cavefish", 〈사이언스 어드밴스Science
      Advances〉 1, no.8(2015년 9월 1일):e1500363 – e1500363, doi:10.1126/
      sciadv.1500363.

2   마틴 피카드Martin Picard, "미토콘드리아 시냅스: 세포내 소통과 신호 통합
      Mitochondrial Synapses: Intracellular Communication and Signal Integration", 〈신경과학 트
      렌드Trends in Neurosciences〉 38, no.8(2015년 8월 1일):468 – 74, doi:10.1016/

j.tins.2015.06.001.

3   버나드 F. 고들리Bernard F. Godley 외, "파란빛이 미토콘드리아 DNA 를 손상 시키고 상피세포에 유리기를 만든다Blue Light Induces Mitochondrial DNA Damage and Free Radical Production in Epithelial Cells", 〈생화학 저널〉 280, no.22(2005년 6 월 3일):21061 – 66, doi:10.1074/jbc.M502194200.

4   코라 로이흘레키(Cora Roehlecke 외, "치사량에 가까운 파란빛 노출이 인간의 RPE 세포에 끼치는 영향The Influence of Sublethal Blue Light Exposure on Human RPE Cells", 〈분자 비전MolecularVision〉 15(2009년):1929 – 38.

5   M. A. 메인스터M. A. Mainster, "빛과 황반변성: 생물물리학 및 임상학적 관점 Light and Macular Degeneration: A Biophysical and Clinical Perspective", 〈아이Eye〉 1 (Pt2) (1987년):304 – 10, doi:10.1038/eye.1987.49.

6   H. R. 테일러H. R. Taylor 외, "가시광이 눈에 주는 장기적 영향The Long-Term Effects of Visible Light on the Eye", 〈안과 아카이브Archives of Ophthalmology〉110, no.1(1992년 1월):99 – 104.

7   T. H. 마그레인T. H. Margrain 외, "파란빛 필터가 노화에 따른 황반변성 을 막아주는가? Do Blue Light Filters Confer Protection against Age-Related Macular Degeneration?", 〈망막과 눈 연구 진행Progress in Retinal and Eye Research〉 23, no.5(2004년 9월):523 – 31, doi:10.1016/j.preteyeres.2004.05.001.

8   로널드 클라인Ronald Klein 외, "망상 드루젠 역학The Epidemiology of Retinal Reticular Drusen", 〈미국 안과 저널American Journal of Ophthalmology〉 145, no.2(2008년 2 월):317 – 26, doi:10.1016/j.ajo.2007.09.008.

9   팀 하워드Tim Howard, "색깔: 하늘은 왜 파란색이 아닐까?Colors: Why Isn't the Sky Blue?", 오디오 팟캐스트 라디오랩Radiolab(WNYC, 2012년 5월 21일), http:// www.radiolab.org/story/211213-sky-isnt-blue/.

10   N. A. 리브니코바N. A. Rybnikova, A. 하임A. Haim, B. A. 포트노브B. A. Portnov, "야간의 인공광 노출이 세계 비만 전염병과 관련 있는가?Does Artificial Light-at-Night Exposure Contribute to the Worldwide Obesity Pandemic?", 〈국제 비만 저널 International Journal of Obesity〉 40, no.5(2016년 5월):815 – 23, doi:10.1038/

ijo.2015.255.

11   로자리오 리주토Rosario Rizzuto, "콜라겐-미토콘드리아 관계The Collagen-Mitochondria Connection", 〈자연유전학Nature Genetics〉 35, no.4(2003년 12월):300-301, doi:10.1038/ng1203-300.

12   마틴 헬런Martin Helan 외, "저산소증이 소 폐동맥 내피세포의 BDNF 분비와 신호를 강화한다Hypoxia Enhances BDNF Secretion and Signaling in Pulmonary Artery Endothelial Cells", 공개되지 않은 학회 논문, 미국 마취의협회American Society of Anesthesiologists, 워싱턴 DC 마취학 연례 회의, 2012년 10월 6일, http://www.asaabstracts.com/strands/asaabstracts/abstract.htm;jsessionid=281DD5C69F19839A5616F972343509DF?year=2012&index=9&absnum=3709.

13   프란체스코 L. 발렌티노Francesco L. Valentino 외, "스위스 융프라우 요흐 고고도 연구소의 O2, CO2, CO2 델타13C 측정과 트렌드 분석-프랑스 퓌 드 돔 지방과의 비교", 〈전체환경과학〉 391, no.2-3(2008년 3월 1일):203-10, doi:10.1016/j.scitotenv.2007.10.009.; C, 시리그나노C. Sirignano 외, "2000-2005 유럽 2개 해안의 대기 산소와 이산화탄소 관찰: 대륙 영향, 트렌드 변화, APO 기후학", 〈대기화학 및 물리학Atmospheric Chemistry and Physics〉 10, no.4(2010년 2월 15일):1599-1615, doi:10.5194/acp-10-1599-2010.; Y. T. 토지마Y.Tohjima 외, "일본 하테루마 섬과 케이프 오치-이시의 대기 산소/질소 비율의 가스-크로마토그래프 측정", 〈지구물리학 연구 레터Geophysical Research Letters〉 30, no.12(2003년 6월):1653, doi:10.1029/2003GL017282.

14   C. A. 라모스C. A. Ramos, H. T. 월터비크H. T. Wolterbeck, S. M. 알메이다S. M. Almeida, "피트니스 센터에서 운동시 실내 공기 오염원 노출Exposure to Indoor Air Pollutants during Physical Activity in Fitness Centers", 〈건물과 환경Building and Environment〉 82(2014년 12월):349-60,doi:10.1016/j.buildenv.2014.08.026.

15   앙겔 A. 자니노비치Angel A. Zaninovich 외, "저온에 적응된 쥐의 근육과 간의 미토콘드리아 호흡Mitochondrial Respiration in Muscle and Liver from Cold-Acclimated Hypothyroid Rats", 〈응용생리학 저널Journal of Applied Physiology〉 95, no.4(2003년 10월 1일):1584-90, doi:10.1152/japplphysiol.00363.2003.

16   베로니크 켈레트Veronique Ouellet 외, "극심한 저온 노출시 갈색지방조직 산
      화 대사가 에너지를 소비한다Brown Adipose Tissue Oxidative Metabolism Contributes
      to Energy Expenditure during Acute Cold Exposure in Humans", 〈임상조사 저널〉 122,
      no.2(2012년 2월 1일):545 - 52,doi:10.1172/JCI60433.

17   J. 레팔루오토J. Leppaluoto 외, "장기적인 전신 저온 노출이 건강한 여성의
      ACTH와 베타-엔도르핀, 코르티솔, 카테콜아민, 사이토킨의 혈장 농도에
      끼치는 영향Effects of Long-Term Whole-Body Cold Exposures on Plasma Concentrations
      of ACTH, Beta-Endorphin, Cortisol, Catecholamines and Cytokines in Healthy Females", 〈스
      칸디나비아 임상 및 실험 조사 저널Scandinavian Journal of Clinical and Laboratory
      Investigation〉 68, no.2(2008년):145 - 53, doi:10.1080/00365510701516350.

18   안나 루브코스카Anna Lubkowska, 바버라 돌레고스카Barbara Dolegowska, 비그뉴
      지굴라Zbigniew Szygula, "전신 냉자극-건강한 남성의 항산화 능력 개선에 주
      는 효과-횟수의 중요성Whole-Body Cryostimulation - Potential Beneficial Treatment for
      Improving Antioxidant Capacity in Healthy Men - Significance of the Number of Sessions",
      〈플로스 원〉 7, no.10(2012년 10월 15일):e46352, doi:10.1371/journal.
      pone.0046352.

19   한스-루돌프 버트하우드Hans-Rudolf Berthoud, 윈프리드 L. 누후버Winfried L.
      Neuhuber, "구심성 미주신경계의 기능적, 화학적 해부Functional and Chemical
      Anatomy of the Afferent Vagal System", 〈자가면역 신경학Autonomic Neuroscience〉, 열:
      미주신경의 역할Fever: the role of the vagus nerve, 85, no.1 - 3(2000년 12월 20
      일):1 - 17, doi:10.1016/S1566-0702(00)00215-0.

20   캐런 L. 테프Karen L. Teff, "교감신경: 미주신경과 교감신경 지배
      Visceral Nerves: Vagal and Sympathetic Innervation", 〈경구 및 비경구 영양 저널
      Journal of Parenteral and Enteral Nutrition〉 32, no.5(2008년 10월):569 - 71,
      doi:10.1177/0148607108321705.

1   루루 시에Lulu Xie 외, "수면은 성인 뇌의 대사산물을 청소한다Sleep Drives Metabolite Clearance from the Adult Brain", 〈사이언스〉 342, no.6156(2013년 10월 18일):373 - 77, doi:10.1126/science.1241224.

2   앙투완 루보Antoine Louveau 외, "중추신경계 림프관의 구조적 기능적 특징 Structural and Functional Features of Central Nervous System Lymphatic Vessels", 〈네이처〉 523, no.7560(2015년 7월 16일):337 - 41, doi:10.1038/nature14432.

3   크리스티나 카르발류Cristina Carvalho 외, "알츠하이머에 나타나는 뇌혈관과 미토콘드리아 비정상Cerebrovascular and Mitochondrial Abnormalities in Alzheimer's Disease: A Brief Overview", 〈신경전달 저널Journal of Neural Transmission〉 123, no.2(2015년 1월):107 - 11, doi:10.1007/s00702-015-1367-7.

4   시에 외, "수면은 성인 뇌의 대사산물을 청소한다", 〈사이언스〉 342, no.6156(2013년 10월 18일):373 - 77, doi:10.1126/science.1241224.

5   바다나할리 T. 마다이아Vaddanahally T. Maddaiah 외, "성장호르몬이 미토콘드리아 단백질 합성에 끼치는 영향Effect of Growth Hormone on Mitochondrial Protein Synthesis", 〈생화학 저널〉 248, no.12(1973년 6월 25일):4263 - 68.

6   광 양Guang Yang 외, "수면은 학습 이후 수상돌기 가시의 줄기 형성을 촉진한다Sleep Promotes Branch-Specific Formation of Dendritic Spines after Learning", 〈사이언스〉 344, no.6188(2014년 6월 6일):1173 - 78, doi:10.1126/science.1249098.

7   크리스틴 L. 넛슨Kristen L. Knutson, "수면과 수면 부족이 포도당 항상성과 식욕조절에 끼치는 영향Impact of Sleep and Sleep Loss on Glucose Homeostasis and Appetite Regulation", 〈수면의학 클리닉Sleep Medicine Clinics〉 2, no.2(2007년 6월):187 - 97, doi:10.1016/j.jsmc.2007.03.004.

8   로랑 브론델Laurent Brondel 외, "부분적 수면 부족이 건강한 사람의 음식 섭취량을 늘린다Acute Partial Sleep Deprivation Increases Food Intake in Healthy Men", 〈미국 임상영양학 저널〉 91, no.6(2010년 6월):1550 - 59, doi:10.3945/ajcn.2009.28523.

9   라이언 J. 라메자니Ryan J. Ramezani, 피터 W. 스탁풀Peter W. Stacpoole, "수면장
     애와 미토콘드리아병의 관계Sleep Disorders Associated with Primary Mitochondrial
     Diseases", 〈임상수면의학 저널Journal of Clinical Sleep Medicine〉 10: 미국 수면의
     학 아카데미American Academy of Sleep Medicine 공식지, no.11(2014년 11월 15
     일):1233 –39, doi:10.5664/jcsm.4212.

10   웬디 M. 트로셀Wendy M. Troxel 외, "수면 증상이 대사증후군을 예측한다
     Sleep Symptoms Predict the Development of the Metabolic Syndrome", 〈슬
     립Sleep〉 33, no.12(2010년 12월):1633 –40.

11   에일린 루더스Eileen Luders 외, "명상 수련자들의 뇌 구조: 피질 뇌주름의
     변화The Unique Brain Anatomy of Meditation Practitioners: Alterations in Cortical
     Gyrification", 〈인간신경과학 프런티어Frontiers in Human Neuroscience〉 6(2012년 2
     월 29일):34, doi:10.3389/fnhum.2012.00034.

12   "뇌주름과 그 의미Brain Gyrification and Its Significance" 스탠포드 VISTALAB
     Wiki, 2013년 6월 8일, http://scarlet.stanford.edu/teach/index.php/Brain_
     Gyrification_and_its_Significance#Relevance_to_Species_Intelligence.

13   "명상: 심오하게Meditation: In Depth", NCCIH, 2006년 2월 1일, https://nccih.
     nih.gov/health/meditation/overview.htm.

14   사라 W. 라자Sara W. Lazar 외, "명상은 피질을 두껍게 해준다Meditation Experience
     Is Associated with Increased Cortical Thickness", 〈뉴로리포트Neuroreport〉 16, no. 17
     (2005년 11월 28일): 1893 –97.

15   브리지드 슐트Brigid Schulte, "하버드 신경과학자: 명상은 스트레스를 줄여
     줄 뿐만 아니라 뇌를 바꿔준다Harvard Neuroscientist: Meditation Not Only Reduces
     Stress, Here's How It Changes Your Brain", 〈워싱턴 포스트The Washington Post〉, 2015
     년 5월 26일, https://www.washingtonpost.com/news/inspired-life/
     wp/2015/05/26/harvard-neuroscientist-meditation-not-only-reduces-
     stress-it-literally-changes-your-brain/.

16   후이윤 리앙Huiyun Liang, 월터 F. 워드Walter F. Ward, "PGC-1알파: 에너지 대
     사의 주요 조절 장치PGC-1alpha: A Key Regulator of Energy Metabolism", 〈생물학

교육 진보Advances in Physiology Education〉 30, no. 4(2006년 12월): 145-51, doi:10.1152/advan.00052.2006.

17   마틴 J. 기발라Martin J. Gibala 외, "짧은 고강도 인터벌 운동이 AMPK와 p38 MAPK 시그널링을 활성화시키고 인간 골격근의 PGC-1알파 발현을 증가 시킨다Brief Intense Interval Exercise Activates AMPK and p38 MAPK Signaling and Increases the Expression of PGC-1alpha in Human Skeletal Muscle", 〈응용생리학 저널〉(베서스다, 메릴랜드: 1985년) 106, no.3(2009년 3월):929 - 34, doi:10.1152/japplphysiol.90880.2008.

18   존 J. 레이티John J. Ratey와 에릭 헤이거먼Eric Hagerman, 《운동화 신은 뇌Spark: The Revolutionary New Science of Exercise and the Brain》, http://www.goodreads.com/work/best_book/376155-spark-the-revolutionary-new-science-of-exercise-and-the-brain.

19   마크 P. 맷슨Mark P. Mattson, 스튜어트 모드슬리Stuart Maudsley, 브론웬 마틴 Bronwen Martin, "BDNF와 5-HT: 노화 관련 신경사소성과 신경퇴행성 장애의 다이내믹 듀오BDNF and 5-HT: A Dynamic Duo in Age-Related Neuronal Plasticity and Neurodegenerative Disorders", 〈신경과학 트렌드〉 27, no. 10 (2004년 10월): 589 - 94, doi:10.1016/j.tins.2004.08.001.

20   크리스티아네 D. 란Christiane D. Wrann 외, "운동은 PGC-1α/FNDC5 경로를 통해 해마에 BDNF를 분비한다Exercise Induces Hippocampal BDNF through a PGC-1⊠/FNDC5 Pathway", 〈세포 신진대사Cell Metabolism〉 18, no.5(2013년 11월 5일):649 - 59, doi:10.1016/j.cmet.2013.09.008.

21   케빈 T. 고베스케Kevin T. Gobeske 외, "BMP 신호는 운동이 쥐 해마의 신경발생과 인지 기능에 끼치는 영향을 중재한다BMP Signaling Mediates Effects of Exercise on Hippocampal Neurogenesis and Cognition in Mice", 〈플로스 원〉 4, no.10(2009년 10월):e7506, doi:10.1371/journal.pone.0007506.

22   J. 에릭 알스코그J. Eric Ahlskog), "격렬한 운동이 파킨슨병에 신경보호 효과를 주는가Does Vigorous Exercise Have a Neuroprotective Effect in Parkinson Disease?", 〈신경학〉 77, no.3(2011년 7월 9일):288 - 94,doi:10.1212/

WNL.0b013e318225ab66.

23   올가 카잔Olga Khazan, "우울증에는 약보다 운동을 먼저 처방하라For Depression, Prescribing Exercise Before Medication", 〈애틀랜틱〉, 2014년 3우러 24일, http:// www.theatlantic.com/health/archive/2014/03/for-depression-prescribing- exercise-before-medication/284587/.24.

24   매기 모어하트Maggie Morehart, "BDNF의 기본: 뇌를 훈련하는 7가지 방법 BDNF Basics: 7 Ways to Train Your Brain", 〈브레이킹 머슬Breaking Muscle〉, 2016년 10 월 27일 기준, https://breakingmuscle.com/health-medicine/bdnf-basics- 7-ways-to-train-your-brain.

25   커크 I. 에릭슨Kirk I. Erickson 외, "운동 훈련은 해마를 크게 해주고 기억력을 개선해준다Exercise Training Increases Size of Hippocampus and Improves Memory", 〈전미 과학아카데미 회의록〉 108, no.7(2011년 2월 15일):3017-22.

26   네하 고스Neha Gothe 외, "요가가 집행기능에 끼치는 효과The Acute Effects of Yoga on Executive Function", 〈신체 활동 & 건강 저널Journal of Physical Activity & Health〉 10, no.4(2013년 5월):488-95.

27   V. R. 하리프라사드V. R. Hariprasad 외, "요가는 노인의 해마 용적을 증가 시킨다Yoga Increases the Volume of the Hippocampus in Elderly Subjects", 〈인도 정신 의학 저널Indian Journal of Psychiatry〉 55, no. 증보3(2013년 7월):S394-96, doi:10.4103/0019-5545.116309.

28   파멜라 번 쉴러Pamela Byrne Schiller, 《스마트 스타트! - 브레인 파워를 미리 키 워라Start Smart!:Building Brain Power in the Early Years》 (Gryphon House, Inc.,1999년).

29   폴 데니슨Paul Dennison, 《스위칭 온: 난독증에 대한 뇌의 대답Switchingon: The Whole Brain Answer to Dyslexia》(Edu-Kinesthetics, 1981).

30   페르 아가르드Per Aagaard 외, "저항운동 이후 인간 골격근의 힘 발달과 신경 구동 비율이 증가한다Increased Rate of Force Development and Neural Drive of Human Skeletal Muscle Following Resistance Training", 〈응용생리학 저널〉 93, no.4(2002년 10월 1일):1318-26, doi:10.1152/japplphysiol.00283.2002.

31   아이노 하바스Eino Havas 외, "섬광조영술로 감지한 운동시 골격근의 림프

액 흐름 역할Lymph Flow Dynamics in Exercising Human Skeletal Muscle as Detected by Scintography", 〈생리학 저널〉504, no.1(1997년 10월):233 - 39, doi:10.1111/ j.1469-7793.1997.233bf.x.

32   P. J. 오코너P. J. O'Connor, M. P. 헤링M. P. Herring, A. 카라발류A. Caravalho, "근 력 운동이 성인의 정신 건강에 주는 효과Mental Health Benefits of Strength Training in Adults", 〈미국 라이프스타일 의학저널American Journal of Lifestyle Medicine〉4, no.5(2010년 9월 1일):377 - 96, doi:10.1177/1559827610368771.

33   W. 크레이머W. Kraemer 외, "저항운동에 대한 남녀의 내생성 동화 호르몬 과 성장 요인 반응Endogenous Anabolic Hormonal and Growth Factor Responses to Heavy Resistance Exercise in Males and Females", 〈국제 스포츠의학 저널International Journal of Sports Medicine〉12, no.2(1991년 4월):228 - 35, doi:10.1055/s-2007- 1024673.

34   M. J. 샤프M. J. Schaaf 외, "쥐 해마 BDNF mRNA 발현의 생체 리듬 변수 Circadian Variation in BDNF mRNA Expression in the Rat Hippocampus", 〈뇌 연구Brain Research〉75, no.2(2000년 2월 22일):342 - 44.

35   조슈아 F. 야로Joshua F. Yarrow 외, "저항운동이 유도하는 BDNF 순환 상승 효과Training Augments Resistance Exercise Induced Elevation of Circulating Brain Derived Neurotrophic Factor (BDNF)," 〈신경과학 레터〉479, no.2(2010년 7월):161 - 65, doi:10.1016/j.neulet.2010.05.058.

36   토머스 세이퍼트Thomas Seifert 외, "지구력 운동은 인간 뇌의 BDNF 분비를 촉 진한다Endurance Training Enhances BDNF Release from the Human Brain", 〈미국 생리학 저널-조절, 통합, 비교 생리학American Journal of Physiology-Regulatory, Integrative and Comparative Physiology〉298, no.2(2010년 2월 1일):R372 - 77, doi:10.1152/ ajpregu.00525.2009.

37   로이 J. 셰퍼드Roy J. Shephard, "용량 반응에 따른 신체활동의 절대적 vs 비교적 강도Absolute versus Relative Intensity of Physical Activity in a Dose-Response Context", 〈스 포츠와 운동 의학 및 과학Medicine and Science in Sports and Exercise〉33, no. 증보 (2001년 6월):S400 - 418, doi:10.1097/00005768-200106001-00008.

38   한나 스타인버그Hannah Steinberg 외, "운동은 기분과 상관없이 창의성을 높
       인다Exercise Enhances Creativity Independently of Mood", 〈영국 스포츠의학 저널
       British Journal of Sports Medicine〉 31, no.3(1997년 9월):240 – 45, doi:10.1136/
       bjsm.31.3.240.

39   Ibid.

40   스티븐 H. 바우처Stephen H. Boutcher, "고강도 간헐적 운동과 지방 감소High-
       Intensity Intermittent Exercise and Fat Loss", 〈비만 저널Journal of Obesity〉 2011(2011
       년), doi:10.1155/2011/868305.

41   신시아 마리아 소세도 마르케즈Cinthia Maria Saucedo Marquez 외, "고강도 인터
       벌 운동은 고강도 연속운동보다 BDNF를 많이 분비한다High-Intensity Interval
       Training Evokes Larger Serum BDNF Levels Compared with Intense Continuous Exercise",
       〈응용생리학 저널〉 119, no.12(2015년 12월 15일):1363 – 73, doi:10.1152/
       japplphysiol.00126.2015.

42   윌리엄 E. 브론웰William E. Brownell, 펑 퀴안Feng Qian, 바만 안바리Bahman
       Anvari, "세포막 접합은 전기 자극에 대한 반응으로 기계적 힘을 생성한다
       Cell Membrane Tethers Generate Mechanical Force in Response to Electrical Stimulation",
       〈생물리학 저널Biophysical Journal〉 99, no.3(n.d.):845 – 52, doi:10.1016/
       j.bpj.2010.05.025.

43   이오아나 페레카투Ioana Ferecatu 외, "다환방향족 탄화수소는 아릴탄화수소
       수용체를 통해 인간의 기관지 상피세포에서 초미세먼지의 미토콘드리아-
       항세포자멸을 일으킨다Polycyclic Aromatic Hydrocarbon Components Contribute to the
       Mitochondria-Antiapoptotic Effect of Fine Particulate Matter on Human Bronchial Epithelial
       Cells via the Aryl Hydrocarbon Receptor", 〈입자와 섬유 독성학〉, no.1(2010년):18,
       doi:10.1186/1743-8977-7-18.

44   안드레이 P. 솜머Andrei P. Sommer, 마이크 Kh. 하다드Mike Kh. Haddad, 한스 조
       르그 페치트Hans-Jorg Fecht, "빛은 물의 점성에 영향을 준다: ATP 생물합성에
       의 의미Light Effect on Water Viscosity: Implication for ATP Biosynthesis", 〈사이언티픽 리
       포트Scientific Reports〉 5(2015년 7월 8일):12029, doi:10.1038/srep12029.

45   아투로 솔리스 혜레라Arturo Solis Herrera, "아인슈타인의 우주 상수, 세포,
       물 분자를 나누고 재형성하는 멜라닌의 성질Einstein Cosmological Constant, the
       Cell, and the Intrinsic Property of Melanin to Split and Re-Form the Water Molecule", 〈MOJ
       세포 과학 & 리포트MOJ Cell Science & Report〉 1, no.2(2014년 8월 27일),
       doi:10.15406/mojcsr.2014.01.00011.

46   아나 S. P. 모레이라Ana S. P. Moreira 외, "커피 멜라노이딘: 구조, 형성 메커니즘,
       잠재적 건강 효과Coffee Melanoidins: Structures, Mechanisms of Formation and Potential
       Health Impacts", 〈식품과 기능Food & Function〉 3, no.9(2012년 9월):903 – 15,
       doi:10.1039/c2fo30048f.

Chapter 11. 헤드 스트롱 라이프스타일

1   조슈아 J. 굴리Joshua J. Gooley 외, "취침 전 조명 노출이 멜라토닌의 개시를
       억압하고 멜라토닌 지속시간을 단축한다Exposure to Room Light before Bedtime
       Suppresses Melatonin Onset and Shortens Melatonin Duration in Humans", 〈임상내분비학
       및 신진대사 저널The Journal of Clinical Endocrinology and Metabolism〉 96, no.3(2011
       년 3월):E463 – 72, doi:10.1210/jc.2010-2098.

2   조슈아 J. 굴리, "복사조도와 빛 노출 시간에 따른 인간 생체시스템의 스
       펙트럼 반응Spectral Responses of the Human Circadian System Depend on the Irradiance
       and Duration of Exposure to Light" 〈사이언스 중개의학〉 2, no.31(2010년 5월 12
       일):31ra33-31ra33, doi:10.1126/scitranslmed.3000741.

3   팀 왓슨Tim Watson, 《전기 테라피: 증거 기반 요법Electrotherapy:Evidence-Based
       Practice》(Churchill Livingstone, 2008년).

4   아쇼크 아르가왈 Ashok Agarwal, "불임 클리닉 남성 환자의 휴대폰 사용이 정
       자 분석에 끼치는 영향: 관찰 연구Effect of Cell Phone Usage on Semen Analysis in Men
       Attending Infertility Clinic: An Observational Study", 〈가임과 불임Fertility and Sterility〉
       89, no.1(2008년 1월):124 – 28, doi:10.1016/j.fertnstert.2007.01.166.

5   메리 레드메인Mary Redmayne, 올레 조핸슨Olle Johansson, "무선주파수 전자기
    장 노출로 인한 미엘린 손상이 전자파과민증을 설명해주는가? 증거 검토
    Could Myelin Damage from Radiofrequency Electromagnetic Field Exposure Help Explain the
    Functional Impairment Electrohypersensitivity? A Review of the Evidence", 〈독성학과 환경
    건강 저널Journal of Toxicology and Environmental Health〉, Part B, 〈크리티컬 리뷰
    Critical Reviews〉17, no.5(2014년):247 – 58, doi:10.1080/10937404.2014.923
    356.

6   술탄 아요우브 메오Sultan Ayoub Meo 외, "휴대폰 무선주파수 전기기장 복사
    (RF-EMFR) 노출과 당화헤모글로빈, 2형 당뇨 위험의 관계Association of Exposure
    to Radio-Frequency Electromagnetic Field Radiation (RF-EMFR) Generated by Mobile Phone
    Base Stations with Glycated Hemoglobin (HbA1c) and Risk of Type 2 Diabetes Mellitus", 〈국
    제 환경연구와 공공보건 저널International Journal of Environmental Research and Public
    Health〉12, no.11(2015년 11월):14519 – 28, doi:10.3390/ijerph121114519.

7   하워드 H. 카터 외Howard H. Carter et al., "수침에 대한 심혈관계 반응: 뇌관류
    에 대한 영향Cardiovascular Responses to Water Immersion in Humans: Impact on Cerebral
    Perfusion," 〈미국 생리학 저널-조절, 통합, 비교 생리학〉306, no.9(2014년 5
    월):R636-640,doi:10.1152/ajpregu.00516.2013.

Chapter 12. 헤드 스트롱 보충제

1   플로리언 코펠스태터lorian Koppelstaetter 외, "카페인 초과가 언어작업 기억의
    활성화 패턴에 끼치는 영향Influence of Caffeine Excess on Activation Patterns in Verbal
    Working Memory", (RSNA 연례 회의 포스터 발표, 2005년, 일리노이 주 시카
    고, 2005년 12월 1일), http://archive.rsna.org/2005/4418422.html.

2   가브리엘 S. 치우Gabriel S. Chiu 외, "저산소증/재산소화는 아데노신 의존
    성 카스파제1 활성화를 통해 기억 형성을 손상시킨다Hypoxia/Reoxygenation
    Impairs Memory Formation via Adenosine-Dependent Activation of Caspase 1", 〈신

경과학 저널: 신경과학협회 공식 학술지The Journal of Neuroscience: Society for Neuroscience〉 32, no.40(2012년 10월 3일:13945 - 55, doi:10.1523/ JNEUROSCI.0704-12.2012..

3   R. C. 루스트라-마스터스R. C. Loopstra-Masters 외, "카페인 커피와 디카페인 커피, 인슐린 민감성 측정, 베타 세포 기능의 관계Associations between the Intake of Caffeinated and Decaffeinated Coffee and Measures of Insulin Sensitivity and Beta Cell Function", 〈다이아베톨로지아〉 54,no.2(2011년 2월):320 - 28, doi:10.1007/s00125- 010-1957-8.

4   살로메 A. 레벨로Salome A. Rebello 외, "다민족 아시아 인구를 통해 살펴보는 커피와 차 소비와 염증, 기초 포도당 대사의 관계: 횡단적 연구Coffee and Tea Consumption in Relation to Inflammation and Basal Glucose Metabolism in a Multi-Ethnic Asian Population: A Cross-Sectional Study", 〈영양학 저널Nutrition Journal〉 10(2011년 6월 2 일): 61, doi:10.1186/1475-2891-10-61.

5   앤드류 M. 제임스Andrew M. James 외, "미토콘드리아 추적 비추적 유비퀴논과 미토콘드리아 호흡 사슬과 활성산소의 상호작용Interactions of Mitochondria-Targeted and Untargeted Ubiquinones with the Mitochondrial Respiratory Chain and Reactive Oxygen Species", 〈생명화학 저널〉 280, no.22(2005년 6월 3일):21295 - 312, doi:10.1074/jbc.M501527200.

6   다나 E. 킹Dana E. King 외, "식이성 마그네슘과 C-반응성 단백질 수치Dietary Magnesium and C-Reactive Protein Levels", 〈미국 영양대학 저널Journal of the American College of Nutrition〉 24, no.3(2005년 6월):166 - 71.

7   케빈 A. 피니Kevin A. Feeney, "일일 마그네슘 변화가 세포의 시간기록과 에너지 균형을 조절한다Daily Magnesium Fluxes Regulate Cellular Timekeeping and Energy Balance", 〈네이처〉 532, no.7599(2016년 4월 21일):375 - 79, doi:10.1038/ nature17407.

8   션, R. 호세인Sean R. Hosein, "비타민 D가 남성의 테스토스테론 농도를 올려줄 수 있는가?Can Vitamin D Increase Testosterone Concentrations in Men?", CATIE-캐나다 HIV, C형 간염 정보 제공 사이트, 2011년 9월, http://www.catie.ca/en/

treatmentupdate/treatmentupdate-185/nutrition/can-vitamin-increase-testosterone-concentrations-men.

9   피에트로 아메리Pietro Ameri) 외, "비타민 D와 IGF-1의 상호작용: 생리학에
     서 임상시험으로Interactions between Vitamin D and IGF-I: From Physiology to Clinical
     Practice", 〈임상내분비학Clinical Endocrinology〉 79, no.4(2013년 10월):457 - 63,
     doi:10.1111/cen.12268.

10   아카시 시나Akash Sinha, "발전소에 빛을 비추다-인간의 미토콘드리아 기능은
     비타민 D와 관계가 있는가?Shining Some Light on the Powerhouse of the Cell- Is There a
     Link between Vitamin D and Mitochondrial Function in Humans?", (캐나다 소아내분비학
     그룹 연례 학회, 퀘벡 몬트리올, 2014년 2월 22일).

11   캐롤린 레이Caroline Rae 외, "크레아틴 경구 보충제는 뇌 기능을 향상시킨다:
     이중맹검 연구, 플라시보 통제, 교차연구Oral Creatine Monohydrate Supplementation
     Improves Brain Performance: A Double-Blind, Placebo-Controlled, Cross-over Trial", 〈왕
     립생물학협회 회의록Proceedings of the Royal Society B:Biological Sciences〉 270,
     no.1529(2003년 10월 22일):2147 - 50, doi:10.1098/rspb.2003.2492.

12   알렉산더 M. 울프Alexander M. Wolf 외, "아스타잔틴은 산화 스트레스로부터 미
     토콘드리아 산화환원 상태와 기능을 보호해준다Astaxanthin Protects Mitochondrial
     Redox State and Functional Integrity against Oxidative Stress", 〈영양생화학 저널〉 21,
     no.5(2010년 5월):381 - 89, doi:10.1016/j.jnutbio.2009.01.011.

13   U. 주스테센U. Justesen, P. 누트센P. Knuthsen, T. 레스T. Leth, "HPLC-UV와
     LC-MS 감지를 통한 덴마크 식품의 식품 폴리페놀 측정Determination of Plant
     Polyphenols in Danish Foodstuffs by HPLC-UV and LC-MS Detection", 〈캔서 레터Cancer
     Letters〉 114, no.1 - 2(1997년 3월 19일):165 - 67.

14   http://umm.edu/health/medical/altmed/herb/green-tea.

15   D. O. 김D. O. Kim, "달고 신 맛의 체리 페놀과 신경 세포 보호 효과Sweet and
     sour cherry phenolics and their protective effects on neuronal cells, 〈농업 및 식품화학 저널〉
     53(2005년): 9921-7.

16   티파니 그레코Tiffany Greco, 게리 피스쿰Gary Fiskum, "설포라판을 투여받은 쥐

의 뇌 미토콘드리아가 산화환원에 의해 조절되는 투과성 전이에 저항성을 보이다Brain Mitochondria from Rats Treated with Sulforaphane Are Resistant to Redox-Regulated Permeability Transition", 〈생물에너지학과 생체막 저널Journal of Bioenergetics and Biomembranes〉 42, no.6(2010년 12월):491-97, doi:10.1007/s10863-010-9312-9.

17   J. M. 하슬럼J. M. Haslam, H. A. 크렙스H. A. Krebs, "옥살로아세테이트와 말산염에 대한 미토콘드리아의 투과성The Permeability of Mitochondria to Oxaloacetate and Malate", 〈생화학 저널〉 107, no.5(1968년 5월):659-67.; B. S. 멜드럼B. S. Meldrum, "뇌의 신경전달물질로서의 글루타메이트: 생리학과 병리학 보고서 Glutamate as a Neurotransmitter in the Brain: Review of Physiology and Pathology", 〈영양 저널〉 130, no.4 증보(2000년 4월):1007S-15S.

18   카메론 링크Cameron Rink 외, "급성 허혈성 뇌졸중 환자의 신경독성 글루타메이트를 대사 연료로 바꿔주는 보호 스위치 역할을 하는 산소 유도성 글루타메이트 옥살로아세테이트 트랜스아미나아제Oxygen-Inducible Glutamate Oxaloacetate Transaminase as Protective Switch Transforming Neurotoxic Glutamate to Metabolic Fuel during Acute Ischemic Stroke", 〈항산화물 & 산화환원 시그널링Antioxidants & Redox Signaling〉 14, no.10(2011년 5월 15일):1777-85, doi:10.1089/ars.2011.3930.

19   프란시스코 캄포스Francisco Campos 외, "글루타메이트 옥살로아세테이트 트랜스아미나아제의 혈중 수치는 글루타메이트 피루베이트 트랜스아미나아제 수치보다 급성 허혈성 뇌졸중의 치료에 더 큰 연관이 있다Blood Levels of Glutamate Oxaloacetate Transaminase Are More Strongly Associated with Good Outcome in Acute Ischaemic Stroke than Glutamate Pyruvate Transaminase Levels", 〈임상과학 Clinical Science〉(런던:1979)121, no.1(2011년 7월):11-17, doi:10.1042/CS20100427.

20   M. 유드코프M. Yudkoff 외, "뇌 아미노산 대사와 케토시스Brain Amino Acid Metabolism and Ketosis", 〈신경과학 연구 저널Journal of Neuroscience Research〉 66, no.2(2001년 10월 15일):272-81, doi:10.1002/jnr.1221.; 존 P. M. 우드

John P. M. Wood, 네빌 MN. 오스본Neville N. Osborne, "망막색소상피의 산화 스트레스와 아연과 에너지 필요Zinc and Energy Requirements in Induction of Oxidative Stress to Retinal Pigmented Epithelial Cells", 〈신경화학 연구Neurochemical Research〉 28, no.10(2003년 10월):1525 –33.

21 J. D. 존슨J. D. Johnson, D. J. 크레이튼D. J. Creighton, M. R.. 램버트M. R. Lambert, "옥살로아세테이트 케토-에놀 타우토메라제의 입체화학과 기능 Stereochemistry and Function of Oxaloacetate Keto-Enol Tautomerase", 〈생명화학 저널〉 261, no.10(1986년 4월 5일):4535 –41.

22 몽세라트 마리Montserrat Mari 외, "미토콘드리아 글루타티온, 중요 생존 항산화물질Mitochondrial Glutathione, a Key Survival Antioxidant", 〈항산화물 & 산화환원 시그널링〉 11, no.11(2009년 11월):2685 –2700, doi:10.1089/ ARS.2009.2695.

23 K. A. 바우얼리K. A. Bauerly 외, "PQQ 영양 상태가 쥐의 리신 대사를 바꾸고 미토콘드리아 DNA 내용을 조절한다Pyrroloquinoline Quinone Nutritional Status Alters Lysine Metabolism and Modulates Mitochondrial DNA Content in the Mouse and Rat", 〈생화학-생물물리학 회보Biochimica et Biophysica Acta〉 1760, no.11(2006년 11월):1741 –48, doi:10.1016/j.bbagen.2006.07.009.

24 칼리안드라 B. 해리스Calliandra B. Harris 외, "식이성 PQQ가 인간의 염증과 미토콘드리아 관련 대사 지표를 바꾼다Dietary Pyrroloquinoline Quinone (PQQ) Alters Indicators of Inflammation and Mitochondrial-Related Metabolism in Human Subjects", 〈영양생화학 저널〉 24, no.12(2013년 12월):2076 –84, doi:10.1016/ j.jnutbio.2013.07.008.

25 캐스린 바우얼리 외, "PQQ 영양 상태를 바꾸면 쥐의 미토콘드리아, 지질, 에너지 대사를 조절할 수 있다Altering Pyrroloquinoline Quinone Nutritional Status Modulates Mitochondrial, Lipid, and Energy Metabolism in Rats" 〈플로스 원〉 6, no.7(2011년 7월 21일), doi:10.1371/journal.pone.0021779.

26 F. M. 스타인버그F. M. Steinberg, M. E. 거슈인M. E. Gershwin, R. B. 러커R. B. Rucker, "식이성 PQQ: BALB/C 쥐의 성장과 면역 반응Dietary Pyrroloquinoline

Quinone: Growth and Immune Response in BALB/C Mice", 〈영양 저널〉 124, no.5(1994년 5월):744 - 53.

27   케이 오와다Kei Ohwada 외, "PQQ는 산화 스트레스로 인한 쥐의 인지 결함을 예방한다Pyrroloquinoline Quinone (PQQ) Prevents Cognitive Deficit Caused by Oxidative Stress in Rats", 〈임상생화학과 영양 저널Journal of Clinical Biochemistry and Nutrition 42〉, no.1(2008년 1월):29 - 34, doi:10.3164/jcbn.2008005.

Chapter 13. 한계를 넘어라

1   M. 코스탄조M. Costanzo 외, "저농도 오존이 세포 골격 구성, 미토콘드리아 활동, 핵 전사를 자극한다Low Ozone Concentrations Stimulate Cytoskeletal Organization, Mitochondrial Activity and Nuclear Transcription", 〈유럽 조직화학 저널European Journal of Histochemistry〉 59, no. 2 (2015년 4월 21일), doi:10.4081/ejh.2015.2515.

2   올리버 투차Oliver Tucha, 클라우스 W. 랭Klaus W. Lange, "니코틴 껌이 일상적인 운동 과제에 끼치는 영향: 흡연자와 비흡연자의 손 글씨 동작 운동 분석Effects of Nicotine Chewing Gum on a Real-Life Motor Task: A Kinematic Analysis of Handwriting Movements in Smokers and Non-Smokers", 〈정신약리학Psychopharmacology〉 173, no.1 - 2(2004년 4월):49 - 56, doi:10.1007/s00213-003-1690-9.

3   R. J. 웨스트R. J. West, M. J. 자비스M. J. Jarvis, "니코틴이 비흡연자의 손가락 두드리는 속도에 끼치는 영향Effects of Nicotine on Finger Tapping Rate in Non-Smokers", 〈약리학, 생화학, 행동Pharmacology, Biochemistry, and Behavior〉 25, no.4(1986년 10월):727 - 31.

4   G. 만쿠소G. Mancuso 외, "니코틴이 피부 경유 전달시스템을 통해 각성 수준에 끼치는 영향: 반복 측정 연구Effects of Nicotine Administered via a Transdermal Delivery System on Vigilance: A Repeated Measure Study", 〈정신약리학〉 142, no.1(n. d.):18 -23, doi:10.1007/s002130050857.

5   A. C. 패로트A. C. Parrott, G. 윈더G. Winder, "니코틴 껌(2mg, 4mg)과 담배 흡

연: 각성과 심박수에 끼치는 영향 비교Nicotine Chewing Gum (2 Mg, 4 Mg) and Cigarette Smoking: Comparative Effects upon Vigilance and Heart Rate", 〈정신약리학〉 97, no.2(1989):257 - 61.

6   S. 필립스S. Phillips, P. 폭스P. Fox, "니코틴 껌이 단기기억에 끼치는 영향 조사", 〈정신약리학〉 140, no.4(1998년 12월):429 - 33.; F. 조셉 맥클러논F .Joseph McClernon, 데이비드 G. 길버트David G. Gilbert, 로버트 래드키Robert Radtke, "경피 니코틴 패치가 편측 식별과 기억 방해에 끼치는 영향Effects of Transdermal Nicotine on Lateralized Identification and Memory Interference", 〈인간 정신약리학Human Psychopharmacology〉 18, no.5(2003년 7월):339 - 43, doi:10.1002/hup.488.; D. V. 폴타브스키D. V. Poltavski, T. 페트로스T. Petros, "경피 니코틴 패치가 흡연자와 비흡연자의 단조기억과 주의력에 끼치는 영향Effects of Transdermal Nicotine on Prose Memory and Attention in Smokers and Nonsmokers", 〈생리학과 행동 Physiology & Behavior〉 83, no.5(2005년 1월 17일):833 - 43, doi:10.1016/j.physbeh.2004.10.005.

7   메리카 퀴크Maryka Quik, "만성 경구용 니코틴 사용은 1-메틸-4-페닐-1, 2, 3, 6-테트라히드로피리딘을 투여 받은 영장류의 도파민성 기능과 시냅스 가소성을 정상화시킨다Chronic Oral Nicotine Normalizes Dopaminergic Function and Synaptic Plasticity in 1-Methyl-4-Phenyl-1,2,3,6-Tetrahydropyridine-Lesioned Primates", 〈신경과학 저널Journal of Neuroscience〉 26, no.17(2006년 4월 26일):4681 - 89, doi:10.1523/JNEUROSCI.0215-06.2006.

8   데이비드 누트David Nutt 외, "잠재적 오용에 따른 의약품의 유해성Development of a Rational Scale to Assess the Harm of Drugs of Potential Misuse", 〈란셋The Lancet〉 369, no.9566 (2007년 3월): 1047 - 53, doi:10.1016/S0140-6736(07)60464-4.

9   윌리엄 K. K. 우William K. K. Wu, 치 힌 초 Chi Hin Cho, "니코틴의 위장관에서의 약리적 행동The Pharmacological Actions of Nicotine on the Gastrointestinal Tract", 〈약리학 저널〉 94, no.4(2004년 4월):348 - 58.

10   레베카 데이비스Rebecca Davis 외, "니코틴은 폐암에 걸린 쥐의 종양 생장과 전이를 촉진시킨다Nicotine Promotes Tumor Growth and Metastasis in Mouse Models of

Lung Cancer", 〈플로스 원〉 4, no.10(2009년 10월 20일), doi:10.1371/journal. pone.0007524.

11   하니 아탐나Hani Atamna 외, "메틸렌 블루는 세포 노화를 늦추고 미토콘 드리아 주요 생체 경로를 강화한다Methylene Blue Delays Cellular Senescence and Enhances Key Mitochondrial Biochemical Pathways", 〈FASEB 저널〉 22, no.3(2008년 3월):703 - 12, doi:10.1096/fj.07-9610com.

12   데이비드 J. 본다David J Bonda 외, "새로운 알츠하이머 치료법: 업데이트Novel Therapeutics for Alzheimer's Disease: An Update", 〈약품 발견 & 개발에 관한 커런 트 오피니언Current Opinion in Drug Discovery & Development〉 13, no.2(2010년 3월):235 - 46.

13   나리만 리 캘러웨이Narriman Lee Callaway 외, "메틸렌 블루는 쥐의 뇌 산화 신진 대사와 기억 보유를 개선한다Methylene Blue Improves Brain Oxidative Metabolism and Memory Retention in Rats", 〈약리학, 생화학, 행동〉 77, no.1(2004년 1월):175–81.

14   파벨 로드리게즈Pavel Rodriguez 외, "메틸렌 블루가 인간의 뇌에 끼치는 영향 에 대한 복합적이고 임의적인 기능적 MRIMultimodal Randomized Functional MR Imaging of the Effects of Methylene Blue in the Human Brain", 〈영상의학Radiology〉 281, no.2(2016년 6월 28일):516 - 26, doi:10.1148/radiol.2016152893.

15   하니 아탐나, 라즈 쿠마르Raj Kumar, "메틸렌 블루가 미토콘드리아와 시토 크롬 c 옥시다제를 통해 알츠하이머에 수행하는 보호적 역할Protective Role of Methylene Blue in Alzheimer's Disease via Mitochondria and Cytochrome c Oxidase", 〈알 츠하이머 저널Journal of Alzheimer's Disease: JAD〉 20, 증보 2(2010):S439–452, doi:10.3233/JAD-2010-100414.

16   A. 스콧A. Scott, F. E. 헌터F. E. Hunter, "티록신 때문에 부푼 간 미토콘드리아를 전자 전달 장소에서의 고에너지 생산으로 도와준다Support of Thyroxine-Induced Swelling of Liver Mitochondria by Generation of High Energy Intermediates at Any One of Three Sites in Electron Transport", 〈생화학 저널〉 241, no.5(1966년 3월 10일):1060 - 66.

17   라스즐로 비츠키츠Laszlo Vutskits 외, "메틸렌 블루가 중추신경계에 끼치 는 부정적인 영향Adverse Effects of Methylene Blue on the Central Nervous System",

〈마취학Anesthesiology〉 108, no.4(2008년 4월):684 – 92, doi:10.1097/ALN.0b013e3181684be4.

18   무라트 오즈Murat Oz, 디트리히 E. 로르케Dietrich E. Lorke, 조지 A. 페트로이
      아누George A. Petroianu, "메틸렌 블루와 알츠하이머Methylene Blue and Alzheimer's
      Disease", 〈생화학 약리학Biochemical Pharmacology〉 78, no.8(2009년 10월 15
      일):927 – 32, doi:10.1016/j.bcp.2009.04.034.

19   우타 케일Uta Keil 외, "피라세탐은 산화 스트레스로 인한 미토콘드리아 역
      기능을 개선한다Piracetam Improves Mitochondrial Dysfunction Following Oxidative
      Stress", 〈영국 약리학 저널〉 147, no.2(2006년 1월):199 – 208, doi:10.1038/
      sj.bjp.0706459.; 크리스티나 루너Kristina Leuner 외, "알츠하이머에 걸린 노화
      하는 뇌의 미토콘드리아 기능 개선-오래된 신진대사 강화제 피라세탐의 새
      로운 메커니즘Improved Mitochondrial Function in Brain Aging and Alzheimer Disease–the
      New Mechanism of Action of the Old Metabolic Enhancer Piracetam", 〈신경과학 프런티어
      Frontiers in Neuroscience〉 4(2010년 9월 7일), doi:10.3389/fnins.2010.00044.;
      캐롤라 스톡버거Carola Stockburger 외 , "신진대사 강화제 피라세탐을 이용한
      미토콘드리아 기능과 역학 개선Improvement of Mitochondrial Function and Dynamics
      by the Metabolic Enhancer Piracetam", 〈생화학협회 회보Biochemical Society Transactions〉
      41, no.5(2013년 10월):1331 – 34, doi:10.1042/BST20130054.; 루트 A. P.
      코스타Rute A. P. Costa, "심바스타틴이 초래하는 미토콘드리아 투과성 전이와
      PC3 세포 괴사에 대한 L-카르니틴과 피라세탐의 보호 효과Protective Effects of
      L-Carnitine and Piracetam against Mitochondrial Permeability Transition and PC3 Cell Necrosis
      Induced by Simvastatin", 〈유럽 약리학 저널European Journal of Pharmacology〉 701,
      no.1 – 3(2013년 2월 15일):82 – 86, doi:10.1016/j.ejphar.2013.01.001.

20   아나 라토르-펠리세르Ana Latorre-Pellicer 외, "미토콘드리아와 핵 DNA 매칭이
      신진대사와 건강한 노화에 영향을 끼친다Mitochondrial and Nuclear DNA Matching
      Shapes Metabolism and Healthy Ageing", 〈네이처〉 535, no.7613(2016년 7월 28
      일):561 – 65, doi:10.1038/nature18618.

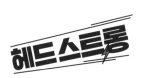

초판 1쇄 발행 2018년 9월 27일
초판 2쇄 발행 2018년 12월 5일

지은이 | 데이브 아스프리
옮긴이 | 정지현
발행인 | 이원주

임프린트 대표 | 김경섭
책임편집 | 정은미
기획편집 | 권지숙 · 송현경 · 정인경
디자인 | 정정은 · 김덕오
마케팅 | 윤주환 · 어윤지 · 이강희
제작 | 정웅래 · 김영훈

발행처 | 지식너머
출판등록 | 제2013-000128호
주소 | 서울특별시 서초구 사임당로 82 (우편번호 06641)
전화 | 편집 (02) 3487-4750, 영업 (02) 3471-8044

ISBN 978-89-527-9393-5 13510